全养生师培训教材

全民养生普及读本

刘焕兰
著

上海科学技术出版社

图书在版编目(CIP)数据

全养生师培训教材：全民养生普及读本 / 刘焕兰著.
—上海：上海科学技术出版社，2018.7
　　ISBN 978 - 7 - 5478 - 4034 - 4

　　Ⅰ. ①全… Ⅱ. ①刘… Ⅲ. ①养生(中医)-技术培训
-教材　Ⅳ. ①R212

　　中国版本图书馆 CIP 数据核字(2018)第 108068 号

全养生师培训教材——全民养生普及读本

刘焕兰　著

上海世纪出版(集团)有限公司
上海科学技术出版社 出版、发行
(上海钦州南路 71 号　邮政编码 200235　www.sstp.cn)
上海盛通时代印刷有限公司印刷
开本　787×1092　1/16　印张 11.5
字数 200 千字
2018 年 7 月第 1 版　2018 年 7 月第 1 次印刷
ISBN 978 - 7 - 5478 - 4034 - 4/R · 1633
定价：39.80 元

内容提要

养生不是简单的饮食调理,也不是简单的运动健身,更不是依靠吃一些补品就能实现的,养生是一个立体的、全方位的系统工程。本书科学地提出了"全养生"理论,从养生的理、法、术、道角度介绍养生的内涵及原理,从四时养生、五脏养生、体质养生、阶段养生方面介绍科学的中医养生方法。先阐述理论、方法、技术,再谈养生,遵循实用性、科普性的原则,大道至简,简便易学,安全有效。

本书可作为养生专业人才、中医人才的培训教材,亦可作为西医学习中医养生的教材、老年大学保健班教材,同时还可作为大众必修的养生普及读本。

前　言

健康长寿是人类永恒的追求。身体需要保养,防病比治病更重要,这是我们早在上古的先祖就意识到的道理。西汉中后期,医学典籍《黄帝内经》编纂成书并开始流传,养生理念与实践随之兴起,奠定了我国医学及养生学的基础。我国的中医学以及中医养生学经过千百年的探索和实践,得到了广泛运用,并蓬勃发展,为人类的繁衍以及健康长寿做出了巨大贡献。

近现代,西方医疗技术给患者带来了不同的疗效和新的选择,却也给传统中医的医学理念和治疗方法带来了冲击。有些人怀疑中医的功效,拿西医的理论与操作方法生搬硬套到中医的临床上来,使人们对中医的认识产生困挠。

众所周知,西医利弊共存,人们在迷惑中开始寻找更有益健康的传统中医疗法和养生方法。寻找途中,难免矫枉过正,出现一些极端的提法和做法,比如香菇是肝癌的免死金牌、绿豆能治百病、茄子可以刮油、暴走可以健身、每天击掌一千次能预防心脏病等。这些说法过于偏激,甚至容易使人走入误区,不是真正的养生理论,而是一种营销的手段。

笔者从事中医学研究多年,种种现象让笔者陷入深思和焦虑。人们的生活水平大大提高,养生的需求也变得更加强烈,能不能有一个科学、合理,又容易体现效果的养生方法? 怎样才能让更多的人参与宣传正确的养生理念,让更多人掌握简单科学又有效的健康养生方法呢?

笔者根据多年的养生研究和实践,发现真正的养生既不是靠单一的饮食调理或运动健身,也不是靠单纯的吃补品就能实现的,养生是一个立体的、全方位的系统工程。为此笔者提出了"全养生"理论,从"全周期""全包容"和"全方位"三个方面阐释养生理念和方法。"全养生"汲取了传统养生理论的精华,并结合现代养生理论及实践完善而成。"全养生"理论涵盖人的一生,从十月怀胎到生命终结前,为人生各个阶段提供相应的养生理念和方法,它涉及生活的方方面面,提倡在生活中养生,在养生中生活,让人们在日常生活中养成有利于健康和长寿的好习惯、营造好的社会氛围。

"全养生"注重的是生命的全周期,追求理论全包容、养生方法涵盖生活全方位的理念,提出"养生要及早""养老要及时""养病要及良"的养生三原则。这个理论是尊重个体生命规律的养生理论,符合现代社会的发展,可面向整个大众,普及到全社会。

养生是什么? 养生就是个人对待自我生命的态度和方法,养生就是做到"治未病",让自己过上健康的生活,尽可能拥有健康的身体、健康的生命质量和尽可能长的寿命。养生不仅关系到个人本身,也关系到家庭、关系到社会,甚至是整个民族的健康与希望。

今天,养生正走向产业化、专业化与个性化。作为一个行业,它需要规范化和专业化,需要从业者有高度的理论修养和实践能力。因此,笔者认为有必要出版这部"全养生"培训教材,让更多的人准确地掌握养生理论与技能,为大家能成为一名出色的"养生师"提供有效的帮助。

本教材以"全养生"理念为指导,介绍了养生的理、法、术、道,以及简单实用的养生理论和养生方法。纲举目张,本教材不仅具有理论高度,而且具备了养生实践的厚度,不仅可作为养生专业人才、中医人才的培训教材,而且可作为西医学习中医养生的教材和老年大学保健班教材,亦可作为每一个人必修的健康普及读本。

有一句话说得好:生则养,养则生,生生养养,常养长生! 中医养生可普度众生,促进全民健康。每一个热爱生命、热爱养生的人都可通过本书学习基本的养生理论和养生方法,弥补人生不可或缺的中医养生教育。本教材的姊妹篇《全养生》,被誉为"中国养生事业的指路明灯",而本书的出版必将让读者更好地掌握养生方法,践行养生之道,让更多的人拥有更高的生命质量,享寿天年,实现"健康梦""长寿梦"!

编著者

2018 年 3 月

目　录

第一章　**养生之理**　001

　·阴阳　001

　·五行　004

　·藏象　007

　·经络　008

　·精、气血、津液、神　014

　·病因　024

　·病机　028

　·诊法　029

　·治法　032

　·中药　033

　·方剂　035

第二章　**养生之法**　037

　·情志养生　037

　·饮食养生　041

　·运动养生　045

　·起居养生　049

　·环境养生　058

第三章　养生之术　　064

- 按摩　064
- 美容　068
- 艾灸　070
- 药膳　073
- 食疗　075
- 音乐　077
- 书画　079

第四章　养生之道　　082

- 天人合一　082
- 道法自然　084
- 法于阴阳　085
- 养正避邪　086
- 德全不危　088

第五章　四时养生　　091

- 春季　091
- 夏季　095
- 长夏　098
- 秋季　101
- 冬季　105

第六章　五脏养生　　109

- 五脏　109
- 六腑　116
- 官窍　122

第七章　**体质养生**　129

　·平和质　129
　·气虚质　132
　·血虚质　134
　·阴虚质　136
　·阳虚质　139
　·气郁质　142
　·血瘀质　144
　·痰湿质　146
　·湿热质　147
　·特禀质　149

第八章　**阶段养生**　151

　·胎孕期　151
　·婴幼儿期　154
　·儿童期　157
　·少年期　159
　·青年期　161
　·中年期　164
　·老年期　168
　·善终　171

第一章
养生之理

任何事物不外乎理,明理则通。学习"全养生",首先要明"理"。

"全养生"理论具有"原典性",即"全养生"的理论和方法,是通过记载在古籍之中传承下来的,是养生的指导思想。"全养生"理论扎根于传统中医学理论,汲取了传统中医学的优秀理念,又融合了现代医学的理论,是内涵极其丰富的科学方法。要掌握和理解"全养生"的内涵,就必须学习基本的理论体系架构和独有的诊断、防治思维方法。

中医学有几千年的发展历史,凝聚了大量优秀医学家、养生家的思想和经验,它既有丰富的理论基础,又有大量的实践经验。中医学及其养生理论的形成与发展,与中国传统哲学关系密切,历代医学大家都借鉴中国传统哲学来思考健康与疾病的关系,很多中医学的概念和词汇也源自中国传统哲学。

在这一章,我们重点介绍来自传统哲学的中医学基本概念,并详细介绍中医学的基础理论,包括人体系统、中医诊法及治疗理论等。

阴 阳

阴阳是中国特有的一个概念,它属于哲学范畴,后被应用到中医学当中作为一种理论工具。阴阳建立在气一元论的基础上,属于朴素的对立统一理论。中国古人用阴阳的概念来理解宇宙,解释万物变化的规律。简单来说,中国古人认为世界是一个整体,宇宙间的万事万物都存在着阴阳对立统一的特性,任何事物的发展和变化,都跟阴阳二气的发展变化有关。

就医学来讲,阴阳概念是中医学理论体系的基础理论之一。《灵枢·病传》中就有"明于阴阳,如惑之解,如醉之醒"的说法,《景岳全书》中也说"设能明彻阴阳,则医理虽玄,思过半矣",可见,理解了阴阳概念,也就理解和掌握了中医学理论体系的基础。

中医学中的阴阳概念是借鉴哲学的,它既能指自然界的根本规律,又能标示事物内在的本质属性和性态特征,还能标示两种对立特定的属性,像表与里、寒与热等,阴阳也能用来标示两种对立的运动趋向或状态,像上与下、内与外、动与静、迟与数等。所以,阴阳在中医里是一个描述抽象属性的概念,而不是具体事物的实体概念,它强调的是一对关系范畴,解读的是物质特性之间的对立统一关系。《灵枢·阴阳系日月》说"阴阳者,有名而无形",就表明阴阳概念的这个特性。

阴阳理论经过长久的运用和发展,在描述人体组织结构、生理功能、病理变化和指导临床诊断及治疗方面积累了大量有益的经验,这些经验是我们中医养生师必备的基础。

首先,阴阳学说在阐释人体结构时,认为人体是一个有机整体,是极为复杂的阴阳对立统一体,人的一切组织结构都可划分为相互对立的阴阳,同时又是有机联系在一起的。人体内部充满了阴阳对立统一现象,理解了这些阴阳现象,就理解了人体结构。

就人体部位来说,人体的上半身为阳,下半身属阴;体表属阳,体内属阴;体表的背部属阳,腹部属阴;四肢外侧为阳,内侧为阴。根据脏腑功能特点,人体的心、肺、脾、肝、肾五脏为阴,胆、胃、大肠、小肠、膀胱、三焦六腑为阳。五脏之中仍可分阴阳,如心、肺为阳,肝、脾、肾为阴;心、肺之中,心为阳,肺为阴;肝、脾、肾之间,肝为阳,脾、肾为阴。在每一脏之中又有阴阳之分,如心有心阴、心阳,肾有肾阴、肾阳,胃有胃阴、胃阳等。

人体的经络也分阴阳,经属阴,络属阳,而经之中有阴经与阳经,络之中又有阴络与阳络。就十二经脉而言,就有手三阳经与手三阴经之分、足三阳经与足三阴经之别。其他中医概念,例如血气,两者之间血为阴,气为阳。气有营卫之分,营气在内为阴,卫气在外为阳。

《素问·宝命全形论》里说"人生有形,不离阴阳",利用阴阳的概念,我们解读的不是人体具体的有形结构,而是人体组织结构间的关系,阴阳理论不是解剖意义上的概念,而是对人体各器官及组织脏器互相作用的理解。基于这种关系的理解,我们用阴阳也能解释人体的健康和疾病。

在中医学看来,人体的健康和疾病也是一对矛盾,这对矛盾是可以相互转化的。当人体机体内部保持阴阳平衡,人体与环境之间也保持阴阳平衡,人体的生命活动就会呈现协调平稳的状态,身体就健康。一旦这些平衡出现问题,那么健康就随之受损。

中医学认为疾病的发生、发展取决于两方面的因素:一是邪气;二是正气。所谓邪气,是各种致病因素的总称,邪气有阴邪和阳邪之分,阴邪有寒邪、湿邪等,阳邪则有风邪、火邪等。正气指维护人体正常功能的气机,常与邪气对称,正气有阴精和阳气的区别。

疾病的发生发展过程就是人体内邪正斗争的过程。邪正的斗争导致阴阳失衡,身体就表现出各种病理变化。无论是外感病或内伤病,病理变化的基本规律几乎都是阴阳的偏盛或偏衰。因此,一切病证都可以归为阴证或阳证,身体的表现也会有相应的差别。

·**阴证**·表现为身倦肢冷,精神萎靡,面色暗淡,气短懒言,口不渴,尿清便溏,舌淡,脉沉细无力。

·**阳证**·表现为神烦气粗,面红身热,声大多言,口渴饮冷,尿赤便干,苔黄,脉数有力。

此外,临床上还有阴虚和阳虚、亡阴和亡阳等证。

· **阴虚** ·表现为低热颧红，手足心热，盗汗，口燥咽干，尿少且黄，便秘，舌红无苔，脉细而浮有力，重取无脉。

· **阳虚** ·表现为畏寒肢冷，乏力，自汗，小便清长，夜尿多，大便溏薄，苔白，舌质淡，脉细无力。

· **亡阴** ·表现为烦躁不安，口渴，气喘，汗出如油且热，四肢温和，舌红且干，脉洪实，按之无力。

· **亡阳** ·表现为冷汗出，恶寒，手足厥冷，气弱，喜热饮，舌淡，脉微欲绝。亡阳多见于休克的患者，极其危险。

阴阳矛盾中，一般阳为主导而阴为从属，即阳主阴从。人体内部的阴阳也是如此，要以阳为本，阳气既固，阴必从之。《素问·生气通天论》里说"凡阴阳之要，阳密乃固……阴平阳秘，精神乃治""阳气者，若天与日，失其所则折寿而不彰，故天运当以日光明"，就是说阳气是生命的主导，如果失常不固，人就会折寿夭亡。因此，在治疗疾病时，中医主张"血气俱要，而补气在补血之先；阴阳并需，而养阳在滋阴之上"（《医宗必读》），就是这个道理。

既然疾病的发生发展是因为阴阳失调，那么调整阴阳，补偏救弊，促使身体实现阴平阳秘，恢复阴阳相对平衡，就是治病的原则了。阴阳学说在治疗方面，一是为我们确定了治疗原则，二是可归纳药物的性能，实现准确用药。

调理阴阳的治疗原则分为如下几种。

（1）阴阳偏盛的治疗原则：损其有余，实者泻之。阴阳偏盛，即阴或阳过盛有余，为有余之证。由于阳盛则阴病，阳盛则热，阳热容易损伤阴液；阴盛则阳病，阴盛则寒，阴寒容易损伤阳气，因此，调整阴阳的偏盛时，要注意有无相应的阴或阳偏衰的情况存在。如果阴或阳偏盛而其相对的另一方没有虚损，就可采用"损其有余"的原则；如果其相对的另一方有偏衰时，则当兼顾其不足，配合以扶阳或益阴的方法调理。阳盛则热，属实热证，可用性质寒凉的药来制其阳，治热以寒，即"热者寒之"。阴盛则寒，属寒实证，可用性质温热的药来制其阴，治寒以热，即"寒者热之"。这两种情况均为实证，所以称这种治疗原则为"损其有余"，即"实者泻之"。

（2）阴阳偏衰的治疗原则：补其不足，虚者补之。阴阳偏衰，即阴或阳的虚损不足，或为阴虚，或为阳虚。阴虚不能制阳而致阳亢者，就属于虚热证，治疗时应当滋阴以抑阳。一般不能用寒凉的药来折损其热，可用"壮水之主，以制阳光"（《素问·至真要大论》）的方法，以补阴来实现制阳的目的。"壮水之主，以制阳光"又称壮水制火或滋水制火、滋阴抑火，用滋阴降火的方法，抑制阳亢火盛。如果肾阴不足，导致虚火上炎，这不是火有余，而是水不足，因此，应当滋养肾水。《素问·阴阳应象大论》里称这种治疗原则为"阳病治阴"。

如果阳虚不能制阴而造成阴盛，则属虚寒证，治疗时应当扶阳制阴。一般不宜用辛温发散的药以散阴寒，须用"益火之源，以消阴翳"（《素问·至真要大论》）的方法，又称益火消阴或扶阳退阴，即用扶阳益火的方法，来消退阴盛。如肾主命门，为先天真火所藏之处，肾阳虚衰就会表现阳微阴盛的寒证，这不是寒有余，而是真阳不足，所以治疗时应当温补肾阳，消除阴寒，《素问·阴阳应象大论》称这种治疗原则为"阴病治阳"。

（3）补阳配阴，补阴配阳：对于阳损及阴、阴损及阳、阴阳俱损等证的治疗，要根据阴阳互根的原理，阳损及阴则治阳要顾阴，就是在充分补阳的基础上还要补阴；阴损及阳则治阴要顾阳，即在充分补阴的基础上补阳；阴阳俱损则应阴阳同补，以纠正这种低水平的平衡。阴阳偏衰属于虚证，因此，称这种治疗原则为"补其不足"或"虚则补之"。

治疗疾病，不但要有正确的诊断和确切的治疗方法，同时还应熟练掌握药物的阴阳性味功能，在治疗时才能根据治疗原则，选用合适的药物，收到治疗效果。

中药的性能，是指药物具有四气、五味、升降浮沉等特性。四气（又称四性），有寒、热、温、凉之分，五味有酸、苦、甘、辛、咸之分，四气属阳，五味属阴。四气之中，温热属阳；寒凉属阴。五味之中，辛味能散、能行，甘味能益气，故辛甘属阳，如桂枝、甘草等；酸味能收，苦味能泻下，故酸苦属阴，如芍药、大黄等；咸味药能润下，故属阴，如芒硝等。

按药物的升降浮沉特性分，药物质轻，具有升浮作用的属阳，如桑叶、菊花等；药物质重，具有沉降作用的属阴，如龟板、赭石等。治疗疾病，就是根据病情的阴阳偏盛偏衰，制定治疗准则，再结合药物的阴阳属性和作用，选择适合的药物，从而达到"谨察阴阳所在而调之，以平为期"的治疗目的。

五 行

五行是中国古代哲学的另一个基本概念，属于中国上古原始的科学思想。《尚书·洪范》里记载，"五行：一曰水，二曰火，三曰木，四曰金，五曰土。水曰润下，火曰炎上，木曰曲直，金曰从革，土爰稼穑"就是对五行的划分。"五"是指木、火、土、金、水五种物质；"行"则指行动、运动，即运动变化，运行不息的意思。五行，合起来理解就是木、火、土、金、水五种物质的运动变化。五行强调的是整体概念，它主要描述事物的运动形式及事物间的转化关系。

英国的李约瑟在《中国科学技术史》里说五行"是五种强大的力量不停地循环运动，而不是消极无动性的基本（主要的）物质"，为了准确描述这种循环运动，就形成了五行的相生相克理论。五行中两类属性不同的事物之间存在相互帮助，相互促进的关系，古人概括为：木生火，火生土，土生金，金生水，水生木。同样，五行间也存在相克关系，两类不同属性的事物之间相互克制，具体为：木克土，土克水，水克火、火克金、金克木。

五行中的五种物质既是具体的自然物，又是对世间所有物质的属性概括。因此，中

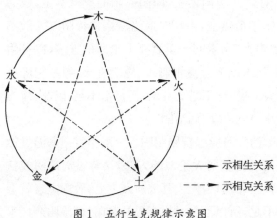

图1　五行生克规律示意图

——→ 示相生关系
- - →　示相克关系

国古人把很多事物都按照五行进行了划分,例如东、西、南、北、中各方位对应的五行为:东方木,南方火,西方金,北方水,中央土;五行对应的颜色为:青为木,赤为火,白为金,黑为水,黄为土;一年则细分为五季:春天属木,夏天属火,长夏属土,秋天属金,冬天属水等。中医则借鉴了五行规律,认为人体的组织结构亦可分属于五行,其中五脏肝、心、脾、肺、肾为中心,以六腑为配合支配五体,开窍于五官目、舌、口、鼻、耳,外荣于体表组织,形成了以五脏为中心的脏腑组织的人体结构系统。人体五脏对应五行为:心属火,肺属金,肝属木,脾属土,肾属水。

表1 事物、现象的五行归纳表

自然界							五行	人体						
五音	五味	五色	五化	五气	五方	五季		五脏	五腑	五官	五体	五志	五液	五脉
角	酸	青	生	风	东	春	木	肝	胆	目	筋	怒	泪	弦
徵	苦	赤	长	暑	南	夏	火	心	小肠	舌	脉	喜	汗	洪
宫	甘	黄	化	湿	中	长夏	土	脾	胃	口	肉	思	涎	缓
商	辛	白	收	燥	西	秋	金	肺	大肠	鼻	皮	悲	涕	浮
羽	咸	黑	藏	寒	北	冬	水	肾	膀胱	耳	骨	恐	唾	沉

五行之间相生相克,五脏之间同样存在相互滋生,又相互制约的关系。五脏相生如肝木济心火,心火温脾土,脾土助肺金,肺金养肾水,肾水滋肝木;五脏相克则肾水能制约心火,心火能制约肺金,肺金能制约肝木,肝木能制约脾土,脾土能制约肾水。

根据五行规律,我们就能明白五脏病变的传变规律,理解身体各器官之间的相互影响关系。一般来讲,人体发病都是五脏外应五时,感六气而发病,都为主时之脏受邪发病,例如春天的时候,肝先受邪,肝容易生病;夏天的时候,心先受邪,心容易生病;长夏的时候,脾先受邪,脾就容易生病;秋天的时候,肺先受邪,肺容易生病;冬天的时候,肾先受邪,肾容易生病。

五脏间相生相克,在病理上,疾病也可以相互传变,本脏之病可以传至他脏,他脏之病也可以传至本脏。用五行学说来解释五脏病变的传变,可分为相生关系传变和相克关系传变。

(1)相生关系传变包括"母病及子"和"子病犯母"两个方面。

母病及子,又称"母虚累子",是指病邪从母脏传出,侵入属子之脏,先有母脏的病变,然后引起子脏的病变。例如五行中水生木,肾属水,肝属木,如果水不涵木,肾阴虚不能滋养肝木,那么疾病表现在肾时,会有肾阴不足的病证,像耳鸣、腰膝酸软、遗精等;时间一长,肝受影响,就会表现出肝阴血不足的证候,像眩晕、乏力、消瘦、肢体麻木,或者手足蠕动、震颤抽掣等。这就是病由肾及肝,由母传子的现象。

子病犯母,又称"子盗母气",是指病邪从子脏传出,侵入属母之脏,先有子脏的病变,再引起母脏的病变。例如心属火,心火亢盛会导致肝火炽盛,人体气机有升无降,最终心肝火旺。心火亢盛,表现为心烦或狂躁谵语、口舌生疮、舌尖红赤疼痛等症状;肝火偏旺,表现为烦躁易怒、头痛眩晕、面红目赤等症状。肝属木,木能生火,因此肝为母,心为子,心火问题引发肝火偏旺,这就是病由心及肝,由子传母。

疾病按相生规律传变,病情有轻重之分,一般"母病及子"为顺,这种病较轻,"子病犯母"为逆,一般病情会较为严重。

(2) 相克关系传变包括"相乘"和"反侮"两个方面。

相乘是指相克太过而为病,例如木旺乘土,又称木横克土。木旺乘土,就是说肝旺则木伐土,脾属土,肝的病变,可引起脾胃的病变。由于肝气横逆,疏泄太过,影响脾胃功能,从而导致消化功能紊乱,就是木旺乘土。肝气横逆,人会有眩晕头痛、胸闷胁痛、烦躁易怒的症状;伤及脾就表现出脘腹胀痛、厌食、大便溏泄或不调等症状;及胃则表现为纳呆、吞酸、嗳气、呕吐等胃失和降之症。由肝传脾称肝气犯脾,由肝传胃称肝气犯胃,木旺乘土,除了肝气横逆的病变外,往往是脾气虚弱和胃失和降的病变同时存在。

相侮又称反侮,是指反克为害。例如木火刑金,肝火偏旺,就会影响肺气清肃,表现出胸胁疼痛、口苦、烦躁易怒、脉弦数等肝火过旺的症状,又有咳嗽、咳痰,甚至痰中带血等肺失清肃的症状。这种肝病在先,肺病在后,就是相侮。肝属木,肺属金,金能克木,如果肝木太过,反侮肺金,病就会由肝传肺。《难经》里说"从所胜来者为微邪",意思是病邪从被克脏器传来,这种相侮规律传变的病,一般都是微邪侵犯,不会很重。

了解了五脏之间的相生相克,我们在进行疾病诊断时,就可根据五行的所属及生克乘侮的变化规律来推断病情。例如脾虚的患者,面现青色,很可能是木旺乘土,肝的问题引起了脾不好;面色呈黑色的心病患者,很可能是水旺克火,肾的问题引起心脏问题等。

运用相生规律我们还可以对脏腑疾病进行治疗,有个基本的治疗原则就是"虚者补其母,实者泻其子"。"虚者补其母"是利用相生关系治疗虚证。如肾阴不足,不能滋养肝,导致肝阴不足,称为水不生木或水不涵木,治疗时可不直接治肝,先补肾之虚。因为肾为肝母,肾水生肝木,所以补肾水以生肝木,肝的问题就解决了。又如肺气虚弱到一定程度,可影响脾之健运而导致脾虚。脾土为母,肺金为子,脾土生肺金,所以可用补脾气以益肺气的方法治疗,解决脾和肺的问题。"实者泻其子"可用于治疗实证。当肝火炽盛,有升无降,出现肝实证的时候,肝木就是母,心火则是子,这种肝之实火的治疗,可采用泻心法,泻心火有助于泻肝火,实现治疗肝的目的。

常用五行相生关系的治疗方法有:

·滋水涵木法· 即滋养肾阴以养肝阴,适用于肾阴亏损而肝阴不足,甚者肝阳偏亢之证。表现为头目眩晕,眼干,口干,耳鸣颧红,五心烦热,腰膝酸软,男子遗精,女子则月经不调,舌红苔少,脉细弦数等。

·益火补土法· 即温肾阳而补脾阳,适用于肾阳虚微而致脾阳不振。表现为畏寒,四肢不温,纳减腹胀,泄泻,浮肿等。

·培土生金法· 即用补脾益气而补益肺气,适用于脾胃虚弱,不能滋养肺脏而肺虚脾弱。表现为久咳不已,痰多清稀,或痰少而黏,食欲减退,大便溏薄,四肢乏力,舌淡脉弱等。

·金水相生法· 即滋养肺益肾阴虚的治疗方法。金水相生是肺肾同治的方法,有"金能生水,水能润金之妙",适用于肺虚不能输布津液以滋肾,亦或者肾阴不足,精气不能上滋于肺,致肺肾阴虚。表现为咳嗽气逆,干咳或咳血,音哑,骨蒸潮热,口干,盗汗,遗精,腰酸腿软,身体消瘦,舌红苔少,脉细数等。

常用五行相克规律的治疗方法有:

·**抑木扶土法**·是以疏肝健脾药治疗肝旺脾虚,适用于木旺克土之证。表现为胸闷胁胀,腹胀肠鸣,不思饮食,便秘或者大便溏稀,嗳气,矢气等。

·**培土制水法**·是用温运脾阳或温肾健脾药以治疗水湿停聚为病的方法,适用于脾虚不运、水湿泛滥而致水肿胀满之候。如果患者以脾虚为主,则重在温运脾阳;如果以肾虚为主,则重在温阳利水,实际上是脾肾同治法。

·**佐金平木法**·是清肃肺气以抑制肝木的一种治疗方法,多用于肝火偏盛,影响肺气清肃之证。表现为胁痛,口苦,咳嗽,痰中带血,急躁烦闷,脉弦数等。

·**泻南补北法**·即泻心火滋肾水,又称泻火补水法、滋阴降火法,适用于肾阴亏虚,心火旺,水火不济,心肾不交之证。表现为腰膝酸痛,心烦失眠,遗精等。因心主火,火属南方;肾主水,水属北方,因此又被称为泻南补北,这是水不制火时的治法。

中药以色味为基础,以归经和性能为依据,按五行学说加以归类,如青色、酸味入肝,赤色、苦味入心,黄色、甘味入脾,白色、辛味入肺,黑色、咸味入肾。在选择药物和饮食时,我们也可依据这个规律来选择,进行有目的、有针对性的治疗或进补。

古人还把我们常见的情志以五行相分,如怒为木,喜为火,悲为金,惊为水,思为土。这五种情志又与五脏相应,在治疗疾病时,还可利用生克关系来进行情志治疗。《素问·阴阳应象大论》里说"怒伤肝,悲胜怒……喜伤心,恐胜喜……思伤脾,怒胜思……忧伤肺,喜胜忧……恐伤肾,思胜恐",就说明了情志与五脏的对应以及相克关系,日常生活中我们就可用这些关系和影响来调节情绪,调理五脏。

藏　象

"藏象"最早出现在《素问·六节藏象论》中:"帝曰:藏象何如? 岐伯曰:心者,生之本,神之变也,其华在面,其充在血脉,为阳中之太阳,通于夏气;肺者,气之本,魄之处也,其华在毛,其充在皮,为阳中之太阴,通于秋气……"唐代王冰注释说:"象,谓所见于外,可阅者也。"意思是象是指表现在外的,可以看到的表象。明代张介宾在《类经》中注释:"象,形象也。藏居于内,形见于外,故曰藏象。"《素问·宣明五气》中也说:"五脉应象,肝脉弦,心脉钩,脾脉代,肺脉毛,肾脉石,是谓五脏之脉。"由此可知,藏是指人体内在的脏腑,而象是指脏腑表现于外的生理、病理等征象。

藏象学说的来源主要有三个方面:一是古代的解剖知识。《灵枢·经水》里说:"夫八尺之士,皮肉在此,外可度量切循而得之,其死,可解剖而视之。其脏之坚脆,腑之大小,谷之多少,脉之长短,血之清浊……皆有大数。"可见古人通过解剖了解了人体的内脏。二是长期对人体生理、病理现象的观察和总结。如皮肤受凉而感冒，人会出现鼻塞、流涕、咳嗽等症状，古人就意识到皮毛、鼻窍和肺之间存在着密切联系，那么外在表现就有可能反映内在脏腑的情况。三是对长期医疗经验的总结。疾病的治疗也是观察人体变化的好机会，优秀的中医师都是积累了大量治疗经验的人，通过实践，医学家们发现人体脏器与表象的关系。如古人发现补肾药能加速骨折的愈合，就产生了"肾主骨"的说法，认为肾与骨骼有密切关系。

中医学的藏象学说其实是人体脏器的阴阳五行形象化的学说。现代中医学在继承传统中医学的基础上，形成了藏象五系统学说，这藏象五系统分别为：心系统、肝系统、脾系统、肺系统和肾系统。这五系统各司其职，又互有生克，关系紧密。

藏象五系统以及它们的生理功能分别为：

· **心系统** · 心为神之居、血之主、脉之宗。五行属火，生理功能是主血脉，主神志。心开窍于舌，在体合脉，其华在面，情志上与喜相关，在津液上表现为汗。心与小肠互为表里。

· **肺系统** · 肺为魄之处、气之主。五行属金，生理功能为主气，司呼吸。肺主宣发肃降，有通调水道的作用，朝百脉主治节，辅心调节气血的运行。肺上通喉咙，开窍于鼻，在体合皮，其华在毛，情志上与忧相应，在津表现上为涕。肺与大肠相表里。

· **脾系统** · 脾是气血的生化之源，后天之本，藏意。五行属土，其生理功能为主运化，主升清，主统血。脾开窍于口，在体合肉，主四肢，其华在唇，情志上与思相应，在津液上表现为涎。脾与胃相表里。

· **肝系统** · 肝为魂之处、血之藏、筋之宗。五行属木，主升主动，生理功能为主疏泄，主藏血。肝开窍于目，在体合筋，其华在手爪，情志上与怒相应，津液表现为泪。肝与胆相表里。

· **肾系统** · 肾为先天之本，藏志，腰为肾之腑。五行属水，其生理功能为藏精，主生长发育与生殖，主水，主纳气。肾开窍于耳及二阴，在体为骨，主骨生髓，其华在发，情志上与恐相应，津液表现为唾。肾与膀胱相表里。

经 络

经络学是中医学的重要组成部分，它阐释的也是人体组织结构的问题。在中医学中，经络是气血运行，联系脏腑、体表及全身各部位的通道，是人体功能的调控系统。经络学是中医学人体针灸和按摩的基础理论，对掌握针灸和按摩治疗及其养生法来说非常重要。

"经"原意是织布机上的"纵丝"，后来引申出路径的意思；"络"是指像网子一样。经络连起来就是指人体沟通内外，贯穿上下，纵横交错，遍布全身的通道系统。《灵枢·脉度》对经络进行了划分，"经脉为里，支而横者为络，络之别者为孙"，可见经络可按大小、深浅进行区分，分别称为"经脉""络脉"和"孙脉"。

经络主要包括十二经脉、十二经别、奇经八脉、十五络脉、十二经筋、十二皮部等内容，其中经脉以十二经脉为主,络脉则以十五络脉为主。《灵枢·海论》说经脉"内藏于府藏,外络于支节",说明人体的经络纵横交贯,将人体内外、脏腑肢节联成一个有机的整体。

十二经脉是经络系统的主体内容,被称为"正经"。按其循行顺序,十二经脉分别是:手太阴肺经、手阳明大肠经、足阳明胃经、足太阴脾经、手少阴心经、手太阳小肠经、足太阳膀胱经、足少阴肾经、手厥阴心包经、手少阳三焦经、足少阳胆经和足厥阴肝经。

《灵枢·逆顺肥瘦》记载说:"手之三阴从脏走手,手之三阳从手走头,足之三阳从头走足,足之三阴从足走腹。"可见手三阴经是从脏腑走向手,手三阳经则从手向上走,止于头面,足三阳经起于头面而止于足,足三阴从足上行到腹。其中手三阳经与足三阳经在头面部交接,所以有"头为诸阳之会"的说法。

手足阳明经分布于面额部,手太阳经分布于面颊部,手足少阳经分布于耳颞部,足太阳经分布于头顶、枕项部,足厥阴经也循行至顶部。如此看来,十二经脉在头面部的分布特点是:阳明在前,少阳在侧,太阳在后。

十二经脉在躯干部分布的一般规律是:足三阴与足阳明经分布在胸、腹部(前),手三阳与足太阳经分布在肩胛、背、腰部(后),手三阴、足少阳与足厥阴经分布在腋、胁、腹部(侧)。

十二经脉在四肢分布的一般规律是:阴经分布在四肢的内侧面,阳经分布在外侧面。在小腿下半部和足背部,肝经在前,脾经在中线;至内踝上八寸处交叉之后,脾经在前,肝经在中线。

手足三阴、三阳十二经脉,通过经和络相互沟通,组成六对,形成"表里相合"关系,即"足太阳与少阴为表里,少阳与厥阴为表里,阳明与太阴为表里,是足之阴阳也。手太阳与少阴为表里,少阳与心主(手厥阴心包经)为表里,阳明与太阴为表里,是手之阴阳也"。

互为表里的两经,分别循行于四肢内外侧的相对位置,并在四肢末端交接;又分别络属于相为表里的脏腑,从而构成了脏腑阴阳表里相合关系。十二经脉的表里关系,不仅由于相互表里的两经的衔接而加强了联系,而且由于相互络属于同一脏腑,因而使互为表里的一脏一腑在生理功能上互相配合,在病理上相互影响。用经络理论来治病时,相互表里的两经的腧穴经常交叉。

十二经别是十二经脉在胸腹及头部的内行支脉,奇经八脉则有特殊的分布和一定的作用。十五络脉是指人体十二经脉加上躯干前的任脉、躯干后的督脉各自别出的一络和躯干侧的脾之大络,共十五条。奇经八脉之中,任脉和督脉最为重要,它们承担着沟通十二经脉的作用,可对十二经的气血起到蓄积灌溉等调节作用。任、督二脉对十二正经中的手足六阴经、六阳经起主导作用,当十二正经气血充盈,就会流溢于任、督二脉;同样,如果任、督二脉的气机旺盛,也会循环作用于十二正经,因此,古人有"任、督通,则百脉皆通"的说法。

任脉和督脉都以人体正下方双腿间的会阴穴为起点,任脉从身体正面上行,沿正中央直到唇下的承浆穴;督脉则由会阴穴向后,沿着脊椎往上走,到达头顶再往前穿过两眼中间,到达口腔上颚的龈交穴。任脉主血,与手足三阴及阴维脉交会,能总任一身阴经,因此有"阴脉之海"的称法。女性任脉起于胞中,与妊娠有关,有"任主胞胎"的说法,如果任脉不通,女性容易出现下腹部不通的病症,如子宫肌瘤。督脉主气,与手足三阳经及阳维脉交会,能总督一身阳经,因此有"阳脉之海"的称法。督脉主阳,如果督脉不通,人体阳气便不足,容易出现肢体怕冷等症状。

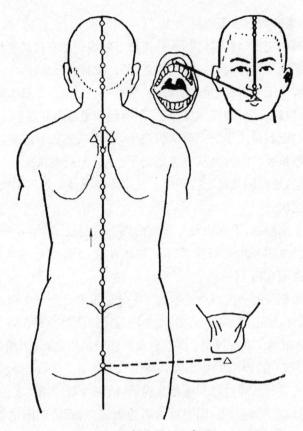

图 2　督脉循行示意图

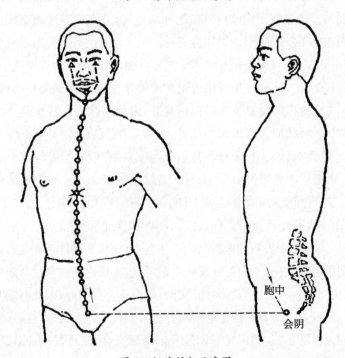

图 3　任脉循行示意图

说到经络，就不能不提腧穴，也就是我们常说的穴位。腧穴在《黄帝内经》里被称为"节""会""气穴""气府"等，经过长久的发展，它的名字才逐渐确定，后世的《太平圣惠方》称为"穴道"，《铜人腧穴针灸图经》称为"腧穴"，而《神灸经纶》称为"穴位"，它实际是人体脏腑经络气血输注出入的特殊部位。《素问·气府论》解释腧穴是"脉气所发"；《灵枢·九针十二原》说是"神气之所游行出入也，非皮肉筋骨也"。现代研究表明腧穴可能是人类电位最高的皮下电场区，是神经主干和神经末梢经过的地方。腧穴不是孤立于体表的点，而是与深部组织器官有密切联系、互相输通的特殊部位。这个"输通"是双向的，既可从内通向外，反应病痛，也可从外通向内，接受刺激，防治疾病。

人体周身大约有720个穴位，其中108个是要害穴，有72个穴位可用于按摩治疗。这些穴位通常都位于经络上，是经络通路上特殊的点。例如头顶的重要穴位百会穴，经属督脉，是手足三阳经与督脉交会的位置；足底的涌泉穴经属足少阴肾经，身体中部的心俞穴则经属足太阳膀胱经等。下面，我们就介绍一些具有养生保健作用的穴位，可经常按摩或进行针刺、艾灸来强身健体。

·**百会**·又名"三阳五会"，属督脉大穴。百会穴位于后发际正中上7寸，当两耳尖直上交汇处，在头顶的正中。百会穴是人体要穴，布有枕大神经及额神经分支。按摩百会穴可治头痛、目眩、耳鸣、鼻塞、中风、失语等症，还可与其他穴位配合治疗脱肛、阴挺、久泻久痢等症。

·**太阳**·位于耳郭前，前额两侧，眉梢与目外眦之间，向后约1横指的凹陷处。太阳穴属经外奇穴，经常按摩可解除疲劳、振奋精神，给大脑以良性刺激，止痛醒脑，有助于保持注意力的集中。

·**印堂**·位于人体额部，在两眉头的正中间。印堂穴属于经外奇穴，按摩这个穴位有明目通鼻、宁心安神的作用，可治疗失眠、头痛、鼻渊等病症。经常按摩印堂穴，可使嗅觉灵敏，预防感冒和呼吸系统疾病。

·**听宫**·位于面部，在耳屏前，张口时凹陷处即此穴。听宫穴是手、足少阳和手太阳三经交会之穴，可治耳鸣、耳聋、牙痛、癫、狂、痫等症，也可治疗三叉神经痛、头痛、目眩头昏等症。

·**迎香**·在鼻翼外缘中点旁开0.5寸处，鼻唇沟中，属于阳明大肠经。该穴可用于治疗慢性支气管炎，有效率达70%～90%。

·**颊车**·在面颊部，下颌角的前上方，耳下大约1横指处，左右各一，属于足阳明胃经。颊车穴可用于牙痛、面神经麻痹、腮腺炎、下颌关节炎等疾病的治疗。

·**地仓**·在面部，口角的外侧，上直瞳孔，属足阳明胃经。按摩此穴有舒筋活络、活血化瘀的功效，可用于口眼歪斜、流涎、齿痛、颊肿及面神经麻痹、三叉神经痛等症的治疗。

·**睛明**·位于目内眦角稍上方的凹陷处，属足太阳膀胱经，也是手足太阳、足阳明、阴蹻、阳蹻五脉的交会穴。经常按摩此穴可降温除浊，可用于目赤肿痛、目眩、近视等眼疾的治疗。

· **风池** · 位于后颈部头骨下，两条大筋外缘内陷处，与耳垂齐平的地方，属足少阳胆经。中医认为"头目风池主"，风池穴能治疗大部分的风病，有明目醒脑的作用。日常轻叩风池穴可起到提神醒脑、消除疲劳的作用。可与攒竹穴、太阳穴、睛明穴、四白穴等配合治疗眼部疾病，缓解眼部不适。按揉风池穴和周围肌肉，还可有效缓解颈椎病、外感风寒、内外风邪引发的头痛以及颈部疲劳。

· **天宗** · 位于肩胛部，在风下窝中央凹陷处，与第4胸椎相平的地方，属太阳小肠经。经常刺激天宗穴可舒筋活络，理气消肿，主治肩膀酸痛、肩周炎、肩背软组织损伤等症，还可治疗乳腺炎、乳痈、咳逆等症。针刺天宗、肩井、肾俞三穴，可有效治疗乳腺增生，并提高免疫功能。

· **膻中** · 位于双乳之间胸前中线上，属任脉，又被称为"上气海"。经常按揉可治疗咳喘、胸闷、吐逆和心悸等症。

· **中脘** · 位于腹部正中线上，脐上4寸，属任脉，按压此穴会有酸痛感。刺激中脘穴可缓解急性胃痛，经常按摩中脘穴可促进消化，起到健胃的作用。配合天枢穴、大巨穴可治疗急性胃肠炎。

· **气海** · 位于人体下腹部，体前正中线上脐下1寸半处，属任脉。按摩气海穴可强壮体质，提高身体免疫力以及抵抗力，减少患病可能。气海穴是一个重要的保暖穴位，经常按摩气海穴可改善身体冰冷或四肢冰冷的情况。按摩气海穴还可治疗妇科疾病，改善月经不调或痛经情况。

· **关元** · 位于脐下3寸，取穴时可四指并拢，放在肚脐下，小指外即此穴，属任脉。这个穴位是补肾固元的要穴，经常按摩可补充肾气，延缓衰老。男性经常按揉关元穴可缓解肾虚、腰酸、掉发等症状，女性经常按揉可治疗和缓解很多妇科病。

· **中极** · 位于前正中线脐下4寸处，属任脉，艾灸可对泌尿系统和性腺功能起到治疗保健作用。如配合三阴交、肾俞、膀胱俞等穴位，可治疗泌尿系统的感染；配合关元、会阴、气海等穴，可治疗前列腺炎。

· **内关** · 位于手臂上，取穴时伸开手臂，掌心向上，握拳并抬起手腕，内关穴就在手臂中间两条筋之间，距离手腕两个手指宽处，属于厥阴心包经。这个穴位可养护心脏，经常按揉可促进血气畅通。如果有人突发心脏病，可让患者平躺，在急救前按揉内关穴可缓解患者疼痛。按揉内关穴还可缓解头痛、颈椎病、肩周炎、腰部疼痛等病症。

· **合谷** · 俗称虎口，位于拇指和示指合拢后，肌肉隆起最高的地方，属手阳明大肠经。刺激这个穴位可起到清热解表、镇静止痛的作用，能缓解和治疗头面部的疾病。风热感冒引起的头痛发烧、上火牙痛，就可通过按压合谷穴来缓解。

· **神门** · 位于腕部，腕掌侧横纹尺侧端，尺侧腕屈肌腱的桡侧凹陷处，属手少阴心经。经常按摩神门穴可治心烦、惊悸、怔忡等，还可治疗健忘、失眠、癫狂痫、胸胁痛等病症。

· **曲池** · 位于手肘上，取穴时曲肘成 90 度，手肘关节弯曲的凹陷处即是。曲池属手阳明大肠经，是治皮肤病的要穴。经常按摩或艾灸该穴位会有舒压、解除疲劳、疏风清热的作用。

· **手三里** · 位于曲池穴下 2 寸处，属手阳明大肠经。针刺这个穴位可增强胃的蠕动和排空功能，还能增强小肠的运动功能。

· **大椎** · 取定穴位时正坐低头，该穴位于人体的颈部下端，第 7 颈椎棘突下凹陷处，属督脉。刺激该穴可治疗落枕、颈椎病、咳嗽、哮喘、感冒等症。

· **肺俞** · 位于人体的背部第 3 胸椎棘突下，旁开 1.5 寸处，属足太阳膀胱经，是治疗肺脏疾病的要穴。治疗上，刺激肺俞穴可治肺炎、支气管炎、肺结核等呼吸道疾病，还可治疗感冒、咳嗽和气喘。配合其他穴位，还可治疗颈肩疼痛等局部病症。

· **心俞** · 在背部第 5 胸椎棘突下，旁开 1.5 寸处，属足太阳膀胱经。心俞穴可用于冠心病、心绞痛、神经衰弱等症的治疗，刺激这个穴位，可减慢心率，治疗心房颤动。

· **肝俞** · 在背部第 9 胸椎棘突下，旁开约 1.5 寸处，属足太阳膀胱经。刺激这个穴位可疏肝利胆，理气明目。肝俞穴可用于消化系统疾病的治疗，如胆囊炎、慢性胃炎、急慢性肝炎、黄疸等。按压肝俞穴可使胃功能恢复正常，还可治疗宿醉。针刺肝俞穴可降低胆道压力，解除括约肌痉挛，并对血糖有调节作用。

· **脾俞** · 位于背部第 11 胸椎棘突下，旁开 1.5 寸处，属足太阳膀胱经。这个穴位专门负责外散脾脏湿热之气，可治疗呕吐、腹胀、腹泻、痢疾、便血等脾胃肠腑病症。如配中脘、三阴交、足三里可治呕吐；配胃俞、中脘、足三里、关元可治泄泻等，还可治背痛。针刺脾俞穴可让全血血细胞减少的患者增加血小板量，艾灸脾俞穴可让接受放射治疗的癌症患者迅速提升血液中的白细胞数量。

· **胃俞** · 位于身体背部第 12 胸椎棘突下，左右旁开 1.5 寸处即是，属足太阳膀胱经。刺激胃俞可治疗消化系统病症，如胃炎、胃溃疡、胃痉挛、恶心、呕吐等。针刺胃俞还可增强胆囊的收缩作用。

· **肾俞** · 位于背部第 2 腰椎棘突下旁开 1.5 寸处，属足太阳膀胱经。刺激这个穴位可治疗腰痛、耳鸣、耳聋等症，还可治疗遗精、遗尿、阳痿、月经不调、带下等生殖泌尿系统疾患。针刺肾俞穴能显著抑制钠潴留，因此还可利尿。

· **命门** · 又名精宫，在第 2 腰椎之下，与肚脐相对，属督脉，其气与肾相通。按摩刺激此穴位可治五劳七伤、虚损腰痛、遗尿、尿频、早泄、阳痿及各种虚寒病症。

· **神阙** · 位于脐中部，在肚脐中央，属任脉。神阙穴可治泄痢、绕脐腹痛、脱肛、五淋、中风脱证等病，亦可治妇人血冷不受胎。

· **血海** · 位于股前区，在髌底内侧端上 2 寸处，属足太阴脾经。脾经所生之血都在此聚集，因此血海有化血为气，运化脾血的作用，可用于妇科病、血热性皮肤病、膝股内侧痛等症。

· **阴陵泉** · 位于小腿内侧，在胫骨内侧下缘与胫骨内侧缘之间的凹陷中，属足太阴脾经，有排渗脾湿的作用。刺激这个穴位，可治疗腹泻、腹胀、水肿、黄疸等症，对小便不利、遗尿、尿失禁、阴部痛、遗精、痛经、膝痛等症也有疗效。

· **天枢** · 位于腹部肚脐旁开各2寸处，属足阳明胃经。有疏调肠腑、理气行滞、消食的功效，可用于治疗急慢性胃肠炎、肠麻痹、阑尾炎和消化不良等病，还可用于月经不调、痛经等妇科疾患的治疗。

· **委中** · 位于膝内窝腘窝处的中点，可缓解腰背酸痛，属足太阳膀胱经。长期久坐、姿势不当造成腰背和肩膀不适，可经常按摩委中穴，通畅腰背气血。

· **阳陵泉** · 位于小腿上，取穴时要端坐不动，用手摸腿，在膝关节外下方的腓骨小头前下的凹陷处就是阳陵泉，属足少阳胆经。这个穴位有舒筋活络的功效，经常按揉，再配合活动肩膀，可缓解肩膀周围的疼痛。按摩阳陵泉还可缓解乳房胀痛、两肋胀痛、肋间神经痛等症状。

· **足三里** · 位于外膝盖窝下方3寸处，属足阳明胃经，是一个"全能"穴，民间有"常按足三里，胜吃老母鸡"的说法。经常按摩足三里可治疗慢性胃肠炎、胃寒等胃肠疾病，还可预防高血压、冠心病、脑溢血、肺心病、动脉硬化等心脑血管疾病。亚健康人群每天按压足三里可缓解疲劳，减轻工作压力。

· **三阴交** · 位于小腿内侧，脚踝骨的最高点注上3寸处，属足太阴脾经。刺激这个穴位可起到滋阴养颜的作用，是女性保健常用穴位。按揉三阴交可打通人体瘀塞，保养子宫和卵巢，调理月经，还可除斑、祛皱、祛痘，治疗皮肤过敏、皮炎、湿疹。从经期前3天开始，每天按揉三阴交，可缓解月经不调、痛经等问题。

· **太冲** · 位于足大趾和第2足趾趾缝间向上约1.5寸凹陷处，属足厥阴肝经。经常按摩此穴可缓解肝火旺盛导致的上火症状，是养肝的要穴。

· **环跳** · 在体侧股骨大转子最凸点与骶管裂孔连线的外1/3与中1/3交点处，属足少阳胆经穴位。刺激这个穴位可健脾益气，主治腰腿、下肢等疾患，如下肢不遂、腰胯疼痛、膝胫酸痛、风疹、冷风湿痹、水肿等。现多用于治疗坐骨神经痛、下肢瘫痪、髋关节及其周围软组织炎等症。针刺环跳穴可促进神经再生，使受损伤神经功能得到恢复，还可起到胃酸及胃蛋白酶双向调节的作用。

· **涌泉** · 位于脚底足掌的前1/3处，取穴时可弯曲脚趾，脚心凹陷处即为此穴。涌泉穴属肾经，有安神健体的功效，经常按摩可健脾益精血，改善睡眠。神经衰弱症患者可经常按摩，或天气暖热的时候在鹅卵石路上散步，刺激涌泉穴，助益睡眠。

精、气血、津液、神

中医师跟患者谈话时常会说"你精气不足"，或者说某人"气血亏损"，有时还会问患者出不出汗,流不流口水。这就牵扯到中医学的另一部分概念——精、气血、津液、神。这四个概念各有不同,但密切相关,如精与气、气与血、津与液、血与神等的联系就比较紧密,两者有很多相似之处。

精

精的概念源自中国古代哲学气一元论中的"精气说",以《管子》为代表的中国古代哲学将气的范畴规定为精、精气,认为精气是最细微但却可以变化的气,是宇宙中最细微的物质,是生命的来源。这种思想后来被引入到中医学理论中,但精的含义一直比较复杂,没有具体所指。我们现在可把精在中医学上的含义归纳为以下几个方面。

一是《素问·金匮真言论》里所讲的"夫精者,身之本也",精泛指构成人体和维持生命活动的基本物质。精包括先天之精和后天之精。先天之精禀受于父母,决定一个人先天的身体素质和寿命长短;后天之精从后天饮食生化而来,又称为水谷之精。水谷之精被身体吸收利用,遍布人体的五脏六腑,也称五脏六腑之精。

二是《灵枢·决气》中提到的"两神相搏,合而成形,常先身生,是谓精",意思是指生殖之精,这个精与生俱来,指一个人的生育繁殖能力。

三是《读医随笔·气血精神论》里所说的"精有四:曰精也,曰血也,曰津也,曰液也",指构成生命的微小物质,是精、血、津、液的概称。

四是指人体的正气。《素问·通评虚实论》里说"邪气盛则实,精气夺则虚",《类经·疾病类》里也有"邪气有微甚,故邪盛则实;正气有强弱,故精夺则虚"的表述,可见这里的精是指人体的正气。

通过古人对精的描述和使用,我们可把精概括为狭义之精和广义之精。狭义之精是指肾藏之精,即生殖之精,它是指能促进人体生长、发育和繁育能力的基本物质。广义之精则泛指构成人体和维持生命活动的精微物质,它可以包括精、血、津、液等物质在内。

精的生成分先天和后天。《景岳全书·脾胃》里说"人之始生,本乎精血之原;人之既生,由乎水谷之养。非精血,无以充形体之基;非水谷,无以成形体之壮",可见生命的孕育,由父母的精而来,这是先天之精的获得,人出生以后,又需要后天的水谷之精来强壮身体。

先天之精主要秘藏于肾,《素问·六节藏象论》就说"肾者,主蛰,封藏之本,精之处也",可见肾的好坏就能反映精的情况。先天之精看父母,一般健康的父母会孕育出精气足的孩子,而身体差的父母,孩子的身体也不会太好。

人一旦离开母体,就成为一个独立的个体,要成长发育,就需要饮食,而饮食就是后天之精的主要来源。脾胃主运化,是人汲取食物的主要脏腑,为人后天之根本,人既然依赖水谷精微的给养,就需要脾胃强健。《存存斋医话稿》说"饮食增则津液旺,自能充血生精也",就是说脾胃运化水谷之精微,把这些精微之物输布到五脏六腑及全身各处,维持脏器的生理活动,其盈者就藏于肾中,增加人体的精气。

古人认为后天之精可以补充先天之精的不足,但不能改变先天之精。《程杏轩医案》里就明确地说:"肾者主水,受五脏六腑之精而藏之,是精藏于肾,非精生于肾也。譬诸钱粮,虽储库中,然非库中出,须补脾胃化源。"因此,我们可以看到一种现象,就是先天身体很好的人,可能随着年纪增长,生活习惯的变化,身体变糟,出现精气不足的情况,而有些先天身体不是很好的人,因为后天调养得当,会保持相对稳定的健康状况。这说明什么?说明前一种人持续损耗先天之精,但后天无法弥补,身体状况只会持续恶化,如果能保证先天之精,后天不断补充后天之精,就会维持更好的生命状况。《景岳全书·先天后天论》里说"以人之禀赋言,则先天强厚者多寿,先天薄弱者多夭。后天培养者寿者更寿,后天斫削者夭者更夭"就是这个意思。不管先天之精还是后天之精,这两者都可藏于肾中,对生命健康起到关键性的影响。《景岳全书·脾胃》说:"命门得先天之气也,脾胃得后天之气也,是以水谷之精本赖先天为之主,而精血又必赖后天为之资。"可见这两种精气是相互依存,相互促进的关系。

精的生理功能主要有四个方面:

一是决定人繁衍生殖的能力。生殖之精是与生俱来的,是生命起源的原始物质,具有繁衍后代的作用。先天之精足的人,生殖能力强,先天之精欠缺的人,生殖能力就弱。当人到老年,精气衰微,生命能量被大量消耗以后,生殖能力就减弱,这时人的精气就明显不足了。

二是决定人的生长发育。精是胚胎形成和发育的物质基础,人出生以后,又要靠后天水谷之精充养,才能正常地生长发育。如果在成长阶段缺乏营养,这个人在成年后,健康状况就相对差一些。人的成长盛衰跟体内的精气密切相关,幼年时精气旺盛,人成长很快,到中老年时,精气逐渐消耗、衰微,人就会呈现老态,一旦精气耗尽,生命也就结束了。

三是具有生髓化血的功能。中医学认为肾藏精,精生髓,脑为髓海。故肾精充盛,则脑髓充足而肢体行动灵活,耳目聪敏。精盈髓充则脑自健,脑健则能生智慧,强意志,利耳目,轻身延年。《素问·阴阳应象大论》里又说"肾生骨髓,髓居骨中,骨赖髓以养",意思是肾精充足,则骨髓充满,骨骼由于得到了"髓"的滋养而坚固有力,运动轻捷。可见精对大脑的健康和骨骼的强壮都有十分重要的作用。

精生髓,髓可化血,《景岳全书·血证》说:"人之初生,必从精始……血即精之属也。"因此,精足则血充,中医有精血同源之说,就源于此。

四是濡润脏腑的作用。《怡堂散记》里说:"肾者,主水,受五脏六腑之精而藏之。故五脏盛乃能泄,是精藏于肾而非王于肾也。五脏六腑之精,肾实藏而司其输泄,输泄以时,则五脏六腑之精相续不绝。"就描述了精对五脏六腑的濡润作用。人的饮食通过脾胃的消化吸收,转化为精,这些水谷精微不断地被运输到五脏六腑之中,滋养脏腑,以维持正常的生理活动,剩余部分就归藏于肾,储以备用。中医有"久病必穷肾"的说法,可见生病会损耗肾精,所以疾病末期就需要补益肾之阴精来维护生命力。

气

在中医学中,气跟精的关系十分密切,但内涵又有所不同。在中医看来,气是世界的本原物质,气具有永恒运动的属性,因此,物质世界处于永恒的运动变化之中。整个世界就是一个由气到形,由形到气,即形气转化的循环往复的无穷过程。

《景岳全书·治形论》说:"吾之所赖惟形耳,无形则无吾矣。"形,就是指我们的身体,我们的肉身,而气化为精,"精者,身之本也",所以肉身形体由气化而成,形以气充,气为形体之本,形就是生命之根。人的生命依赖形体而存在,如果形体散解,那么生命活动也随之终止。因此,《素问·六微旨大论》里说:"器者生化之宇,器散则分之,生化息矣。"

人禀天地之气而生,依四时之法而成,因此天地阴阳五行之气内化于人体,构成了完整的人体生理之气。生理之气是维持人体生命活动的物质基础,它的运动变化规律就是人体生命的活动规律。天地之气有阴阳之分,人体之气亦有阴阳之分,因此,《素问·宝命全形论》里说:"人生有形,不离阴阳。"《素问·阴阳应象大论》说"阴平阳秘,精神乃治""阴阳离决,精气乃绝",人体的阴阳之气就是维护生命的根本。《医门法律·明胸中大气之法》说"惟气以形成,气聚则形存,气散则形亡""气聚则生,气散则死",就表明了气对生命的重要意义。

气可分为元气、宗气、营气和卫气四种。

·**元气**· 是指生命本始之气,它在胚胎之中就已经形成,秘藏于肾中,与命门有密切的联系,属于先天之气。元气源于先天而根于肾,是人体生命活动的原动力,又可分为元阴、元阳之气。

·**宗气**· 又名大气,"膻中者,大气之所在也。大气亦谓之宗气"。宗气是由肺吸入的气和脾胃化生的水谷精气结合而成的,形成于肺,聚于胸中。宗气在胸中积聚的地方称作"上气海",又名膻中。宗气是后天之气运动输布的本始,是合营卫二气而成的。所以《读医随笔·气血精神论》说:"宗气者,营卫之所合也,出于肺,积于气海,行于气脉之中,动而以息往来者也。"

·**营气**· 是指血脉中具有营养作用的气。营气行于脉中,能化生血液,故常"营血"并称。《读医随笔·气血精神论》说:"营气者,出于脾胃,以濡筋骨、肌肉、皮肤,充满推移于血脉之中而不动者也。"营气与卫气相对而言,属阴,故又称"营阴"。

·**卫气**· 是行于脉外之气,卫是护卫、保卫的意思。与营气相对而言,卫气属于阳,故又称"卫阳"。《卫生宝鉴》说:"盖阳气为卫,卫气者,所以温分肉,充皮毛,肥腠理,司开合,此皆卫外而为固也。"

气具有十分重要的生理功能。首先是推动作用,即气具有激发和推动的作用,它可以促进人体的生长发育,促进脏腑、经络等组织器官的生理功能,还能推动血液的生成、运行,以及津液的生成、输布和排泄等。如《医方考·气门》里具体阐释为:"气血,人身之二仪也,气为主而血为配。故曰:气化即物生,气变即物易,气盛即物壮,气弱即物弱,气正即物和,气乱即物病,气绝即物死。是气之当养也明矣。"《血证论·吐血》说:"气为血之帅,血随之而运行。"都说明气具有推动作用。

其次是温煦作用。《难经·二十二难》说"气主煦之",意思是气有温暖身体的作用。气是肌体热量的来源,是体内产生热量的基础。气的温煦作用是通过激发各脏腑的生理功能,促进机体新陈代谢来实现的。《质疑录》指出"人体通体之温者，阳气也"，《读医随笔·气血精神论》则说"卫气者，热气也。凡肌肉之所以能温，水谷之所以能化者，卫气之功用也"，可见人体的阳气和卫气都具有温煦的作用。就拿常见的气虚来看，气虚常常为阳虚之渐，阳虚则为气虚之极。如果气虚，那么气的温煦作用就减弱，人会出现畏寒肢冷、脏腑功能衰退、血液和津液运行迟缓等寒性病症。

第三是防御作用。气的防御作用指气具有护卫肌肤、抗御邪气的功能。中医学一般用气的观点来解释病因和病理现象，用"正气"代表人体的抗病能力，用"邪气"标示一切致病因素，如果生病，都是正气不能抵御邪气的结果。《素问·刺法论》就说"正气存内，邪不可干"，《素问·评热病论》里又说"邪之所凑，其气必虚"，就是这个意思。

气的防御作用主要体现在：一是护卫肌表，抵御外邪。《医旨绪余·宗气营气卫气》说："卫气者，为言护卫周身，温分肉，肥腠理，不使外邪侵袭也。"皮肤是人体阻挡病邪入侵的第一道屏障，肺合皮毛，肺宣发卫气于皮毛就构成了人体周身的营卫之气。营卫互相为用，因此，古人说"营卫同行经脉中，阴气在内为阳之守，阳气在外为阴之护，所谓并行不悖也"。二是正邪交争，驱邪外出。一旦邪气侵入肌体后，人体内的正气就会奋起抗争，正盛邪祛，入侵的邪气就会迅即被驱出去，这样就不会发病。三是自我修复，恢复健康。如果入侵的邪气中，已经酿成疾病，那么就需要治疗。中医治病就是一个扶正祛邪的过程。当邪气渐弱，正气就会逐渐变强，恢复机体的阴阳平衡，使机体病愈而康复。

第四是固摄作用。气的固摄作用指气对血、津液、精液等液态物质有稳固、统摄作用，以防止其无故流失。中医学认为人体阴阳的矛盾关系中，阳为主而阴为从，阳气既固，阴必从之。因此，气的固摄作用，就是人体阳气对阴气的固密调节作用。

气的固摄作用具体表现为：摄血，使之循行于脉中，而不至于逸出脉外。摄津，约束汗液、尿液、唾液、胃肠液等，调控体内水液的分泌量或排泄量，防止其异常丢失。固摄精液，使精液不频繁遗泄。气还可以固摄脏腑经络之气，使之不过于耗失，以维持脏腑经络的正常功能活动。

血

血也就是血液，它指循行于脉中的红色液态物质，是构成人体和维持生命活动的基本物质之一。

中医认为血来源于"精"，《景岳全书·血证》里说"血即精之属也"，《侣山堂类辨·辨血》亦说"肾为水脏，主藏精而化血"，《诸病源候论·虚劳病诸候下》也有"肾藏精，精者，血之所成也"的记载，因此，精髓就是化生血液的基本物质。此外，饮食营养也可生化为血，《妇人良方·调经门》里说"血者水谷之精气也……故虽心主血，脾和胃，血自生矣"。所以，脾胃化生的水谷精微是血液生成的最基本物质，脾胃有"气血生化之源"的说法。脾胃运化功能的强弱，可直接影响血液的化生。《医门法律·虚劳论》里说"盖饮食多自能生血，饮食少则血不生"，就是这个道理。

此外，《读医随笔·气血精神论》里说"夫生血之气，营气也。营盛即血盛，营衰即血衰，相依为命，不可分离也"，可见营气也是化生血的因素。《灵枢·邪客》则说："营气者，泌其津液，注之于脉,化以为血。"《灵枢·痈疽》又说:"中焦出气如露,上注溪谷,而渗孙脉,津液和调,变化而赤为血。"这表明在中医看来,津液也可化生为血,补充血液量。

对人体而言,血具有重要的生理功能,它可以营养滋润全身,为身体提供必要的营养物质。《难经·二十二难》把血的这一作用概括为"血主濡之",意思是血可以濡养全身各处器官,包括五官、内脏、九窍和四肢百骸。《金匮钩玄·血属阴难成易亏论》里说血:"目得之而能视,耳得之而能听,手得之而能摄,掌得之而能握,足得之而能步,脏得之而能液,腑得之而能气。是以出入升降,濡润宣通者,由此使然也。"

血的濡养作用还可以从面色、肌肉、皮肤、毛发等方面反映出来。血的濡养作用正常,人就面色红润,肌肉丰满并且壮实,肌肤光滑,毛发顺滑。如果血的濡养作用减弱,人体各脏腑功能就减弱,出现面色不华或萎黄、肌肤干燥、肢体或肢端麻木、运动不灵活等表现。《景岳全书·血证》就说:"故凡为七窍之灵,为四肢之用,为筋骨之和柔,为肌肉之丰盛,以至滋脏腑,安神魂,润颜色,充营卫,津液得以通行,二阴得以调畅,凡形质之所在,无非血之用也。"

血是神志活动的物质基础,人不管是因为什么原因造成血虚或运行失常,都可在神志方面出现不同程度的问题。例如心血虚、肝血虚,常有惊悸、失眠、多梦等神志不安的表现,失血过多的人会出现烦躁、恍惚、昏迷等神志失常。可见血液与神志活动有密切的关系,因此,《灵枢·营卫生会》说"血者,神气也"。

血液与人体脏腑的关系非常密切。中医讲心主血脉,是指心可行血以输送营养物质,使全身获得充足的营养,维持正常的生理活动,反过来也促进血液的生成。水谷精微又可通过脾的转输升清作用,上输于心、肺,在肺呼出废气吸入清气,复注于心脉化赤而变成新鲜血液,以保证血能充分发挥作用。《侣山堂类辨》就说"血乃中焦之汁,流溢于中以为精,奉心化赤而为血",说明了心与血的关系。

气能生血,气旺则生血功能强,气虚则生血功能弱。肺主一身之气,参与宗气的生成和运行,因此,肺可通过主一身之气的作用,促进血液的生成。肺主要通过肺朝百脉、主治节的作用而实现血液的生成,因此,《灵枢·营卫生会》说"中焦亦并胃中,出上焦之后,此所受气者,泌糟粕,蒸津液,化其精微,上注于肺脉,乃化而为血"。

脾为后天之本,气血生化之源。脾胃所化生的水谷精微是化生血液的最基本物质。《景岳全书·藏象别论》说:"血者,水谷之精也。源源而来,而实生化于脾。"《医碥·血》也说:"胃中水谷之清气,借脾之运化成血,故曰生化于脾。"因此,脾是一个造血器官,如果脾胃虚弱,不能运化水谷精微,就会造成化源不足,最后导致血虚。

肝脏是贮血器官,主疏泄而藏血。精血同源,因此肝血充足,肾就有所藏,精有所资,精充则血足,这两者存在互相促进的关系。另外,肝脏也是造血器官,如果肝脏受损,人往往就会有血虚的情况。

精髓是化生血液的基本物质,而肾藏精,精生髓,因此有血之源头在于肾的说法。中医认识到骨髓是造血的器官,肾对血液的生成有调节作用,而且也认识到肾精是通过肝脏的作用而生血的,所以《张氏医通·诸血门》里说:"血之与气,异名同类,虽有阴阳清浊之分,总由水谷精微所化。其始也混然一区，未分清浊，得脾气之鼓运，如雾上蒸于肺而为气；气不耗，归精于肾而为精；精不泄，归精于肝而化清血。"

由以上分析可知，血是水谷精微和精髓化生而来的物质，它在脾胃、心肺、肝肾等脏腑的共同作用下生成，反过来又对各脏腑和肢体有滋养的作用。在临床上，中医常用补养心血、补益心脾、滋养肝血和补肾益髓等方法来治疗血虚之候。

津液

人体除了血液之外，还有很多其他液体，比如汗液、唾液、小便等，这些除血液之外，人体所包含和分泌的一切正常水液都可称为津液。津液广泛地存在于人体形体、脏腑和官窍等器官组织之内或组织之间，起着滋润濡养的作用。津液以水分为主，含有大量的营养物质。津能载气，全身的气以津液为载体而周身运行。津液又是化生血液的物质基础，所以津液不但是构成人体的基本物质，而且也是维持生命活动的基本物质。

津液的生成、输布和排泄是一个复杂的生理过程，可涉及多个脏腑。《素问·经脉别论》"饮入于胃，游溢精气，上输于脾，脾气散精，上归于肺，通调水道，下输膀胱，水精四布，五经并行"，对津液的代谢过程做了简要概括。可见津液来源于饮食，通过脾、胃、小肠和大肠对食物进行消化吸收，然后再生成。在这个过程里，脾、胃主受纳腐熟，可吸收水谷中的部分精微，小肠主液，泌别清浊，饮食中大部分的营养物质和水分被小肠吸收，上输于脾，布散全身，并将水液代谢产物经肾输入膀胱，把糟粕下输于大肠。大肠主津，大肠接受小肠下注的饮食残渣，将部分水液重新吸收，然后形成粪便排出体外。可见，津液的生成取决于两方面的因素：一是要有充足的水饮食物，这是生成津液的物质基础；二是脏腑功能正常，尤其是脾胃、大小肠的功能要正常。其中任何一方面出现异常，均可导致津液生成不足，引起津液亏乏的病理变化。

津液主要包括滋润濡养、化生血液、调节阴阳和排泄废物等功能。

津液以水为主，具有很强的滋润作用，又富含多种营养物质，因此，还具有营养功能。在内对脏腑筋骨，在外对皮肤毫毛，津液无不起到濡养的作用。《读医随笔·气血精神论》说："津亦水谷所化，其浊者为血，清者为津，以润脏腑、肌肉、脉络，使气血得以周行通利而不滞者此也。凡气血中不可无此，无此则槁涩不行矣……液者，淖而极厚，不与气同奔逸者也，亦水谷所化，藏于骨节筋会之间，以利屈伸者。其外出孔窍，曰涕、曰涎，皆其类也。"可见津液分布于体表，能滋润皮肤，滋养肌肉，让肌肉变得丰润，毛发更加光泽；输布于体内能滋养脏腑，维持各脏腑的正常功能；注入孔窍，可使口、眼、鼻等九窍滋润；流入关节，能温利关节；渗入骨髓，能充养骨髓和脑髓。

津液渗入血脉之中，成为化生血液的基本成分之一。《灵枢·痈疽》说"中焦出气如露，上注溪谷，而渗孙脉，津液和调，变化而赤为血"，《脾胃论·用药宜忌论》"水入于经，其血乃成"，都表明津液可使血液充盈，并濡养和滑利血脉，让血液环流不息。

津液作为阴精的一部分，对调节人体的阴阳平衡起着非常重要的作用。脏腑之阴是否正常与津液的盛衰有着密切的关系。人体能够根据体内的生理状况和外界的环境变化来调节机体,津液就是机体自我调节的重要途径。比如夏天天气酷热,人就汗多,津液下行减少,小便也就少了;冬天寒冷,皮肤毛孔收缩,不出汗,减少体内温度外泄,津液就起到了保温的作用。《灵枢·五癃津液别》里说:"水谷入于口,输于肠胃,其液别为五,天寒衣薄则为溺与气,天热衣厚则为汗。"可见古人很早以前就认识到了津液的调节作用。

津液还承担着排泄废物的作用。在代谢过程中,津液能把机体的代谢产物通过汗、尿等方式排出体外,保证各脏腑的气化活动正常。如果这一作用受到损害或发生障碍,代谢产物就会潴留于体内,产生痰、饮、水、湿等多种病理变化。

汗、涕、泪、涎、唾是人体最主要的五种津液,这五液由五脏化生并分属于五脏,即心为汗,肺为涕,肝为泪,脾为涎,肾为唾。因此,这五种津液的分泌变化情况可反映五脏的健康情况。

《医宗必读·汗》里说:"心之所藏,在内者为血,发于外者为汗,汗者心之液也。"就汗与血的关系而言,两者互有影响,汗出过多,可耗血伤津;反之,津亏血少,就会汗源不足。临床上出现血虚之候时,要慎用汗法,以免加重血虚。"夺血者无汗,夺汗者无血"说的就是汗与血的关系。

就汗与心的关系而言,汗出过多,会耗伤心的气血,出现心悸怔忡等症状。中医学认为汗出是阳气蒸发津液的结果,所以大汗淋漓常会伤及人的阳气,甚至有大汗亡阳的危候。反之,当心的气血不足时,也会引起病理性出汗,如心气虚,表卫不固而自汗;心阴虚,阳不敛阴而盗汗等。

涕是鼻内分泌的黏液,有润泽鼻窍的功能。鼻为肺之窍,五脏化液,肺为涕。肺正常时,鼻涕润泽鼻窍,但是不会外流。如果肺感风寒,就会鼻流清涕;肺感风热,就会鼻流浊涕;要是肺燥,就会出现鼻干涕少或无涕的现象。

涎是口津,唾液中较清稀的称作涎。它可以保护和清洁口腔,进食时涎分泌得多,可溶解食物,使之易于吞咽和消化。在正常情况下,涎液上行在口腔之内但不溢于口外。如果脾胃不和,往往导致涎液分泌急剧增加,发生口涎自出等现象。因此,涎为脾之液,涎的分泌情况可作为考察脾胃的方法。

肝开窍于目,泪从目出,因此,泪为肝之液。泪有濡润、保护眼睛的作用,正常情况下,泪液的分泌滋润眼睛但不外溢,如果有异物侵入目中,泪液就会大量分泌,起到清洁眼目和清除异物的作用。病理情况下,则可用泪液的分泌异常来诊断疾病。例如肝的阴血不足,泪液分泌就会减少,出现两目干涩的情况;如果是风火赤眼,肝经湿热,就会有目眵增多、迎风流泪的症状。

唾与涎同为口津,即唾液,较稠的是唾,较稀薄的是涎。肾之液为唾,唾液有湿润与溶解食物的作用,也能清洁和保护口腔。古人认为唾液有滋养肾精的功效,随便吐唾液是耗伤肾精的举动,所以很多练气功的人都会学习吞咽津唾以养肾精。

神

我们日常形容一个人,常常会说精神矍铄,神采飞扬之类的话,或者说某人双目炯炯有神,很有精气神等。除了精,中医论病诊治,常会用到"神",说养形全神、精神不散等。中医所说的神是一个较为抽象，也较为宽泛的概念，这个概念经常跟"精"结合使用，但又跟精存在区别，不完全一样。

就古人对神的论述来看，其内容可概括为三个方面。

一是用来指称自然界事物的运动变化及规律的神。如《素问·天元纪大论》里有"故物生谓之化，物极谓之变，阴阳不测谓之神，神用无方谓之圣"的句子，王冰注释说："由圣与神，故众妙无能出幽玄之理。深乎妙用，不可得而称之。"可见构成及推动万事万物变化生长的阴阳力量高深莫测，就称之为神。《素问·阴阳应象大论》里也有"阴阳者，天地之道也……神明之府也"，也是这个意思。

二是用神作为人体生命活动及现象的高度概括。在《灵枢·本神》中有一段话说："天之在我者德也，地之在我者气也，德流气薄而生者也。故生之来谓之精，两精相搏谓之神，随神往来者谓之魂，并精而出入者谓之魄，所以任物者谓之心，心有所忆谓之意，意之所存谓之志，因志而存变谓之思，因思而远慕谓之虑，因虑而处物谓之智。"其中提到"两精相搏谓之神"，可见神从精而来，精则从天地间孕育而来，随着神产生的还有魂、魄、心、意、志、思、虑、智等情志活动和内涵。《灵枢·天年》里则详细解释了"何者为神"，说"血气已和，荣卫已通，五脏已成，神气舍心，魂魄毕具，乃成为人"，神要存在于心，才能成人。因此，神是指存在于人的生命活动，并可被表现出来的生命力量。

三是用神指人的精神活动，这个内涵是从上面所讲《灵枢·本神》那段话延伸而来的，具体包括感知、记忆、思维、意识和情感等。古人认为人的情志活动与五脏盛衰有密切关系，如《素问·灵兰秘典论》里说"心者，君主之官也，神明出焉"，《素问·宣明五气》则说"五脏所藏：心藏神，肺藏魄，肝藏魂，脾藏意，肾藏志"，把感知、意识等精神活动直接与五脏相联系，五脏既藏精，精化气生神，因此五脏又藏神，可被称为五神脏。

神作为人的精神活动，与五脏关系密切。心藏神，是说人体的各种生理活动都跟精神有关，心神正常，人体的各脏腑运作就能互相协调。一旦心为情志所扰或伤害，就会导致脏腑气机紊乱，引发健康问题。"魄"是人与生俱来的、本能性的、较低级的神经精神活动，魄以精气为物质基础，藏于肺。《灵枢·本神》说"肺藏气，气舍魄"，魄与气的关系密切，而肺主气，因此肺与魄的关系十分密切。古人认为思维跟脾有关，脾主运化，对全身营养有决定意义，而"脾藏营，营舍意"，如脾虚的人很容易健忘、注意力不集中，思维迟钝，甚至智力下降。魂与神一样，是以血为主要物质基础的精神现象，心主血，故藏神；肝藏血，故藏魂。肝的藏血功能正常，则魂有所居，人也安稳，如果肝血不足，心血亏损，就会出现魂不守舍的情形，如寝卧不安，惊骇多梦、梦游、梦呓等，都是魂不安的表现。志是记忆的保持，也是心理活动的指向和集中，以精为产生的基础，由肾所主，也即"肾藏精，精舍志"。年轻人精力旺盛，心志坚定，记忆力也好，就跟肾有关。病理上健忘常跟肾虚有关，而老年肾气衰弱就会出现健忘、情志不振等现象。

就中医而言，神是对人体内在脏腑功能及精神状态的概括，神对人体外貌，也即"形"有决定意义。可以说形的状况可反映人的内在之神，当"形与神俱"时，人才是一个健康的、完整意义上的人，一旦形消神散，人也就不存在了。《黄帝内经》提出"形与神俱，尽终其天年"就是这个意思。用我们现代语言表述形与神俱，就是形体健康，精神饱满，从肉体到内在精神都要健康，要做到机体运作正常，精神平和健旺才行。

"形与神俱"可通过人体的形、神、气、色、脉等反映出来，形与神的健康是人在被孕育以及成长过程中逐渐形成的。形神的状态与生活习惯，以及环境有多种多样的联系。如果人的内外通道、经络血脉能持续保证通畅，生活习惯良好，生活环境健康，那么一个人的形与神就都能健康。

形与神的关系是紧密结合的，形为神的载体，而神对形起着主宰和调节的作用。现代医学研究发现，当人的精神活动异常，人体的各种生理功能就会受影响，中医认为会使气机发生紊乱，从而引起肉体的疾病，造成形体变化。三国时期嵇康在《养生论》中说"夫服药求汗，或有弗获，而愧情一集，涣然流离；终朝未餐，则嚣然思食，而曾子衔哀七日不饥"，可见精神状态对人体的影响之大。

神是生命活力的概括和体现，生命力强的人会呈现出神采奕奕，精神状态极好的样子。因此，《黄帝内经》概括说"得神者昌，失神者亡"，具有健全的神，人的生命就长生，失去了神，人就会死亡。人的眼神、面容、言语，以及形体和肢体活动姿态等无不蕴涵着"神"，反映着"神"，我们可通过望神来判定一个人的健康状况。石芾南《医原·望病须察神气论》里有"人之神气，在有意无意间流露最真。医者清心凝神，一会即觉，不宜过泥，泥则私意一起，医者与病者神气相混，反觉疑似，难于捉摸"的说法，就是强调望神，强调第一眼的感觉和判断。一会即觉，指医生与患者接触的一刹那就形成的第一印象，这个印象最真实、最可靠，如果刻意去观察的话，反而容易把自己的主观认识与患者的神气相混淆，判断失误。可见，神是人的一个综合概括，可集中反映人的内在状况。

神的流露最突出地集中在人的目光、言语和形体当中，人的精神活动或状态，都可通过观察这方面的特征而明了。明代医学家张景岳在《景岳全书》之《传忠录·神气存亡论》里说："善乎神之为义，此死生之本，不可不察也……以形证言之，则目光精彩，言语清亮，神思不乱，肌肉不削，气息如常，大小便不脱，若此者虽其脉有可疑，尚无足虑，以其形之神在也。"可见，如果人的目光有神采、语言清楚、神思不乱、形体健全正常，就是"得神"的状况，就算脉象有些问题，也没什么可忧虑的。相反，"若目暗睛迷，形羸色败，喘急异常，泄泻不止，或通身大肉已脱，或两手寻衣摸床，或无邪而言语失伦，或无病而虚空见鬼，或病胀满而补泻皆不可施，或病寒热而温凉皆不可用，或忽然暴病而沉迷烦躁，昏不知人，或一时卒倒即眼闭口开，手撒遗尿，若此者虽其脉无凶候，必死无疑，以其形之神去也"。如果眼神昏暗、形体羸瘦、神思昏迷，就算没有凶险的脉象，也很危险，因为种种形体迹象都表明这个人的"神"已不再，是"失神则亡"的表现。

神如此重要，养生时就要特别重视养神。《素问·上古天真论》说"精神内守，病安从来"，养神要做到精神内守。怎样内守，需要"恬惔虚无"，淡泊名利，心平气和，"无恚嗔之心"，没有怨恨愤怒的情绪，"以恬愉为务"，保持精神的愉快和情绪的乐观，这才能"精神不散，形体不敝"。养神还要"志闲而少欲"，保持闲散的心情，控制欲望，以免外界不良的精神刺激危害健康。

总之，神在人的生命活动中十分重要，心主神志的生理功能正常，人就精神振奋，神志清晰,对外界的反应灵敏正常。如果神志不安或异常,不仅可出现精神思维活动的异常,而且还可影响其他脏腑的功能活动,甚至危及整个生命。正如《素问·灵兰秘典论》里说的"主明则下安……主不明则十二官危",《灵枢·口问》里说的"心动则五脏六腑皆摇"。养生一定要清心静神,这样才能防病强身,祛病延年。

病　因

导致人体发生疾病的原因称为病因,古人多叫做"病源"(病原)、"病邪",也可以说是"致病因素"。病因就是指能破坏人体生态平衡,引起疾病的特定因素。就中医学而言,病因包括外感病因和内伤病因,具体可分为六淫、疫疠、七情、劳倦以及饮食、外伤、痰饮、瘀血、结石等。这其中外感六淫和内伤七情是最常见的病因。

所谓六淫,是风、寒、暑、湿、燥、火六种外感病邪的统称。正常情况下,六气"风、寒、暑、湿、燥、火"的变化是万物生长的条件,对人体没有伤害,但如果气候变化异常,气不当时或者暴寒暴热,超过了人体与之相适应的限度,就可能对人造成伤害,成为致病因素,称之为六淫。

风为春季的主气,一年二十四个节气中大寒、立春、雨水、惊蛰四个节气为风气主令。风为木气而通于肝,故风邪引起的疾病以春季为多,但又不只发生于春季。风邪致病,容易伤害人体上部,易犯肌表、腰部等阳位。风善动不居,行而无定处,因此,风的致病的特性是病位游移,行无定处。如风疹、荨麻疹等风邪类疾病就病发无定处,此起彼伏,时隐时现。风为百病之长,是外感病因的先导,寒、湿、燥、热等邪往往依附于风而侵袭人体。

寒为冬季的主气,从小雪、大雪、冬至到小寒计四个节气,为冬季当令,寒病多出现在冬季。寒为阴邪,阳气本可以制阴,但阴寒偏盛,阳气不足以驱除寒邪,就会被阴寒所侮,所以寒邪最损伤人体的阳气。寒邪侵入人体,经脉气血失于阳气温煦,就会气血凝结阻滞,涩滞不通,不通则痛,因此,寒邪致病的重要特征就是疼痛。另外,寒则气收,寒病就有毛窍闭塞、筋脉拘急的特点,表现为无汗、拘急疼痛或屈伸不利等。

暑为夏季主气,是火热之邪,从小满、芒种、夏至到小暑四个节气,为暑气当令。暑邪致病分阴阳,在炎夏,气温过高,或在烈日下暴晒过久,或所在之处闷热而引起的热病,就属阳暑;暑热时节,吃太多生冷饮食,或贪凉露宿,或冷浴时间太长所引起的热病,则属阴暑。总之,暑月受寒为阴暑,暑月受热为阳暑。暑季气候炎热,还常多雨而潮湿,热蒸湿动,湿热弥漫空间,人身之所及,呼吸之所受,均不离湿热之气,因此,夏季很容易湿热兼感而得病,临床除发热、烦渴等暑热症状外,常兼四肢困倦、胸闷呕恶、大便溏泄不爽等湿阻症状。

湿具有重浊、黏滞、趋下特性,为长夏主气。从大暑、立秋、处暑到白露四个节气,为湿气主令。湿与脾土相应。夏秋之交,湿热熏蒸,水气上腾,湿气最盛,因此,湿病多出现在一年之中的长夏。湿也可因为涉水淋雨、居处伤湿而感发。湿邪伤人缓慢难察,有阻遏气机,易伤阳气的特点,湿邪有重浊黏滞,且趋下之势。湿邪为病,表现为身体的气机阻滞,脾阳缺失,水湿停聚而胸闷脘痞、肢体乏重、呕恶泄泻等,分泌物和排泄物如泪、涕、痰、带下、二便等秽浊不清。

燥具有干燥、收敛清肃的特性,是秋季主气。从秋分、寒露、霜降到立冬四个节气,为燥气当令。秋季天气收敛,其气清肃,气候缺水,故多生燥病。燥气乃秋令燥热之气所化,属阴中之阳邪。燥邪为病,有温燥、凉燥之分。初秋有夏热之余气,秋阳暴晒,燥与热容易结合而侵犯人体,造成温燥之病。深秋近冬的时候,西风肃杀,燥与寒相结合而侵犯人体,则病多凉燥。燥与肺气相通。燥为秋季主气,与肺相应。燥邪以干涩伤津和易于伤肺为最重要的特征。不论外燥还是内燥,都会有口、鼻、咽、唇等官窍干燥的现象,还有皮肤、毛发干枯不荣等。

火具有炎热特性,旺于夏季,从春分、清明、谷雨到立夏四个节气,为火气主令。因夏季主火,故火与心气相应。但是火并不像暑那样具有鲜明的季节特点,也不受季节气候的限制。火邪就来源看,有外火和内火的不同。外火多由外感而来,内火常生自内。火邪致病广泛,发病急,易成燎原之势。在临床上表现为高热津亏、气少、肝风、出血、神志异常等特征。

因为六气与季节密切相关,因此,六淫致病也与季节相关。此外,我国地形复杂,环境多有不同,加上工业发展,很多人为的工作环境也有潮湿、酷热等特点,如果长久工作或居处在这类环境中,人也可能感外邪而生病。

六淫邪气既可单独致病又可相兼为害。如寒邪直中脏腑而致泄泻,就是单独致病,而湿热泄泻或风寒感冒就属于相兼为害。六淫致病后还可能因为体质不同而发生转化,如寒邪可郁而化热,暑湿日久又可以化燥伤阴等。

六淫为病,多由表入里,从肌表或口鼻而入,侵犯人体而发病。六淫致病的初起阶段,多以恶寒发热、舌苔薄白、脉浮为主要临床特征,称为表证。表证不除,由表入里,由浅及深,就可能转化成内伤病。

七情

七情是指人的喜、怒、忧、思、悲、恐、惊七种情志活动,分属于五脏,以喜、怒、思、悲、恐为代表,又被称为五志。

七情是人对客观事物的不同反应,在正常范围内一般不会使人致病。但是长期持久的情志刺激或者突然的情感震撼,超越了人体本身的正常承受范围,就会导致气机紊乱,脏腑阴阳气血失调,成为致病的原因。作为病因,七情是指过于强烈、持久或突然的情志变化,导致脏腑气血阴阳失调而发生疾病的情志活动。七情是造成内伤病的主要致病因素之一,因此,又称"内伤七情"。

中医认为:"心主喜,过喜则伤心;肝主怒,过怒则伤肝;脾主思,过思则伤脾;肺主悲、忧,过悲过忧则伤肺;肾主惊、恐,过惊过恐则伤肾。"这就是七情与五脏最基本的关系。因此,七情过激可直接影响脏腑的活动而产生病理变化。如喜伤心,突然的喜悦可能会让人心神恍惚,甚至精神失常。如《儒林外史》里面写到的范进,突然考中举人,喜讯传来大喜过头,结果神智失常而举止疯癫。

情志活动与气血也有密切的关系。气血作为人体精神情志活动的物质基础,也会影响情志的变化。古人说"血有余则怒，不足则恐"，血气过旺的人容易发怒，血气不足则容易惊恐，就是对这种关系的概括。

七情与疾病存在互相影响的关系，七情太过可导致疾病发生，一些慢性疾病也可引起精神情志的异常，这被称为因病致郁。七情对疾病的发展也有重要影响，特别是情志波动，会导致病情的改变。如眩晕患者，因为阴虚阳亢，肝阳偏亢，如果一时恼怒，可使肝阳暴胀，气血并走于上，出现眩晕欲倒，或者突然昏仆不语、半身不遂、口眼歪斜的情况，变为中风。"血之与气，并走与上，则为大厥"，当然善于利用情志来调节身体的话，情志也会促进疾病的好转，这就是所谓的情志致病与治病。

痰饮

痰饮是机体水液代谢障碍所形成的病理产物。这种病理产物一经形成，就导致脏腑功能紊乱而引起各种病理变化，因此，痰饮属于继发性病因之一。痰饮是致病因子和病理结果的统一体。传统上，痰饮有有形和无形、狭义和广义的区分。

有形的痰饮是指看得见、摸得着、听得到的实质性的痰浊和水饮而言。比如咳咯而出的痰液，呕泄而出的水饮痰浊等。无形的痰饮是指只见其症状，却看不到其实质形态的痰饮，因无形可征，因此称无形之痰饮。其作用于人体，可表现为头晕目眩、心悸气短、恶心呕吐、神昏谵狂等，多以苔腻、脉滑为重要临床特征。

痰饮多由外感六淫、饮食不节及七情所伤，使肺、脾、肾及三焦等脏腑功能失常，水液代谢不畅，以致水津停滞而成。如果肺、脾、肾及三焦功能失常，都会由于湿气过重而生痰饮。痰饮形成后，饮多留积于肠胃、胸胁及肌肤；痰则会随着气的升降，内侵脏腑，外犯筋骨皮肉，泛滥横溢，无处不到。

痰饮随气流行，机体内外都可以到达。如果痰饮流注经络，会使经络阻滞，气血不通，出现肢体麻木、屈伸不利，甚至半身不遂等。如果结聚于局部，就可形成瘰疬、痰核，或形成阴疽、流注等疾病。

痰饮容易上扰蒙蔽神明，让人出现头昏目眩、精神不振等现象。或者痰火扰心，心神被蒙，就可导致胸闷心悸、神昏谵妄，或引起癫狂等疾病。

痰饮致病一般症状非常复杂，从发病部位言，饮多见于包裹脾胃的胸腹以及四肢部位。痰之为病，则全身各处都可能出现，与五脏都有关系。一般说来，痰为病，多表现为胸部痞闷、咳嗽、痰多、恶心、呕吐、腹泻、心悸、眩晕、癫狂、皮肤麻木、关节疼痛或肿胀、皮下肿块，或溃破流脓，久而不愈。饮之为病，多表现为咳喘、水肿、疼痛、泄泻等。

瘀血

瘀血，又称蓄血、败血等。瘀是血液停积，不能活动的意思。所谓瘀血，是指因血行失度，使机体某个部位的血液溢出凝聚而形成的病理产物，这就会成为某些疾病的致病因素。瘀血也是继发性的致病因素。

瘀血的形成可能因为各种外伤，像跌打损伤、负重过度等，不但会外伤肌肤，还可能内伤脏腑，导致血离经脉，停留在体内，不能及时消散或排出体外，形成瘀血。也有因为出血以后，为了止血，过用寒凉药物，导致离经之血凝结，未离经之血郁滞不畅而形成瘀血。

气虚、气滞也可导致瘀血。载气者为血，运血者为气。气行血行，气虚则血行无力、迟滞致瘀。或者气虚不能统摄血液，血溢脉外而为瘀，这都是因虚致瘀。

血寒或血热也可导致血瘀。血热则行顺，血寒则凝涩。外寒入侵，或阴寒内盛，使血液运行不畅，就会形成瘀血。热入营血，血热互结，或使血液黏滞，或热灼脉络，血溢于脏腑器官之间，亦可导致瘀血。可见，寒热伤及血脉都可导致血瘀。

瘀血形成之后，不仅失去正常血液的濡养作用，反过来还会影响全身或局部血液的运行，产生疼痛、出血、经脉瘀塞不通，脏腑发生癥积，以及"瘀血不去，新血不生"等不良后果。瘀血的病证虽然繁多，但具体表现的共同特点可概括为以下几点。

· **疼痛** · 一般血瘀点多刺痛，固定不移，且多有昼轻夜重的特征，病程较长。

· **肿块** · 肿块固定不移，在体表表现为颜色青紫或青黄，在体内为癥积，较硬或有压痛。

· **出血** · 如果流出来的血颜色紫暗或夹有瘀块，说明体内血瘀。

· **发绀** · 面部、口唇、手指甲等部位为青紫色。

· **舌质紫暗** · 舌头的颜色发紫发暗，或有瘀斑，这是瘀血最常见的也是最敏感的特征。

结石

结石，是指停滞在脏腑管腔里的坚硬如石的物质，是一种砂石样的病理产物。结石形态各异，大小不一，停滞体内，可成为继发的致病因素，引起一些疾病。

结石的成因较为复杂，形成机制也不是很清楚，但现在较为认可的因素有以下几种。

· **饮食不当** · 偏爱肥甘厚味的饮食，影响脾胃运化，形成湿热，内结于胆，久而久之形成胆结石；湿热下注，蕴结于下焦，久而久之形成肾结石或膀胱结石。如空腹吃柿子，影响胃的受纳通降，可形成胃结石。此外，某些地域的饮用水中含有过量或异常的矿物及杂质等，也可能导致结石形成。

· **情志内伤** · 如果人长久情志不畅，肝气郁结，导致疏泄失职，胆气不达，胆汁排泄受阻，时间长了就可能形成胆结石。

· **服药不当** · 长期过量服用某些药物，导致脏腑功能失调，或药物潴留体内，诱使结石形成。

此外，外感六淫、过度安逸也可导致气机不利，湿热内生，形成结石。结石的发生还与年龄、性别、体质和生活习惯有关。

结石多发于胆、胃、肝、肾、膀胱等脏腑。一般来说，结石小，病情较轻的人可能感觉不到任何症状，但是结石过大，就会症状明显，发作频繁。

结石引起的疼痛，以阵发性为主，也有呈持续性的，或者隐痛、胀痛，严重的话就会绞痛，如胆结石和肾结石引起的绞痛，疼痛部位常固定不移，也可随结石的移动而发生变化。

病 机

人体患病，除了有病因外，还有疾病发生、发展及其变化的一系列机制，这在中医中称为病机，又称病理。它可以揭示疾病的发生、发展与变化，还可揭示疾病转归的本质特点及基本规律。

中医学把人体看作是一个阴阳调和、运作正常的整体，而疾病是人体正常生理功能于某种程度上的破坏，而这个过程就是邪正斗争的过程。在健康状态下，人的生命活动一方面靠正气发挥维持正常生理功能的作用；另一方面，人体也无时无刻不受邪气的侵袭，两者不断斗争，也不断取得平衡和统一，而疾病的发生，则在于体内正邪两气失衡。

正气通常与邪气相对而言，是人体功能的总称，即人体正常功能及其产生的各种维护健康的能力，包括自我调节、适应能力、抗邪防病能力和康复自愈能力，中医简称为正。正气的作用主要有三：一是自我调节，让人体可以适应内部和外部各种环境的变化，并维持阴阳平衡，保持和促进健康；二是抗邪防病，或在疾病发生后驱邪外出；三是自我康复，即在病后或虚弱时机体发挥出的自我修复的作用。

邪气与正气相对而言，泛指各种致病的因素，包括外界环境和机体内部的各种致病或损伤正气的因素。我们所讲的病因中的六淫、七情、外伤及痰饮等都属于邪气。邪气又称病邪，简称邪。

疾病的发生与发展，正与邪都是必不可少的因素。中医学认为正气在疾病的发生发展中起主导作用。正常情况下，人体脏腑功能正常，气血充盈，卫外固密，足以抗御邪气的侵袭，病邪便难以侵入而致病，就算邪气侵入，正气也能将其驱逐于外而不会患病。因此，《素问遗篇·刺法论》里说"正气存内，邪不可干"，正气充盈，人一般不会发病，即使发病也较轻浅，很容易治愈。

但是，如果人体正气不足，或致病能力超过正气的抗病能力时，就表现为邪盛正衰，正气无力抗邪，感邪后不能及时把邪气驱逐于外，更无能力修复病邪对机体造成的损伤，调节紊乱的功能活动，疾病就发生了。这也就是《素问·评热病论》说的"邪之所凑，其气必虚"，人体病邪侵袭凑集，就因为正气虚弱。《医论三十篇》说："凡风寒感人，由皮毛而入；瘟疫感人，由口鼻而入。总由正气适逢亏欠，邪气方能干犯。"

从中医角度来看，人体发病的病机主导在正，正虚则病发，而发病的程度以及发病的部位，都跟人体的正气有关。一般而言，人感受邪气而生病，多是因为摄生不当，机体的抵抗力下降，给了邪气以可乘之机。邪气侵入以后，人体正气奋起抗邪，但在邪气还存在于机体内时，生理功能受到破坏，所以会有相应的疾病症状，说明某一性质的疾病已经形成。但是，素体虚弱的患者,往往要待邪气侵入到一定深度以后,正气才能被激发。所以,一旦身体有什么不适就表现出来的人,健康状况可能要比一直没有任何病症的人好。同时,那些身体向来虚弱的人如果显露病状,一般都会病位较深,病情较重。《医原纪略》说"邪乘虚人,一分虚则感一分邪以凑之,十分虚则感十分邪",就是这个道理。

邪气侵入人体以后,会停留在何处而为病,取决于人体各部位正气的强弱。一般说来,人体正气不足的部位,最容易受邪气侵袭损伤而发病。如脏气不足,邪气入侵则病在脏;腑气不足,邪气入侵则病在腑;经脉不足,邪气入侵则病在经脉。

正气虽然为病机的主导方面,但邪气在很多情况下也会成为疾病发生的主要因素。比如高温、高压电流、化学毒剂等,这些外在的邪往往破坏力非常大,即使人体正气强盛也难以抵抗,还有枪弹杀伤、毒蛇咬伤等外在损害因素,都可能对正气造成破坏而致人生病。就拿病因中的疫疠来说,这是指具有传染或流行特征,而且伤亡较严重的一类疾病,它常常就是疾病发生的决定性因素,会导致瘟疫等疾病的大面积流行。所以,中医提出了"避其毒气"的理念,主张主动预防,防止疾病的发生和传播。

诊 法

诊断疾病是医学的重要组成部分,医生只有在正确诊断患者疾病的情况下才能施以正确的治疗。中医诊法有悠久的历史,根据记载,在战国时期,著名医家扁鹊就擅长"切脉、望色、听声、写形,言病之所在"。成书于汉代的《黄帝内经》对中医进行了一次总结,书中根据阴阳五行、藏象经络等理论,对诸多诊法做了具体描述,并阐述了综合运用各种诊治方法的原则,这都为后来中医的"四诊法"奠定了基础。

"四诊法"是中医相当成熟的诊疗方法,它指医生在运用视、听、嗅、触等感觉功能以及与患者或知情者交谈,详细地了解患者情况,系统地掌握与疾病相关的各种信息,获得对病患的全面了解,明确诊断的基础上,从而指导临床治疗。四诊法包括望诊、闻诊、问诊、切诊四种,它们各有其独特作用,在临床上必须综合运用,才能对疾病做出正确的判断。

望诊是医生运用视觉,根据脏腑经络等理论进行的查诊,它以观察患者身体有关部位及分泌物和排泄物等来了解患者情况。我们知道,人体脏腑跟人外在的面色、皮肤、表情等都有密切关系,脏腑发生变化,必然会在体表有所表现,因此,通过观察外在表现可判断脏腑内是否病变。

望诊可分为望面色、望形态、望舌、望神等,还可望头颈五官、望皮肤、望脉络、望排出物等。面、舌的各种表现可在相当程度上反映出脏腑功能的变化,因此,望面和望舌是中医师应掌握的基本诊法。望舌可观察患者的舌质和舌苔变化,以判定病情、推测预后。

闻诊是医生运用听觉和嗅觉,通过患者的声音或排泄物散发的气味来了解病情的诊断方法。通过听声音,不仅仅可以诊察与发音有关器官的病变,还能够根据声音的变化,诊察体内各脏腑的变化。听声音包括：语声、呼吸、咳嗽、呃逆、呕吐、嗳气等声音变化。

嗅气味分为嗅病体和病室的气味两种。其中，病体的气味主要是由于邪毒使机体脏腑器官、气血、津液产生败气，从体窍和排出物发出；病室的气味是由病体及其排泄物散发的，如瘟疫患者会使霉腐臭气充满室内。嗅气味包括：患者口气、体气和排泄物等的异常气味。

问诊是医生采用对话方式，向患者及其知情者询问患者疾病发生、发展、现在症状、治疗经过等情况的诊法，是全面了解病情的一种诊断方法。问诊主要是在客观难以观察到的疾病情况下，询问到可供诊断的病情资料，或提供进一步检查线索。问诊包括询问患者的日常生活、工作环境、饮食嗜好、婚姻状况等，对疾病的辅助诊断很有帮助。一般医生会询问患者的身体感受，包括睡眠、大小便情况等，还有病史、家族病史等。

切诊是医生运用手的触觉，对患者寸口脉及体表特定部位进行触摸、按压、体验，从而了解病情的诊断方法。切诊包括（寸口）脉诊和按诊两部分。脉诊又称为切脉、诊脉，是通过脉象的变化，了解体内病变情况。寸口是人体脏腑气血交会之处，独取寸口的方法，在汉代成书的《难经》中就已经形成。按诊，是用手触摸按压患者体表的特定部位，来了解身体某些异常变化，从而推断病变部位、病变性质和病情轻重等情况的切诊方法。

通过四诊，医生在掌握了大量的感官资料后，就需要对患者的疾病进行辨证分析。辨证，即分析、辨认疾病的证候。辨，是指辨认、辨别，也就是分析；证，即证候，指机体在致病原因和条件作用下，综合表现出的各类症状，如头痛、发热、心慌、恶心、咳嗽等。辨证的目的在于对疾病的病因、病位、病灶强弱、阴阳盛衰等病理情况进行判断和概括。中医辨证的方法有多种，如八纲辨证、脏腑辨证、病因辨证、卫气营血辨证、气血津液辨证、三焦辨证、六经辨证等，其中八纲辨证是各种辨证的总纲。

中医把所有病证归纳为八类不同的证候，称为八纲。八纲中疾病总的类别分为阴证、阳证两大类；病位的深浅，可分为在表、在里；阴阳的偏颇可分为热证、寒证，其中阳盛或阴虚为热证，阳虚或阴盛则为寒证；邪正的盛衰可分为虚、实，邪气盛的属实证，正气衰的属虚证。所以八纲就是阴、阳、表、里、寒、热、虚、实。八纲辨证把变化无常的疾病，按照阴阳、表里、寒热、虚实的两点论来加以分析，充分揭露出病变中矛盾类别，抓住疾病的关键，就是八纲辨证的基本精神。

阴阳是八纲辨证的总纲，《类经·阴阳类》里说"人之疾病……必有所本，或本于阴，或本于阳，病变虽多，其本则一"，指出疾病虽然复杂多变，但总不外阴阳两大类，一般来讲表、实、热证都属于阳证，里、虚、寒证则属于阴证。因此，辨明阴阳是准确把握疾病的基础。

阴证是体内阳气虚衰、阴偏盛的证候。阴证常见寒象，以身体畏寒、不发热、肢冷、精神萎靡、脉沉无力或迟等为主证。阴证多数是因为脏腑功能下降，机体反应衰减所形成，年老体弱或久病不愈的人都会呈现虚寒的表现。

阳证是体内阳气亢盛，正气未衰的证候。阳证常见热象，以身体发热、恶热、肢暖、烦躁口渴、脉数有力等为主证，是脏腑器官功能亢进而形成的，常见于体壮的人，新病、初病的人也会有实热的表现。

　　表证是病位浅在肌肤的证候。表证具有起病急、病程短、病位浅和病情轻的特点,常见于外感热病的初期,如上呼吸道感染、急性传染病及其他感染性疾病的初起阶段。因为外邪有寒热之分,正气抗御外邪的能力有强弱不同,表证又分为表寒、表热、表虚、表实证。表寒证主症有:恶寒重,发热轻,头身疼痛明显,无汗,流清涕,口不渴,舌质淡红,苔薄白而润,脉浮紧。治疗以辛温解表为主。表热证主症为:发热重,恶寒轻,头痛,咽喉疼痛,有汗,流浊涕,口渴,舌质稍红,苔薄白不润,脉浮数。表热证治疗要辛凉解表。表虚证主症有:恶风,恶寒有汗,脉浮缓。治疗表虚证要调和营卫,解肌发表。表实证主症有:恶寒,无汗,脉浮紧。治宜发汗解表。

　　里证与表证是相对而言的,指病位深在脏腑、气血和骨髓等内的证候。里证的成因有三种情况:一是表证进一步发展,内传入里,侵犯脏腑器官而成;二是外邪直接侵犯脏腑,如腹胃受凉或过食生冷食物等;三是内伤七情、过度疲劳、饮食等因素,直接导致脏腑功能障碍而成,如肝病的眩晕、心病的心悸气短、肺病的咳嗽气喘、脾病的腹胀泄泻、肾病的腰痛等。里证的表现是复杂的,凡不是表证的一切证候都可归为里证。一般来讲,新病、病程短的,多见于表证;久病、病程长的,常见于里证。

　　寒证是机体阳气匮乏或寒邪入侵所表现的证候,热证是机体阳气过剩或热邪侵体所表现的证候。所谓"阳盛则热,阴盛则寒""阳虚则寒,阴虚则热",辨别寒热是治疗时使用温热药或寒凉药的依据,即"寒者热之,热者寒之"。寒证主症有:畏寒、形寒肢冷,口不渴或喜欢喝热饮,面色白,咳白色痰,腹痛喜暖,大便稀溏,小便清长,舌质淡,苔白,脉沉迟。治疗需温中祛寒,常用附子理中汤治疗。热证的主症有:发热,不恶寒,烦躁不安,口渴喜欢喝冷饮,面红目赤,咳痰黄稠,腹痛喜凉,大便燥结,小便短赤,舌质红,苔黄,脉数。热证的治疗需用清热法,常用白虎汤等。

　　虚证是正气不足所表现的证候,而实证是由邪气过盛所表现的证候。《素问·通评虚实论》里说"邪气盛则实,精气夺则虚",虚实就是从正邪双方力量的对比来讲的。

　　虚证的形成,或因先天、后天因素而体质较弱,或因久病伤正,或因出血、失精、大汗,或因外邪侵袭损伤正气等原因导致"精气夺则虚"。虚证的表现有:面色苍白或萎黄,精神萎靡,身疲乏力,心悸气短,形寒肢冷或五心烦热,自汗盗汗,大便溏泻,小便频数失禁,舌少苔或无苔,脉虚无力等。

　　实证的形成,或是因外邪侵袭而暴病,或是因脏腑气血功能损伤引起体内的某些病理产物,如气滞血瘀、痰饮水湿凝聚、虫积、食滞等。实证的特点是邪气盛,正气衰,正邪相争处于激烈阶段。常见症状为高热,面红,烦躁,谵妄,声高气粗,腹胀满,疼痛拒按,痰涎壅盛,大便秘结,小便不利,或有瘀血肿块,水肿,痰饮、水湿、食滞并见,虫积,舌苔厚腻,脉实有力等。

　　新病、初病或病程短多为实证,旧病、久病或病程长则多为虚证;从病因上来说,由外入侵体内的多属实证,内伤多属虚证;从体质上来说,年轻体壮者多有实证,年老体弱者多有虚证。在治疗上,虚证要补虚,实证则泻实。

　　阴阳、表里、寒热、虚实八纲之间既是相互对立的,却又可能在特定条件下相互转化,因此,辨证时必须随时观察病机的转变。

治 法

《素问·阴阳应象大论》说"治病必求其本",意思是治疗疾病,要找到根本原因进行治疗,从根子上去除疾病。任何疾病的发生与发展都是通过若干症状和体征表现出来的,我们必须透过现象找到疾病的本质所在,才能对疾病进行根本的治疗。比如头痛可由外感、血虚、肝阳上亢、痰湿、瘀血等多种原因引起,治疗就不可只治头痛,而应在辨证的基础上,找出病因,再进行相应的治疗。治病求本要正确掌握"标本缓急""正治与反治"两种情况。

标与本,是指疾病的现象与本质,治病讲求标本缓急就是说要分清主次,对各种问题要有次序的解决,以实现最好的治疗。本,为正气,指的是病因、原发病、内脏;标,为邪气,指的是症状、体表、继发病。因此,本是指疾病的主要方面和主要矛盾;标则指疾病的次要方面和次要矛盾。治病时讲究急则治其标,缓则治其本,以及标本同治。

急则治其标,指标病危急,若不及时医治,就会危及生命,或影响本病时要先治标。例如胀满、大出血、剧痛等病,都应该先除胀、止血、止痛,再查找病因来治本。《素问·标本病传论》说"先热后生中满者,治其标……先病而后生中满者,治其标……小大不利,治其标",就强调的是先治标的情况。

缓则治其本,指标病不是十分紧急时,可采取治本的原则,针对主要病因、病证进行治疗,解除生病的根本原因,那么标自然也就好了。如阴虚发热,只要滋阴养液治其本,发热的问题就会不治自退。《素问·标本病传论》里说"先寒而后生病者,治其本;先病而后寒者,治其本;先热而后生病者,治其本……先病而后泄者,治其本;先泄而后生他病者,治其本。必先调之,乃治其他病",就讲的是先治本的情况。

标本同治,指标病、本病都很紧急,在时间与条件上都不宜单治标或单治本,就可采取同治的方法。如肾不纳气的喘咳病,本为肾气虚,标为肺失肃降,治疗就需要益肾纳气,肃肺平喘,标本兼顾。

多数疾病的表现与其病因是一致的,然而有时某些疾病的发病表现与病因不一致,出现了假象,治疗就可能受假象影响。针对疾病的这种问题,中医学产生了"正治"与"反治"的法则。

正治,是指在疾病表现与本质相一致的情况下,采用的治疗方法、药物与疾病的征象是相反的,又称为"逆治"。《素问·至真要大论》说"寒者热之,热者寒之,温者清之,清者温之,散者收之,抑者散之,燥者润之,急者缓之,坚者软之,脆者坚之,衰者补之,强者泻之",就是正治之法。一般病情发展较为正常,病势较轻,症状也较单纯的,可采用正治。

反治,是指疾病的表现与本质不相一致,采用的方法和药物与疾病的征象是相顺从的,又称为"从治"。《素问·至真要大论》说"微者逆之,甚者从之",如果病情发展比较复杂,并且处于危重情况,出现了假象症状时,可以运用这种治法,具体应用有:热因热用、寒因寒用、塞因塞用、通因通用。"热因热用,寒因寒用",是以热治热,用于阴寒之极反见热象,真寒假热的患者;以寒治寒,用于热极反见寒象,真热假寒的患者。"塞因塞用,通因通用",指以填补扶正的方法治疗胀满痞塞等证候,适用于脾虚阳气不足而不健运的人;以通利泻下的方法治疗泄利漏下等证候,适用于内有积滞或瘀结而致腹泻或漏血的情况。

此外,还有反佐法,也就是在温热方药中加入少量的寒凉之药,或治寒证则药以冷服法;亦或是在寒凉的方药中加入少量的温热之药,或治热证则药以热服法。这看起来与上面所讲的不同,但也属于反治法的范畴,多用于寒极、热极时,或有寒热格拒现象时。正如《素问·五常政大论》所说"治热以寒,温而行之;治寒以热,凉而行之",以减轻或防止格拒反应,提高疗效。

内服中药治疗疾病的具体方法,古人总结出了"汗、吐、下、和、温、清、消、补"八法。

·**汗**·指发汗法,也叫解表法、解肌法,是用药物开泄毛孔,驱逐病邪的一种方法。

·**吐**·是指催吐法,指利用药物引起呕吐,引导病邪或有害物质从口中吐出的治疗方法。

·**下**·指泻下法,也叫攻下法,是利用药物有攻下、润下的作用,通过泄泻清除体内积滞的治疗方法。

·**和**·指和解法,指利用药物的疏通和解的作用消除疾病的方法。

·**温**·指温里法,也叫祛寒法,是用温性或热性的药物来达到振奋阳气、祛除寒邪、温中回阳等目的的治疗方法。

·**清**·指清热法,也叫泻火法、降火法,是用性寒凉的药来治疗热性病的治疗方法。

·**消**·指消导法,指用消散破积的药物,来消散体内气滞、血滞、血瘀、食积和肿块等病症的治疗方法。

·**补**·指补益法,也叫滋补法、补养法、扶正法,是利用有补养作用的药物,以增强人体的抗病能力,达到扶正祛邪的治疗方法,这种方法可用于治疗一切虚证。

中 药

中药是用来治病的物质,有些本身是食物,被称为"药食两用",有些则只能用来治病。中医学把中药的性质和滋味分为四气五味,以此来描述中药的共性和个性,并在治疗用药时起到指导的作用。《神农本草经》序录里说:"药有酸、咸、甘、苦、辛五味,又有寒、热、温、凉四气。"开创了标明药性,论述药物功效及主治病证的本草编写体例,也奠定了以"四气五味"理论为指导的用药基础。

四气又称四性,指药物的寒、热、温、凉四种不同的药性。寒凉和温热是两种对立的药性,主要从药物作用于机体所发生的反应概括得来,也就是能减轻或消除热证的药物,一般属于寒性或凉性,如黄芩、板蓝根对于发热口渴、咽痛等热证有清热解毒作用,表明这两种药具有寒性。反之,能够减轻或消除寒证的药物,一般属于温热药,如附

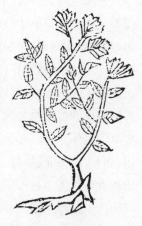

图4 中药生药

子、干姜对腹中冷痛、脉沉无力等寒证有温中散寒的作用,就表明这两种药物具有热性。另外还有平性,即药性平和,不偏于寒或热。一般寒凉药多具有清热、解毒、泻火、凉血、滋阴等功效,主治各种热证。温热药多具有温中、散寒、助阳、补火等作用,主治各种寒证。

寒与凉、热与温的药性差别只是程度的不同,是相对而言的,因此有些药物会标以大热、大寒、微温、微寒等词加以区别。在治疗方面,《神农本草经》说"疗寒以热药,疗热以寒药",《素问·至真要大论》则说"寒者热之,热者寒之",这成为用药性治疗的基本用药规律。

五味指药物有酸、苦、甘、辛、咸五种不同的药味,这五味各有其治病的功效,而且对五脏的影响不同,它并不是药物味道的真实反映,而是药物作用的高度概括。《黄帝内经》最早提出"辛散、酸收、甘缓、苦坚、咸软"的说法,这是最早关于五味所代表的药物作用的总结和概括。

· **辛散** · 是指辛味药物,有发散解表、行气活血作用。一般用于解表、行气、活血,主治表证和气滞血瘀证,如麻黄、薄荷、木香、红花等,都有辛味。

· **酸收** · 是指酸味药物,有能收能涩,具有收敛固涩的作用。此类药物多用于治疗虚汗、泄泻、肺虚久咳、遗精滑精、遗尿尿频、月经过多、白带不止等证,药物如山茱萸、五味子、五倍子等。

· **甘缓** · 是指甘味药物,有滋补和中、调和药性、缓急止痛的作用。此类药物多用于治疗虚弱、机体疼痛、调和药性及中毒解救等,如饴糖、甘草等药都有甘味。

· **苦坚** · 是指苦味药,能泄、能燥、能坚,有泄火、降逆、通便等作用。苦味药多用来治热证、火证、气逆喘咳、呕吐呃逆、大便秘结、湿热蕴结、寒湿滞留等病证,苦味药有大黄、栀子、苍术、黄连等。

· **咸软** · 是指咸味,能下、能软,有通便、软坚散结的作用。一般用于治疗大便燥结、肿瘤、疬结等病证。咸味药有较强的补肾作用,可治肾虚证。有些咸味药还有清热凉血的作用,主治热入营血的病证。药物如瓦楞子可软坚散结,芒硝泻下通便等。

五味之外,药物还有淡味及涩味之分。淡味的药能渗能利,有渗湿利小便的作用,如猪苓、茯苓等利尿药都属于淡味。淡味药多用于治疗水肿、脚气、小便不利等病症。涩味与酸味作用相似,也有收敛固涩的作用,多用于治疗虚汗、泄泻、尿频、滑精、出血等证,如龙骨、牡蛎等药可涩精,赤石脂能涩肠止泻,都具有涩味。

除了四气五味,药物还有升降浮沉的特性,主要指药物在人体起某种趋向作用,这种趋向与所治疗的疾病趋势相反,与所治疗疾病的病位相同,因此起到治疗的作用。其中升指药有升提举陷的作用,花、叶、皮、枝等质轻的药物大多属于此类,具有解表散邪、透发麻疹等升浮作用,如苏叶、菊花、桂枝、蝉衣等药。降指药物有下降平逆的作用,很多种子、果实、矿物、贝壳等质重者药物大多属于降,如葶苈子、牡蛎、枳实、代赭石等,有降气平喘、消积导滞、潜阳熄风等沉降作用。浮是指药物有上行发散的作用,沉则是指药物有下行泄利的作用。一般气味薄的药物多主升浮,如苏叶、银花,而气味厚的药物多主沉降,如熟地、大黄等。性温热、味辛甘的药品为阳性,多主升浮,如桂枝、麻黄、黄芪等,而性寒凉,味酸、苦、涩、咸的药为阴性,多主沉降,如大黄、芒硝、天花粉等。

方 剂

药物的药性不一,作用也各不相同,在治疗疾病时,中医提出了制方的原则,也就是给患者治病开药时要遵循"君臣佐使"的方剂配伍原则。

君臣佐使是把中国传统社会角色的作用引入制方,来说明一剂药中各药物承担的作用。《素问·至真要大论》说:"主药之谓君,佐君之谓臣,应臣之谓使。"《神农本草经》说:"上药一百二十种为君,主养命;中药一百二十种为臣,主养性;下药一百二十种为佐使,主治病;用药须合君臣佐使。"到元代《脾胃论》中则申明:"君药分量最多,臣药次之,使药又次之。不可令臣过于君,君臣有序,相与宣摄,则可以御邪除病矣。"通过这些论述我们可以明白,主药是指对症的要药,是起关键作用的药,而臣药是起辅助治疗作用的药,它的作用在于辅助君药加强治疗主病和主证,或对兼病或兼证起治疗作用。

佐药和使药又是响应臣药的药,佐药的意义是:一佐助药,治疗兼证或次要症状的药物;二佐制药,是当主药有毒,或者药性过于强烈须加以制约的药,即"因主药之偏而为监制之用"的意思;三用于药不能进的现象。

使药的意义在于:一是引经药,也就是引导他药直达病所的药物,也就是我们常说的药引;二是调和药性的药物,如方剂中常用甘草、大枣以调和药性。

君臣佐使的制方要求其实是药物配伍基本准则,单味中药通过简单的配伍后会发生七种性效变化的规律,中医学上叫药性"七情",这也是了解药物制方必不可少的概念。药性七情分别为:

·**单行**·指用单味药治病,一般病情比较简单的时候,选用一种有针对性的药物就能获得疗效,这种药就是单行药。例如清金散就单用一味黄芩,可治轻度的肺热咳血等。

·**相须**·指性能功效相类似的药物配合使用,可以增强药物的原有疗效。如石膏与知母配合,能明显地增强清热泻火的治疗效果;大黄与芒硝配合,能明显增强攻下泻热的治疗效果。

·**相使**·指联合使用两种在功效方面有共性的药物可以达到提高药效的作用,其中一种药物为主,另一种药物为辅。如补气利水的黄芪与利水健脾的茯苓配合,茯苓就能提高黄芪补气利水的疗效;清热泻火的黄芩与攻下泻热的大黄配合,就能提高黄芩清热泻火的疗效。

·**相畏和相杀**·指一种药物能够减轻或者彻底消除另一种药物的毒性反应或副作用。如生半夏和生南星的毒性能被生姜减轻和消除,因此有生半夏和生南星畏生姜的说法。

· **相恶** · 指一种药物能够降低另一种药物的原有功效，甚至丧失药效。如人参恶莱菔子，因为莱菔子能削弱人参的补气作用。

· **相反** · 指两种药物如果一同使用，能产生毒性反应或副作用，对人体造成伤害。古人在大量实践积累的基础上，总结出了"十八反""十九畏"等药，都是相反药物。

十八反的药物为：甘草反大戟、芫花、甘遂、海藻，乌头反贝母、瓜蒌、半夏、白蔹、白及，藜芦反人参、沙参、丹参、玄参、苦参、细辛、芍药。

十九畏药物有歌诀：硫黄原是火中精，朴硝一见便相争；水银莫与砒霜见，狼毒最怕密陀僧；巴豆性烈最为上，偏与牵牛不顺情；丁香莫与郁金见，牙硝难合京三棱；川乌草乌不顺犀，人参最怕五灵脂；官桂善能调冷气，若逢石脂便相欺；大凡修合看顺逆，炮燨炙煿莫相依。意思是硫黄不可与朴硝配伍，水银不可与砒霜配伍，狼毒不能与密陀僧配伍，巴豆不能与牵牛配伍，丁香不能与郁金配伍，牙硝不可与京三棱配伍，川乌、草乌不可与犀牛角相配伍，人参不能与五灵脂配伍应用，肉桂不能与赤石脂配伍。

中草药最常见，功效也最突出的服用方法是煎服法。煎药应该用砂锅、陶器或瓦罐，最好不要用金属器皿，如铝锅、铁锅等，很可能在熬制过程中削弱药性或改变药物成分。砂锅等锅具导热均匀，热力缓和，能最大限度释放出中草药中的药物成分，还不易发生化学变化。

古人对煎药用的水很讲究，例如井水、河水、雨水等，都可能细分。现在煎药不必这么麻烦，以洁净为原则即可，不管是自来水、井水，还是纯净水都可用来煎药。用水量以超过药面2～3 cm为准，可根据药物情况适当添减。煎药时的火候要注意，一般先以冷水浸泡药物20～30分钟，然后先以火势急，火力猛的"武火"煮，等到药被煮滚以后改用火势缓，火力弱的"文火"煎煮。文火煎煮10～15分钟即可滤取第一次药液，然后加适量的水，再煎煮一遍，取第二次药液。两次药液混合，按医嘱分次服用。

有些方剂适宜用武火，不宜用文火久煎，如解表剂、清热剂或以芳香药为主的方剂；如果是厚味滋补类方药，则可用文火久煎，以使药味尽出。加入附子、狼毒或乌头等毒性较大的药也宜文火久煎，可降低药物的毒性。

第二章
养生之法

学习要讲究方法,方法到位则事半功倍,方法不对则事倍功半,养生也一样需要注重方法。

养生之法就是养生的具体措施。"全养生"不仅注重理,而且注重法。"全养生"理论汲取了大量有益的传统养生方法,并结合现代科学的进步,构建起内涵丰富的全养生方法,推动着养生事业的发展。

古代医家、养生家在养生方面积累了大量的经验,涉及衣食住行,生活的点点滴滴、方方面面。在这一章,我们主要介绍经过大量实践、行之有效的养生方法,包括情志养生、饮食养生、运动养生、起居养生和环境养生。通过本章,我们不但可了解古代有益的养生方法,而且可了解现代保健内容,为实践全养生理论奠定坚实的基础,确保养生的效果和质量。

情 志 养 生

情志,是指人的七种情绪,包括喜、怒、忧、思、悲、恐、惊。人的情绪、情感变化,具有双重性,既可对人有利,也可能对人有害。《黄帝内经》说:"百病皆生于气。"《养性延命录》说:"喜怒无常,过之为害。"《三因极一病证方论》中,更是直接将喜、怒、忧、思、悲、恐、惊这七情列为致病内因。七情六欲本应该是人类正常的生理现象,人皆有之。正常情况下,情志活动是人类对外界刺激和身体内部刺激的保护性反应,不但不会致病,而且还可以对机体的生理起到调节作用。《黄帝内经》说:"有喜有怒,有忧有丧,有泽有燥,此象之常也。"也就是说,一个人高兴、喜笑,或者发怒、忧愁,或者悲伤、难过,都像自然界的气候变化一样,或下雨,或干燥,十分正常。但是,如果因刺激引起的七情太过,就可能导致人体产生疾病。七情太过主要有两种情况:一是刺激太过激烈,导致人的情绪波动太大,比如狂喜、盛怒,或者骤惊、大恐,超越了身体承受的范围,就很容易致病;二是七情的强烈程度不高,但持续时间太长、过久,以至于积郁成疾,比如长时间的悲伤,过于思虑,或者长时间处在负面情绪中,都可积累成病。

情志养生,就是在了解了这种情况之后,尽量减少情志的负面作用和影响,始终保持一个良好的心理和精神状态。对于情志养生,我们重点要介绍的原则是:少喜、少怒、少思、少忧(悲)、少惊(恐),做到"精神内守"、宠辱不惊,才能杜绝疾病的发生。

"精神内守"出自《素问·上古天真论》,是养神养情志的重要原则。所谓"精神内守",是指人对自己的意识思维活动及心理状态要进行自我控制、自我锻炼和自我调节,使精神与机体、环境保持协调平衡的状态,杜绝心神的紊乱。"内"是相对于外在环境和外在表现而言的,"守"是坚持、保守的意思,也就是说我们不管面对怎样的外在环境,都要保持内心的平和,维持内在安定的精神状态,不狂喜,不狂怒,也不忧思、长久悲戚等。如何做到精神内守?针对现代人常见的情志问题,笔者认为应该从以下几个方面入手,掌握情志养生的方式和方法。

避免孤独

孤独、孤僻这样的情绪状态很容易带给人精神上的空虚与痛苦,而这会影响到神经-体液对人体的调节作用,令中枢神经系统无法正常工作,导致免疫系统的防御能力下降,病邪也会在这种体内"防线"崩溃的情况下乘虚而入。精神上的颓废寂寞往往还会让人产生喝酒消愁、吸烟解闷这类自我摧残的行为。美国宾夕法尼亚州有一位女性,在丈夫不幸离世后的 2 年内陷入了寂寞、孤独之中。这种不加调节的寂寞感严重影响了她的身体健康,体重减少了22.6 kg,导致精力衰竭,身体羸弱。还有数据显示,一直处于孤居状态的离异男性,心脏病、肺癌和胃癌的发病率极高,病死率是非孤居者的 2 倍,而肝硬化、高血压这些病症的病死率更是达到非孤居者的 3 倍之多。孤独遗世,封闭内心,是滋生疾病的根源之一。

避免孤独,避免烦忧,才能保持身心健康。孤独寂寞的时候,不要封闭在个人的世界里,而应该主动与人交往,特别要多接触一些心性通达、开朗乐观的朋友,远离寂寞。那些积极进取、乐观向上、诚挚待人的人,会令人不自觉地忘却烦忧,通达乐观,心情豁然开朗,从而激发创造生活的潜能。医学研究表明,社交在人的社会化和个性的发展中起着至关重要的作用,而且,社交对于人类的心理和生理健康、生命延续都意义重大。可以说,社交是现代人类社会的维生素。交往让人们的感情得以顺畅交流,从而排遣了孤寂的情绪。研究表明,人与人之间良好的社会交往,可以抑制大脑后丘脑区的活动,降低对人体产生不利影响的化学物质的分泌,从而维持人的身体健康。

由于社交能够满足人类精神方面的需要,因此,不良的社会关系远比吸烟、高血压和肥胖这些情况对人身体健康的影响更大。所以,日常生活,要避免孤独、寂寞等状态,要积极乐观地参与到社交当中,维护身心平衡,满足精神方面的种种需求。

常修"七心"

日常养生,保持精神健康,可从修心开始。实际上,现实生活中的老寿星们基本都是随和乐观、看淡名利的人,有些还是乐于助人的热心肠。这些老寿星往往具备"七心",也就是热心、乐心、宽心、忘心、童心、善心以及静心。

·**热心**·是指对生活有热情,对其他人事物都很热心的心态。热心的人总是积极向上的,他们会在力所能及的范围内,心怀诚挚地为社会和他人做好事。这类人容易得到他人的尊敬和认可,从而实现自我价值,觉得生活更有意义。常修热心,对世界充满热心,既可以贡献自己的能力,也能赢得他人的尊重,何乐而不为呢?

·**乐心**·是指要经常保持开心、乐观的心态。常言道"笑一笑,十年少",生性豁达,乐观开朗的人更易健康长寿。无论遇到什么情况,出现什么问题,都要保持一颗快乐的心,将烦恼抛诸脑后。在生活中不断寻找快乐,制造快乐,人就自然而然拥有了乐心,心情也会阳光明媚,身体更加健康。"一颗美好的心情比十副良药更能解除心理的疲惫和痛楚",为了健康,就开怀大笑,让自己时刻拥有一份好心情吧。

·**宽心**·是指对生活要坦荡、平和,抱宽容的态度。生活没有一帆风顺,家家有本难念的经。无论面对怎样的坎坷波折,都要放宽心才行。孔子说"君子坦荡荡,小人常戚戚"。以君子的坦荡心胸包容万事,就会发现生活里少了许多无谓的烦恼。不斤斤计较,不贪图小利,不睚眦必报,不计较得失,怀有这样的心胸,才会身体健康,神清气爽。

·**忘心**·是指要善于忘记,忘记生活中的烦恼。一般心思重的人,经常思虑过度的人会心力憔悴,影响消化系统,加重身体负担。这样的人最应该修炼"忘心",要善于忘记生活里的烦恼,不要过度纠结那些不开心的事。日常生活,一旦遇到烦恼事要时刻提醒自己,事情过去就过去了,不要纠结,不要反复思量,要学会删除,这样人生才会雨过天晴,心境才能舒畅。

·**童心**·是指要保持一颗充满活力的心,要对生活充满乐趣。俗话说得好,"相由心生,相从心灭",一个人的容貌会被心态影响,那些忘记年龄保持一颗童心的人往往看上去会比忧心忡忡的人要年轻。年龄可以增加,但是心态不能随之衰老。人未老先衰,往往是心先老了,缺少了精气神,人才会随之变老。因此,时常保持一颗童心,保持对生活的热情对健康很重要。

·**善心**·是指对待人世要有慈悲心,为人处世,要能够与人为善。以一颗善心来面对世界、面对他人,我们才能心境坦荡,俯仰无愧,才不会有恐惧忧虑等负面情绪。善心,是维护健康要好好修炼的重要一心。日常多行善事,多存善念,善心也就能长存心间了。

·**静心**·是指遇事要保持平和,以平静的心态来对待生活。历史上,许多大德高僧和书画大师都是长寿之人,比同时代的其他人活得更久,这跟他们能时常保持心境的平静宁和有关。生活中能干扰心境的事情太多了,因此要有意排除杂念,修炼静心,修身养性。尤其是工作紧张忙碌的人,往往会被繁忙的工作惹得心烦气躁,易怒易恼,这样的人尤其需要修炼静心,让自己心境平和,保持冷静平静的态度。

除了上面的"七心"外,我们还要保持平常心、好奇心,让精神饱满愉悦,身体健康。

人的欲望会随着成长越来越多,如果不加节制,往往会陷入欲壑难填的境况。追求欲望而不得,人就会陷入焦虑与苦恼,影响心态与情绪。在很多时候,我们要保持平常心,节制欲望,才能维护良好的心态。那些一味追名逐利,与人攀比,不加节制地放纵自己的人,无论在哪个年龄段,都容易产生心理和身体方面的疾病。据报道,有人因为打麻将,无论输赢都不能克制,非要继续与人一争高下,结果引发脑溢血或者心脏骤停,丢了性命。还有争强好胜与人赌酒,闹到酒精中毒的也不在少数。

平常心,就是不与人争,安安稳稳过日子的心态。有了平常心,自然能清心寡欲,心境平和。在日常生活中,吃穿不愁,有住有行,就可满足,不必非要追求奢侈豪华的生活,这就是普通人可以做到的平常心。

研究发现,快乐、淡泊的知足心境能让人体的脉搏、呼吸、血压、消化液分泌和新陈代谢等功能处于平衡的自稳状态,使人的情绪不会有大的波折和刺激,从而加强大脑功能,提高机体的免疫力,有助于延年益寿。与之相反,嫉妒的心态会让人情绪低落,影响胃口,导致胃病、背痛等疾病的产生。焦虑的情绪则让胃肠的蠕动减弱,减少消化液的分泌,以致生物化学调节失常,引发各种疾病。

生活实践告诉我们,少一些贪婪,多一些知足,保持平常心,烦恼就会远离,健康也容易维护。

好奇心,是指要对生活对人生始终充满兴趣,对已有的生活与知识感到不满足,想了解更多,学习更多,探索更多。美国一项研究显示,具备好奇心的老人比没有好奇心的老人长寿指数高出30%。我们如果能保有小孩子一般的好奇心,不仅可获取更多知识,开阔视野,而且可延缓衰老,保持活力。

每个人的好奇心其实都是天生的,只不过在成长过程中,大多数人因为生活琐事和压力压抑了好奇心,慢慢对周围的事情丧失了兴趣。一个对新鲜事物没有兴趣的人,必然是刻板固执的人。保持适当的好奇心,对身边的人事物多关注一点,会让心灵更加柔软,心态更加年轻。有了好奇心的驱使,就会有探索了解新事物的兴趣,让大脑经常活动,可延缓大脑的衰老,从而延长寿命。

情志养生,重点还在于养神,除了上面日常进行的心境修习外,还可修习传统的养生方法,在这里我们简单介绍几种。

(1)抑目静耳:眼和耳属于五官,是大脑接受外界刺激的主要器官,其中大脑80%的信息都通过眼、耳获得。眼、耳的功能受"神"的主宰与调节,耳静目清,则神气内守,心神不劳。目驰耳躁,神气劳烦,则心忧不宁。老子说"五色令人目盲,五音令人耳聋",意思便是乱世杂听,会令耳目过度使用,从而耗神伤气。《千金翼方·养老大例》中,专门针对老人养生提出"养老之要,耳无妄听,口无妄言,身无妄动,心无妄念,此皆有益老人也",老年人阅历丰富,但常会思虑过度,因此神易动而难静,所以要特别注意抑目静耳,减少外界的过度刺激。

抑目与静耳,抑目更为重要。《老老恒言·燕居》中说"心者,神之舍;目者,神之牖。目之所致,心亦至焉",说明了目视累则心动神,欲静神需先抑目的道理。当然,不聋不瞎,就不可能真的目不视,耳无听,养生重要的是不因乱视妄听而扰乱神气。

(2)凝神敛思:《医钞类编》说"养心则神凝,神凝则气聚,气聚则形全。若日逐攘扰烦,神不守舍,则易于衰老"。不过,敛思凝神,清静安和是养生之法,不是压抑思想和毫无精神寄托的闲散空虚。这与无知无欲、无理想抱负的饱食终日不思进取的懒汉思想决然不同。养生学讲究的是,神贵凝而恶乱,思贵敛而恶散,凝神敛思才能保持思想的清静。与之相反的,就是孙思邈《千金要方·道林养性》中说的"多思则神殆,多念则志散,多欲则志昏,多事则形劳"。纯阳真人吕洞宾就提倡用"寡言语以养气,寡思虑以养神"的方法养心敛神。

（3）多练静功：静功包括练意和练气两方面,是气功的一种,类似于古代的静坐、吐纳、调息、服气等。练意,又称调心,是指调理精神状态,从而起到促进神气入静的作用。"呼吸精气,独立守神"（《黄帝内经》）,讲求神气内收,就是练习静功的结果。在《养生四要》中也提到"人之学养生,日打坐,日调息,正是主静功夫。但要打坐调息时,便思要不使其心妄动,妄动则打坐调息都只是搬弄,如何成得事"。由此可知,静功是一种静神调气的锻炼方法,其中静神则是气功锻炼的前提和基础。可见,多练静功就能达到清静神气的效果。

（4）少私寡欲：少私寡欲,就是要减少私心杂念,降低对名利物质的奢欲,像《道德经》所说的"见素抱朴,少私寡欲"。《黄帝内经》中也有"恬惔虚无""志闲而少欲"的说法。《红炉点雪》也强调"若能清心寡欲,久久行之,百病不生"。少私寡欲的人,精神才能守持于内。一个私心过重,欲壑难填的人,精神是很难安静得下来的。

饮 食 养 生

饮食是维持生命的基本途径,我们可以不住好的房子,可以没有代步的车子,却无论如何不能缺少饮食。饮食除了能维持生命之外,还能调节人体的健康,保证人的生命质量。自古以来,古人对饮食就非常重视,历代养生家也都提出了饮食的重要性,甚至提出先饮食调理,调理不好再用药的养生原则。

利用饮食养生,我们必须了解人体所需的营养和食物。人可食用的食物种类很多,《黄帝内经》说:"五谷为养,五果为助,五畜为益,五菜为充,气味合而服之,以补精益气。"可见从五谷杂粮到果蔬禽畜,我们应该结合来吃,保持身体的精气,维持正常的生命活动。下面,我们就讲一讲各类食物的养生功效。

主食

我们中国人日常的主食是大米和小麦,这两种食物的主要成分比较接近,但在性味上这两种食物还是有一定区别的。

大米的营养成分主要有淀粉、蛋白质、脂肪、维生素,以及钙、磷、铁等矿物质。大米性味甘平,入脾经,有健脾养胃、固肠止泻、止渴除烦等功效。大米熬成粥以后温软细烂,很容易被吸收,因此,药膳多用大米加其他养生食材熬成。大米煮粥时浮在面上的一层浓稠物质叫米油或粥油,营养非常丰富,常吃可滋阴强身,古代有医学家提出其"可代参汤"的观点。日常体虚或脾胃不好的人可多喝粥以养生。

小麦富含淀粉、蛋白质、脂肪、维生素 A、维生素 C 以及钙、铁等矿物质,还有硫胺素、核黄素和烟酸等。小麦性味甘,微寒,入少阴、太阳经,可止烦渴咽燥,利小便,养心气,养肝气,对五脏都有补益功效。

人类食用小麦的历史非常悠久,对小麦的加工也丰富多样。小麦可磨成面粉,可制作成面包、馒头、饼干和面条等常见食物;还可进行发酵制成啤酒、白酒,或酒精。

小麦性温,长时间食用可让人肌肉结实,增强气力。心血不足、心悸不安,经常呵欠、失眠多梦的人可多食用小麦。全麦可降低血液中的雌激素的含量,可防治乳腺癌,更年期妇女食用未精制的小麦能缓解更年期综合征。

杂粮

"五谷杂粮"其实包括很多粮食种类,除了大米、小麦之外,玉米、小米、高粱米、荞麦和各种豆类,以及红薯都属于杂粮。

营养学家发现,比起我们日常习惯食用的面粉和稻米,杂粮更具有营养价值,不同的杂粮含有不同的营养成分和防癌抗癌物质。以玉米为例,玉米中含有的脂肪、磷元素和维生素 B_2 在谷类食品中排在首位,其中,植物脂肪含量比面粉、大米多 1 倍还多,而胡萝卜素的含量更是远超面粉和大米。另外,玉米中的亚油酸和维生素 E 能够降低人体内胆固醇的水平,可以防止动脉硬化。玉米中的钙也比较多,对于预防高血压有帮助。此外,玉米中还含有一种抗癌因子,叫做谷胱甘肽,能够与人体中多种外来致癌物质结合,促进人体将之排出体外。而玉米丰富的纤维素可促进肠的蠕动,缩短消化时间,减少肠对于有毒物质的吸收,从而减少患结肠癌的可能性。

大豆主要成分是蛋白质,而且是优质蛋白、植物蛋白,具有很好的营养作用。大豆含有 4 种抗癌物质,能预防多种癌症。大豆是目前对于预防衰老最有效的食物,它可预防多种与衰老有关的疾病。

首先,大豆中含有强大的抗氧化物,可以促进细胞的抗衰老作用。其次,大豆能预防多种癌症与老年性疾病。大豆含有的物质成分不但可以直接抗癌,而且对于雌性激素也有抑制作用,可以降低雌性激素在乳房组织当中激发而形成肿瘤的功能。因此,大豆对各年龄段的女性乳腺癌的形成与扩散都有预防作用。大豆对于男性的前列腺炎也有预防作用。芬兰研究者阿德克罗茨在研究中发现,日本人的血液中含有大量抗癌物质,就跟他们经常食用大豆有关,而日本男性患前列腺癌的人数和病死率远低于西方。大豆中的化学物质对于抵抗激素有功效,从而可以有效防止前列腺癌细胞的生长,预防致命性癌瘤的形成。

五谷杂粮之外,红枣、芝麻也具有延年益寿的功效。红枣能益气健脾,促进血液循环,具有极好的抗衰老功效,被誉为天然的美容食品。红枣还有抗过敏的功效,能够治疗过敏性疾病。日本科学家研究指出,红枣中含有大量环磷酸腺苷,除了能抗过敏之外,还具有扩张血管的作用。因此,红枣还可以增强心肌收缩力,改善心肌营养。红枣还具有护肝和治疗低血压的作用。红枣中富含的三萜类化合物和二磷酸腺苷，具有抑制癌细胞的作用。

芝麻自古就有"仙家食品"之称，是公认的延年益寿食物。芝麻炒熟后研磨成芝麻酱，味道香醇，是极好的调味品，也是营养价值极高的食物。芝麻含有的营养要素有"四高"：高铁、高钙、高蛋白质和高亚油酸。纯正的芝麻酱，每 100 g 中的含铁量为 58 mg，比猪肝高 1 倍，比蛋黄高 7 倍；芝麻的含钙量仅次于虾皮，每 100 g 高达 850 mg，比鸡蛋和瘦牛肉都高。此外，芝麻含有丰富的不饱和脂肪酸，例如高达 50% 的亚油酸能有效软化血管。芝麻可有效降低人体的"坏胆固醇"，预防冠心病及其他心血管疾病，达到延缓衰老的功效。

水果蔬菜

我们日常食用的水果和蔬菜种类非常繁多，而其中含有的抗氧化物也同样令人眼花缭乱，至今都不能确定哪一种抗氧化物的功能最强。水果和蔬菜是我们日常饮食的重要组成部分，它们富含的维生素和各种抗氧化物不但能增强体质，而且能有效延缓衰老。

多吃水果和蔬菜还能有效防癌。有研究表明，每天吃一棵胡萝卜或喝半杯菠菜汁有助于降低患肺癌的概率；洋白菜、花茎甘蓝及其他十字花科的蔬菜中有可以加速去除体内有害雌性激素的化学物质，能预防女性患上乳腺癌；常吃西红柿的人患胰腺癌的可能性是一般人的1/5。另外，经常吃深色橘子和绿色蔬菜的女性，患子宫癌的概率要比不常吃的女性低。因此，日常适当多吃水果蔬菜，对健康十分有益。

怎样吃水果和蔬菜才能发挥其应有的作用？这里需要注意下面几点。

首先，每天至少吃 5 种水果和蔬菜，而一些清洗干净的叶形蔬菜，例如生菜、甘蓝，可以选择生吃。

其次，不要挑食，尽量多吃各种各样的水果和蔬菜。不同种类的水果和蔬菜富含的营养成分不同，各种都吃，对于全面补充营养很有帮助。

再次，水果和蔬菜要尽量选择新鲜的时候食用，放置时间过长或者已经坏掉的水果和蔬菜不要吃。

最后，深色蔬菜和水果中含有的抗氧化物质会更多，例如红葡萄比绿葡萄的抗氧化物成分更高，紫洋葱和黄洋葱的花青素，也要高于白洋葱。因此，可尽量选择颜色深的水果和蔬菜来吃。

饮食搭配

现在我们的生活条件变好，南北交通便利，普通百姓的餐桌上也能出现各种食物。那么，如何在日常饮食上做到既吃得好又能吃得健康呢？这就需要我们注重日常饮食的搭配。在饮食搭配方面，有下面这样一些原则。

一是多吃素，少吃肉。现在食物丰富，家家户户几乎每天都有肉吃，从猪肉、羊肉、牛肉这些地上的牲畜，到鸡、鸭、鹅这些禽类，再到水中的各种鱼类，可谓应有尽有。然而，吃肉虽然能增强体魄，有益身体健康，但食用过多却对健康不利。吃肉多的人容易肥胖，而很多疾病都与肥胖有关。

研究发现,素食者患心脏病的概率比肉食者低 28%,患癌症的概率比肉食者低 39%。女性素食者患乳腺癌和卵巢癌的概率也比其他女性低。喜欢肉食的女性体内雌性激素水平比经常吃素的女性要高,这可能与肉类中含有的饱和类动物脂肪有关。雌激素是诱发乳腺癌和卵巢癌的因素之一,因此多吃素食可降低患癌风险。

二是选择肉食时,多吃鱼,少吃猪、牛、羊等家畜。体质较弱或偏寒的人可选择鸡肉。营养学上说"地上跑的不如天上飞的,天上飞的不如水里游的",就是说在营养价值方面,猪、牛、羊等家畜不如鸡、鸭等家禽,而禽类又不如鱼类更有利健康。

研究发现,吃鱼多的人能较大限度地避免衰老性疾病,如心脏病、癌症、关节炎、支气管炎和糖尿病等。海产品,尤其是多脂肪鱼类产品含有一种特殊的脂肪——"鱼油"。鱼油可稀释血液,保护动脉血管,从而预防心肌梗死和中风性血栓。另外,鱼油还可以降低血压和减少三酰甘油的含量,恢复心率,恢复衰老动脉的弹性。

三是日常饮食之外要补充水分,少喝饮料。对于人体来说,水比食物还重要。研究表明,人体缺少水分达到 5%,就会影响健康,达到 15%,就会危及生命。水对于人来说有着极为重要的作用,人体无时无刻不在消耗水分。然而,很多人往往在口渴时才会想起喝水,忽略了对水分的补充。人体缺水会导致很多问题,如皮肤干燥,皱纹加深,大便干燥以致便秘,甚至还可能会有头晕、口臭、精神不振等情况。

药王孙思邈说"不欲极渴而饮",就是说要在没感觉到渴的时候就喝水,这样才有利于身体健康。当人感觉到口渴的时候,其实体内细胞已经严重缺水了,已经向身体发出了信号。在这种情况下突然大量饮水,容易给心、肾造成负担,反而有损身体健康。

日常饮水,建议饮用温开水,而不宜直接饮用生水。另外,千滚水即重新煮开的水,不宜饮用。如果是隔夜水、蒸锅水、空气中久置的水也不要喝,以防水质变化,引起疾病。

饮品中,茶的好处最多。茶的主要成分有生物碱、鞣酸、多种维生素、茶多酚和一些微量元素,另外还有挥发油和少量蛋白质与无机盐。茶中的这些物质,对预防一些老年疾病具有明显的辅助作用,而感冒、支气管炎、咳嗽和哮喘,都可以通过喝茶来缓解症状。

茶中的咖啡碱、维生素能兴奋高级神经中枢,扩张血管及冠状动脉,增加血管弹性,因此,饮茶还能减轻动脉粥样硬化的形成。

茶中含有的芳香化合物和鞣酸能促进胃液分泌,溶解脂肪,又具有收敛功能,能够凝固沉淀蛋白质,减轻甚至抑制大肠杆菌、葡萄球菌的毒性。因此,饮茶有帮助消化和防止一些消化道疾病的功效。

有些茶还有利尿的作用,能够防止尿道结石,缓解疲劳。因此,日常可通过饮茶来补充水,同时补充一些有益物质。

日常饮用的酒类中,葡萄酒比其他酒类更有益健康。红葡萄酒中多含抗氧化物,能够防止胆固醇的氧化和穿透动脉壁,可以阻止血小板堆积形成的血栓,还具有预防肿瘤,防止细菌和病毒侵犯的效果。

饮食习惯

了解了食物之外,养成健康的饮食习惯也非常重要。健康的饮食习惯可简单概括为这么几句话:早餐好一点,晚餐早一点;饭量少一点,质量好一点;蔬菜多一点,种类杂一点;饭菜软一点,饮食热一点;粥熬稀一点,吃饭慢一点。一日三餐要定时定量,给肠胃养成良好的习惯,而暴饮暴食,或者饥饱不定,这些饮食习惯都是非常伤害脾胃,有损健康的。

另外有一个健康饮食"八字诀",也值得我们在日常饮食时坚持,那就是:少(进食节制);淡(饭菜少盐);粗(多食粗粮);杂(营养均衡,不可偏食);素(素食清淡);野(野菜、野果无污染);生(适当生食蔬菜、水果,补充维生素);黑(吃一些黑色食品有益健康,如木耳、黑豆、黑芝麻等)。

还有一些有关饮食健康的小习惯,也要注意,例如饭前或者饭后半小时内最好不要吃水果,以免胀肚子。在饭前或饭后半小时以外喝水比较好,可避免水稀释胃液,妨碍消化。

日常炒菜,多用纯植物油要好于其他油类,尤其是百分百的葵花籽油和玉米油,最有益健康。可少放盐和味精等调料,蔬菜烹炒尽量简单,以保证蔬菜天然的味道和营养成分。

饮食搭配时,要注意食物之间的相生相克关系,避免一些不能混吃的食物搭配在一起,如蜂蜜与葱、豆腐与菠菜不要混吃等。

运 动 养 生

中国传统养生文化中,道家的养生文化最讲究"调",就是说人要善于调理才能保障健康。道家最讲究调什么?是"调身、调息、调神",这其中调身就是指调节身体,让身体运动起来。

中国传统医学历来都有"形神"统一的概念,把人看作是肉体与精神相结合的整体。人是形神不分的整体,养生自然也需要兼顾身与神。神是指人的内心,我们在前面讲情志调节已经提过,要养神,要"精神内守",道家就提出了"守外练筋骨,内敛精气神",既要锻炼外在的身体,强筋健骨,也要修炼内在的精气神。

运动作用

运动最基本的作用是强健体质,助长人体的阳气。动则阳生,运动跟阳气的关系十分密切。生命在于运动,运动强健体魄,运动者健康长寿。很多长寿的人都是喜欢运动的人,例如英国著名政治家丘吉尔,尽管工作繁忙,生活紧张,但他热爱运动,喜欢骑马、打球和游泳,经常运动,活到了 91 岁的高龄。唐代医家、养生家孙思邈提出"人欲劳于形,百病不能成",他坚持多运动,让身体"劳"起来,活了 101 岁。英国科学家在跟踪调查后发现,久坐办公室缺乏运动的人,心脏病的发病率与每天吸 20 支烟的人差不多,比一般人要高很多倍。因此,要保持健康,运动必不可少。

运动可让血液流速加快,起到锻炼心脏,促进肌肉发达,强化人体各项功能,加快新陈代谢的作用。运动能提高神经系统的功能,老年人的大脑抑制和调节功能减弱,出现记忆力衰减、听力、视觉减弱,失眠,易疲劳,易生病的情况,如果能坚持运动,就可提高大脑的抑制和调节功能,防止神经系统的老化,预防疾病的发生。

运动还可提高心肺功能,增强肠胃的蠕动功能。经常不运动的人心肺功能差,稍一用力就气喘吁吁,心跳加速,而且经常不运动会导致消化不良。运动还能改善人体新陈代谢,提高免疫力,防止器官功能下降。现代人新陈代谢变慢,脂肪大量堆积,年纪轻轻便大腹便便,就跟生活水平提高,生活便捷程度提高,人们运动越来越少有关。年龄大的人如果缺乏运动,还容易出现心脑血管及骨关节疾病,以及骨质疏松等。因此,运动可延缓人体的衰老。

运动可分为无氧运动和有氧运动。无氧运动一般指百米赛跑、跳远、跳高等需要爆发力的运动,这种运动过于突然、激烈,人体内往往无法供给足够的氧气进行能量的分解,容易产生乳酸等代谢物。突然的剧烈运动会让人的心肺尽力向肌肉提供氧气,导致人体的其他器官,如大脑、肝脏、肾脏和肠胃等都处于暂时缺氧的状态。因此,无氧运动更适合运动员锻炼机体,但不利于养生。

有氧运动则不然,有氧运动一般动作舒缓,可让人在运动过程中激发心肺功能,为机体提供足够阳气,但又不会造成人体内的其他器官缺氧。有氧运动会让人不知不觉加大呼吸力度,加速肺部气体交换,这种运动既不会损耗身体,又能达到健身养生的目的。

古人认为,练形可以修习导引之术,就是通过主动运动,让骨骼肌肉同时得到锻炼。古代常见的导引方法有:相传为华佗所创的五禽戏、岳飞所创的八段锦,以及太极拳。这几种导引之法,都是根据身体的自然规律来进行的,虽然运动并不剧烈,但又能让全身得到运动,是很好的有氧运动。

除了运动之外,大家也可日常练习调息,即调整呼吸。道家通常练气功以进行调息,包括一些吐纳法和伏气法。道家的修习方法对我们普通人来说具有一定的难度,而且气功不能随意练习,一旦不得其法,很可能会对身体造成损害。但简单的调息法很好掌握,有利于人体废气的更新。下面将古人常用的简单调息法介绍给大家,可适当根据情况进行练习。

清晨醒来,不要急于起床,先平躺在床上调整呼吸。深吸气时,鼓起腹部,让腹部随呼吸起伏。如此反复做上几遍之后再起床,可以让头脑更加清楚。

常在室内活动的人,可以在空气清新的时候适当地到窗外练习呼吸。面向花草树木等可以让人心情愉悦的植物,双脚站稳,舒缓心情,慢慢地用鼻子进行深呼吸,尽量鼓起肺部。呼气时可以用嘴巴缓慢地向外吐,尽量将肺部呼空。如此反复做多次,就可以达到良好的效果。

多数时候,人的呼吸是短促的。时不时地放松自己,静静地做几个深呼吸,就可以缓解紧张的情绪,调节身心节奏。这种方式简单实用,还不耽误时间。

运动原则

运动对身体健康极有好处,不过运动并非越多越好。事实上,过度运动不但不会促进健康，反而可能损害机体，缩短寿命。很多运动员在退役之后，身体状况反而比一般人差，很多还在四五十岁就患上心脏病，这就跟运动过量有关。当运动员进行激烈的训练和比赛时，肌肉经常处于无氧代谢的状态，这种代谢方式对细胞的正常运作非常不利，对人的健康和长寿也是有害的。要科学运动，就必须遵循以下三个原则。

一是要持之以恒。养生本身是一项长期的系统工程，运动要起到养生的效果也不是一朝一夕的事，必须经过一段时间的坚持才能显现。很多人急于求成，短时间内大运动量训练，过后又放任自我，不能坚持，这样是根本无法实现运动养生的目的的。

二是要因人而异。选择适合自身的运动方式，因每个人的身体状况不同，运动养生的方式也应该不同。比如很多老年人有高血压、心脏病，就不能选择运动较为剧烈的锻炼方式，否则于身体无益，还可能带来很大的危害。

三是要强调适度。不要运动不足，或者运动过量。过犹不及，运动量不足，起不到强身健体的作用，运动过量则可能导致身体的疲劳和损害，因此都不提倡。

就大多数人而言，日常运动养生最好选择走路、快步走、慢跑、跳绳、骑自行车、跳健身舞等有氧运动，每次运动时不要运动过量，可循序渐进，逐渐加大运动量，实现强身健体和养生的目的。

运动时间

人体活跃周期会随着每天晨昏的变化发生变化，运动养生也应注意挑选适宜的时段，以提高锻炼的效果。

一天当中，最适合的锻炼时间不是早晨，而是黄昏。晨起锻炼，人体血压上升和心率加速较大，会让很多人的心肺超负荷，影响运动效果和身体健康。黄昏时段，人的体力和反应敏感度、适应能力都达到一天的最高峰，因此是最适合锻炼的时间。另外，这个时段人的心跳频率也是一天中偏低和最平稳的，无论从事哪类运动都不会出现心跳速度和血压上升超负荷的情况，所以运动效果最好，更有利于健康。

睡前做运动有利于睡眠，因为运动可以让人处于较好的充氧状态，还能加快恢复白天的疲劳。但睡前不宜大量运动，更不能做激烈的运动，否则影响睡眠。

晚饭之后进行散步有利于消化。有些人在晚饭后不喜欢动，直接坐下来看电视，甚至睡觉。这样做不但不利于消化，而且容易加速身体的衰老。吃过饭后，食物进入胃部消化，需要胃的蠕动，之后再进入十二指肠和小肠。如果饭后直接坐下来，不仅会给胃肠带来压迫感，而且还会减缓胃的蠕动，不利于消化。如果饭后立刻入睡，人的基础代谢速度就会变得缓慢，胃肠的消化液和各种酶的分泌减少，长此以往，会引发胃肠疾病或导致肥胖。而饭后散步，可以让食物更好地消化，还能平稳精神状态，提高夜晚的睡眠质量。

运动方法

运动养生在我国有较为悠久的历史，很多传统运动养生方法都老少皆宜，练习起来也十分

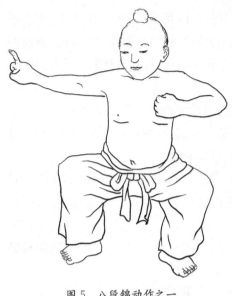

图 5　八段锦动作之一

方便。下面就介绍几种简单易学的运动养生法。

八段锦

相传八段锦功法是由宋代岳飞创制,他教授给士兵以增强体魄,也有传说是唐代的钟离权创制并流传下来的。八段锦大约出现于 12 世纪,文字记载最早出现在宋代洪迈所著《夷坚志》,八段锦至少在宋代就已经广为流传。大约到清代末期,经过长久演练的八段锦逐渐定型,成为我们今天熟悉的传统健身方法。

八段锦共 8 个动作,运动时肢体舒展流畅,有如锦缎般优美,因此古人以"锦"命名。八段锦练习的口诀有 8 句:双手托天理三焦,左右开弓似射雕,调理脾胃须单举,五劳七伤往后瞧,摇头摆尾去心火,两手攀足固肾腰,攒拳怒目增气力,背后七颠百病消。这个功法简单易学,效果显著,对人体五脏六腑有很好的调理作用。

太极拳

太极拳是中华传统哲学与武术的完美结合,它以儒家、道家哲学中的太极、阴阳理念为核心,集中了颐性养情、强身健体和技击对抗等功能为一体,是非常有益的健体运动。太极拳现在不仅有拳法,而且有太极剑、太极扇等运动形式,经常习练不仅能增强体质,而且能提高审美,涵养性情。

太极拳要求练习者做到意、气、形、神的统一,动作要求符合人体生理特点,可对人的身体和精神同时进行锻炼,经常演练能促进个体的身心健康。

太极拳根据太极阴阳的理念,用意念统领全身,通过入静放松、以意导气、以气催形等方法锻炼身心,以期进入一个"妙手一运一太极,太极一运化乌有"的境界。太极拳练习起来含蓄内敛、急缓相间,是非常好把握运动量的锻炼方法,尤其适合老年人练习。目前常见的养生太极拳法是简化版的太极二十四式,经常习练可强身健体。

全养生操

"全养生操"选取人体最关键的保健穴位或部位,进行按摩与运动,沟通天地能量,达到天人合一,形神兼养的境界。具有简便易学,安全有效等优点,适合各年龄层次的人进行保健及防病治疗,对慢性病患者和中老年人尤为适宜。

·**浴面法**·先将双手搓热后,两手掌由鼻翼旁迎香穴按摩至双眼睛明穴,再上擦至印堂穴,注后按摩至两额太阳穴,过两耳前下擦回到鼻翼。如此上下左右按摩 8～16 次,有提神醒脑的作用。

· **按揉面部穴位法** · 以双手中指或示指螺纹面,分别吸定在两侧穴位上,做小幅度的环旋揉动,使着力部位带动该处的皮下组织,做反复不间断的、有节律的轻柔缓和的回旋揉动。

同时按揉双侧穴位,可从迎香穴开始,依次是晴明、攒竹、太阳、听宫、颊车、地仓等,每穴按揉 8～16 次,有提神醒脑,防治感冒和面部五官疾病的作用。

· **梳头法** · 先用双手指端轻击头部 1 分钟,再以手代梳,将两手指插入头发从正中前发际梳到后发际 16 次,再分别两侧梳理 16 次,有促进头发生长,防治头发早白、脱落和健脑的作用。

· **振耳法** · 以两掌心按耳,一紧一松地按压,借助空气震动耳膜,本人可感到"嗡嗡"声响,反复按耳 32 次,再堵耳片刻,突然松开。有健脑益智、聪耳明目的作用,可防治耳鸣、耳聋、神经衰弱、健忘等。

· **擦风池法** · 将双手搓热后,俯头,将双手置于颈项部风池、风府穴处,来回擦动 32 次。有提神醒脑,防治感冒、头痛及颈椎病的作用。

· **揉膻中法** · 先以左手掌根贴于膻中穴位上,逆时针方向揉 16 次,再换右手顺时针揉 16 次。有宽胸理气,防治胸闷、胸痛、心悸、噎膈、呕吐、咳嗽、气喘等作用。

· **摩腹法** · 以单掌或叠掌摩脘腹,以中脘为中心,做顺时针环形有节律的抚摩 32 次,至温热为宜,有健脾和胃的作用。特别适合于老年人及慢性消化系统疾病患者。

· **揉关元法** · 先把左手掌置于右手掌下,掌根紧贴于关元穴位上,逆时针方向揉 16 次,再换右手紧贴于关元穴,顺时针方向揉 16 次,揉至有热感时效果佳。本穴有强壮作用,为保健要穴,可治疗遗尿、小便多、遗精、阳痿等。

· **擦肾俞法** · 两手掌紧按两侧腰部肾俞穴位置,由上而下擦至腰骶部,反复擦至有温热感即可。有壮腰固肾作用,可治疗腰痛、夜尿多等症。

· **按揉足三里法** · 两手掌心按于膝关节髌骨,中指所指处为足三里穴。两手拇指分别按同侧穴位,其余四指附于小腿后侧,向外按揉 32 次左右。足三里为保健要穴,有提高机体免疫功能的作用,还可治疗痿证、痹证、痛证等。

· **擦手脚法** · 按经络走向规律,先用右手掌擦左上肢,按照上肢内侧由上注下,外侧由下注上擦 16 次,然后用左手擦右手,同样擦 16 次;擦下肢则外侧由上注下,内侧由下注上至腹股沟回到腹部,亦擦 16 次左右。有疏通经络、调和气血等功效。

· **擦涌泉法** · 先将两手掌擦热,然后一手托住足背,屈曲小腿,另一只手擦摩脚心涌泉穴,若配合间断点按涌泉穴,效果更佳,再换手擦摩另一只脚心涌泉穴,有保健和防治失眠等病证的作用。

起 居 养 生

很多研究者把现代疾病称为"生活习惯病",就是说这类疾病的发生跟不良的生活习惯有很大的关系。身体状况的确是积累的结果，特别随着年龄增加，日常起居对健康的影响会日益加剧，那些有着良好生活习惯的人，更容易拥有健康的生活，而那些不良的生活习惯，就会给身体带来某方面的疾病。因此，日常起居就成为我们养生的一个重要阵地。在起居方面，我们可注意以下几个方面，建立有益健康养生的生活习惯。

居室养生

人的一生当中，大约有一半时间在室内，人们的日常起居和工作几乎都离不开居室和房子。现代工业发展让建造房子变得容易，却也让室内污染更加严重。以前的房屋多采用天然原料，装修简单，室内的污染物基本就是大自然原有的灰尘和一些微生物，但现在各种建筑和装修材料让室内污染物变得复杂多样。比如最常见的室内污染物有甲醛、苯等化学物质，还有各种杀虫剂、空气清新剂，都可能给人体健康造成损害。

甲醛无色，能溶于水，对人的鼻子、眼睛和口腔黏膜都有刺激。我们用来装修的黏合板、黏合剂、装饰板和防锈剂等都含有甲醛成分，一些家具和地毯都可能用甲醛做黏着剂。甲醛可刺激眼、鼻及呼吸道，如果长时间待在甲醛浓度较高的环境里，人会有咽喉干燥发痒、打喷嚏、咳嗽、气喘等呼吸道不适的感觉，还可能出现眼红、流泪的现象，严重的还可能胸闷、皮肤干燥，有皮炎症状。长期接触低剂量的甲醛，可导致机体免疫力降低，引发神经衰弱，出现嗜睡、记忆力减退等症状。苯类物质也对人体皮肤、眼睛和上呼吸道有强烈刺激作用，可造成皮肤脱脂，引起起疱、红斑、干燥和鳞状皮炎。

除了这些化学污染，居室内还有电磁辐射等物理污染。现在的家用电器，大都存在电磁辐射问题，比如吹风机、电冰箱、电磁炉和微波炉，都是具有较强电磁辐射的家庭用具。电磁辐射可损害人体的中枢神经系统，引发头痛、头晕、失眠、多梦和记忆力下降等问题。电磁波辐射还可影响心血管系统，造成心悸、血压异常和血压波动发生率增加等现象。

种种家居污染对我们的健康都有影响，所以要养生，我们就必须注意居室的安全和是否符合健康的要求。日常居住养生，应注意以下几点。

首先，应经常通风换气，保持室内良好的微环境。经常通风换气可有效改善房间内的空气质量，减少细菌和病菌量。实验证明，一间 $80 \ m^2$ 的居室，如果室外温度达到 $20℃$，只需开窗几分钟就可以交换一遍室内的空气。因此，每天不一定开窗很久，但要经常开窗，让室内空气流动更换。不过，在大雾、大风等恶劣天气里，不要长时间和多次开窗，以免室外过度的污染物进入室内。

其次，要保证居室内有适宜的温度和湿度。适宜的温度能让人心神安宁，有利于延缓衰老。温度太高会让人心情烦躁，体能消耗加大，而过低的室温会降低人体的免疫力，还容易让人患上呼吸系统疾病。此外，室内太干燥的话，人体体表水分容易丧失，皮肤容易干燥、起皱，干燥的空气还会刺激呼吸道，引发咳嗽等症状。湿度如果超过 70%，房间内又容易滋生真菌，诱发过敏性鼻炎、哮喘。因此，要保证室温在 $20\sim22℃$，湿度在 $40\%\sim50\%$，这是最有利健康的温度和湿度。

再次，要保证居室的干净卫生，经常打扫居室，及时扔掉各种垃圾，以免细菌、真菌滋生，危害健康。每天进行必要的卫生清理，包括除尘、拖地、清理厨房垃圾等。此外，还要注意一些居家卫生的小细节，如厨房洗碗池的卫生，卫生间里的马桶都应当定时深度清洁。

最后，使用有电磁辐射的电器设备时，要注意保持适当距离，如电冰箱最好远离卧室，使用微波炉时，启用后至少离开 1 m 远，减少辐射的伤害。

安寝养生

在经过白天的活动之后，黑夜降临，人就需要休息，通过睡眠来调节身体。充足的睡眠不但可以消除身体疲劳，而且能缓解精神压力和疲惫。在睡眠中，人的机体一方面清还工作劳动中的"氧债"，补充机体内缺少的氧气，达到调节生理功能的作用；另一方面，大脑得到充分休息，神经系统由此稳定，神经调节作用也得到恢复。养生家们极为重视睡眠，在寝室安排等各种细节上来强调睡眠养生。

首先是寝卧的方位。睡眠要讲究质量良好，睡得宁静安稳。有些人可能觉得越睡越难受，越睡越疲惫，这跟睡眠质量差有很大关系，不一定跟睡眠时间有关。人们往往注意睡觉时长，忽略睡觉质量，这绝不是养生之道。寝卧的方位会影响睡眠质量，因此需要注意。

根据古代养生家的观点以及现代科学研究，在选择寝卧方位时，可考虑以下几点，根据自身情况进行选择。

一是根据季节变化调整寝卧方位，选择东西向睡觉。《千金要方·道林养性》中提到"凡人卧，春夏向东，秋冬向西"。《老老恒言》中引用《养生心鉴》也说"凡卧，春夏首向东，秋冬首向西"。这样的方位选择，应该是为了与《素问·四气调神大论》的"春夏养阳，秋冬养阴"的观点相吻合。春夏阳气旺，东属阳，主升，所以头朝东可应升发之气，养生长之气，生化有序，是谓万化安。秋冬阳气蛰伏，阴气旺，西属阴，主降，所以头朝西，应潜藏之气，养收藏。另外一方面，太阳东升西降，也是阴阳升降，是阴阳运动的主要形式之一。《素问·六微旨大论》中说"出入废则神机化灭，升降息则气立孤危。故非出入，则无以生长壮老已；非升降，则无以生长化收藏，是以升降出入，无器（物体）不有"。因此，顺应阴阳升降出入运动，对于保证生命活动十分重要，寝卧方位自然也要如此，才能睡得酣甜。

二是四方向。这是顺四时方位而卧的原则，即春朝东，夏朝南，秋朝西，冬朝北。《云笈七鉴》里提到"冬卧宜向北"，因为"秉旺气矣"，就是说四时需要秉当旺之气的方向而卧，根据季节调整寝卧方位。

三是恒东向。《天隐子》言"东首而寝"，《老老恒言》引用《记玉藻》中说"寝恒东首，谓顺生气而卧也"。曹庭栋说"愚谓寝居必安其常，据《记玉藻》所云恒也。四时变更，反致不安"。安，是指习惯。赞成恒东向的人认为，经常变换方位反而会影响睡眠质量，因此，习惯和安稳更为重要。

四是忌北方位寝卧。《千金要方·道林养性》中说"头勿北卧，及墙北亦勿安床"；《老老恒言·安寝》提到"首勿北卧，谓避阴气"。因为北方主水，应冬寒之气，为阴中之太阴。想要避阴寒之气,保存正气,寝卧的时候就不能头朝北。只有正气强盛,才能病邪不侵,即《素问遗篇·刺法论》里说的"正气存内,邪不可干"。

这些不同的寝卧方式,是古人的养生实践总结,是人与自然统一观念的体现与实践。不过个人情况不同,自然会有不同的寝卧方式,只要根据自己的情况选择,确保睡眠安稳就好。一般老年人的床铺最好是头东脚西,尽量避免头朝北卧。

睡觉的姿势也会对人体产生不同的影响。通常人们睡觉时会采用三种睡姿:仰卧、侧卧和伏卧。三种睡姿对睡眠及身体的影响各不相同。

据统计,大约有 60% 的人习惯仰卧睡姿。对于身体强健的成年人和儿童来说,采用仰卧睡姿能够充分舒展身体,有利于保持睡眠中的血液循环畅通。不过这种睡姿也有三点不足:一是当手放置在胸前压住心脏时,容易导致梦魇,影响睡眠质量;二是仰卧时舌根部易向后坠缩,导致打鼾,影响呼吸,严重的甚至可能会出现暂时性呼吸终止,体内缺氧,早晨起来容易昏昏沉沉;三是睡眠时膀胱充盈,仰卧睡姿可能会对男性性器官造成压迫刺激,引起遗精,有损健康。《论语·乡党》中说"寝不尸",就是说睡眠时不要像挺尸一样僵硬仰卧。后世善养生的人也同意这种观点。不过睡眠中人会不自觉地翻身,如果习惯仰卧也可以。只是,睡眠时一定要注意,不要把手放在胸前。另外,枕头高度要适宜,睡前少饮水,减少膀胱积尿,睡前还要身心恬静,做到这些就可减少仰卧睡姿的弊端。

另有约 35% 的人习惯采用侧卧睡姿。这种睡姿可以克服仰卧睡姿的弊病,还能防止睡后颈部不适。侧卧是古今养生家都推崇的一种睡姿,这种睡姿能让全身肌肉得到最大限度的放松,还有助于肠胃蠕动。《千金要方·道林养性》中提到,"屈膝侧卧益人气力,胜正偃卧(仰卧)"。侧卧的睡眠姿势是"左侧卧则屈左足,屈左臂,以手上承头,伸右足,以右手置右股间;右侧卧反是《睡诀》",是"卧如弓"。相对来说,养生家们主张右侧卧的居多。《释氏式律》中说"卧惟右侧";《续博物志》则说"卧不欲左胁",因为右侧卧可以舒缓脾气。清代养生家曹庭栋的《老老恒言·安寝》中提出,"食后宜右侧卧,而食远则左右皆宜",因为"脾与胃同位中州,而脾联胃左,故脉居右而气常行于左,如食后必欲卧,宜右侧以舒脾之气"。曹庭栋认为,脾胃虚弱的人宜右侧卧,脾胃强健的人就左右皆宜,以习惯舒适为准即可。

从现代的养生观念来讲,寝卧姿势还是要因人而异。如婴幼儿头部骨骼尚未完全骨化,长期使用一种卧姿容易让头骨变形,就需要经常变换他们的寝卧姿势,保证孩子的生理健康和外观美。对于健康的成年人来说,双腿弯曲的右侧卧睡姿是最好的,这种睡姿也适合饭后午休。左侧卧姿容易让心尖部受压,耳朵贴在枕上的时候还会听见心脏的搏动,影响睡眠,易做噩梦。睡眠时,枕头不能过低,与肩平行,以避免颈椎疾病。

采用伏卧睡姿的人不多,只占 1% 左右。伏卧睡姿易发生梦魇,而且整个身体半部的重量都压在胸部,让肋骨运动受限,导致呼吸不畅,压迫腹部,另外由于脸部受到挤压,还容易流口水。一般而言,养生家们都不提倡伏卧睡姿,但目前并未发现伏卧睡姿会对人有什么明显的不良影响。

人们在睡眠中是会经常变换姿势的,很难强求一致,固定不变。日本研究者表示,不管躺下时朝向哪边,睡着后都会翻身。整个睡眠过程中,卧姿会变动 20～60 次之多。生理学家表示,睡眠是抑制过程在大脑皮层广泛散开的结果,睡眠翻身对于扩散这个生理效应有益。反而是睡眠中如果翻身不足,更容易出现醒后疲劳的情况。总之,睡姿的选择,还是以利于入眠,自然舒适,保证睡眠质量为准。

除了睡觉的姿势,还要注意睡眠时间。在古代,睡眠时间究竟多长适宜,人们的认识还比较笼统,对睡眠强调"日出而作,日入而息"。后来,人们开始对睡眠时间有了细致的要求。《类修要诀·养生要诀》中提到"春夏宜早起,秋冬任晏眠,晏忌日出后,早忌鸡鸣前",要求春夏晚睡早起,秋季早睡早起,与鸡的作息规律一致,冬天早睡晚起,太阳出来后再起身。

而从现代生理学角度来讲,睡眠时间也并没有绝对的规定,可根据年龄、体质、习惯和季节变化等情况进行安排。另外,每天的体力消耗及性别的不同,也会影响人们的睡眠时间差异。从年龄来看,婴儿平均睡眠保持在 20～22 小时,一岁左右为 14～15 小时。进入 8～17 岁的儿童、少年阶段,睡眠以 9～10 小时为宜。成年人则睡眠 8 小时就好。70～80 岁的老年阶段,则以 9 小时为宜,90 岁以上则是 10～12 小时不等。对于体力消耗较大,过度疲劳的人来说,睡眠时间需要相应延长,让身体得到充分的修养恢复。

一般睡醒后疲劳消失,身体轻松舒适,精力充沛,头脑清晰,就是良好的睡眠。能够得到这样效果的睡眠的时长,就是这个人科学睡眠时间的时长。

此外,睡觉前还应注意一些小事项,以保证睡眠质量。首先,睡觉前不要过于兴奋,导致入睡困难。《论语·乡党》里提出,"寝不言",即寝卧时不说话。后世的养生家都认同这一观点,《老老恒言·安寝》就说"寝不得大声叫呼",解释说"静则神藏",故可入睡。睡前说太多或大声呼喊会让人神动而躁,大脑皮层兴奋,难以入睡。因此,睡觉前一定要情绪稳定,心神安宁。

其次,睡眠时需要避免光线刺激。如果光线太强,人即使闭上眼睛也会被光线干扰而神不守舍,影响入睡及睡眠质量。《老老恒言·安寝》里提到,"就寝即灭灯,目不外眩,则神守其舍";《云笈七签》则说,"夜寝燃灯,令人心神不安";《真西山卫生歌》里讲的是"默寝暗眠神晏和",都是要求寝卧时避免光照的。如果卧室易受外界光源的干扰,就需要准备避光设备,以保证睡眠时室内光线合宜。

再次,吃得太饱不宜立刻睡觉。《彭祖摄生养性论》提出"饱食偃卧,则气伤";《黄帝内经》则说"胃不和则卧不安"。饱食之后脘腹胀满,会向上扰乱心神,导致难以入睡,而且过饱就睡还会影响胃肠的消化功能,导致睡醒后浑身不适。饱食之后,可顺时针按摩腹部,出外散步,减少饱胀感,才不会影响睡眠。

另外,睡觉时还需要注意"睡中不摇扇,露卧当防风"。古人认为,入睡之后阳气潜匿,阴气主事,这时腠理疏松,人体对外防御功能减弱,容易感外邪而生病。《摄生消息论·夏季摄生消息论》中就说"不得于星月下露卧,睡着使人扇风取凉,一时虽快,风入腠理,其患最深,贪凉兼汗,身当风而卧,多风痹"。另外,古代养生家认为睡觉最忌头吹风。《保生要录》就提到"避风如避箭",尤其是老年人,更要做好头部保暖。我们经常听说的一些因吹风扇或空调而引起中风甚至死亡的事例,就是睡觉时不注意避忌头吹风的结果。

睡觉需要注意的最后一点是,卧不盖头。《千金要方·道林养性》中提到"冬夜勿覆其头,得长寿";《老老恒言·安寝》中则说"头为诸阳之首";《摄生要论》言"冬宜冻脑",又说,"卧不覆首。有作睡帽者,放空其顶即冻脑之意"。这些都是讲睡觉的时候不要蒙头。从现代医学来讲,卧不蒙头是为了保持睡眠时可以呼吸到新鲜的空气,防止大脑缺氧或窒息,还可以避免睡眠中吸入寄生虫卵或其他异物,以致发生过敏性、敏感性疾病。卧不蒙头,让头在夜晚保持清爽,对身体健康更加有利。

睡好子午觉,也是安寝养生应注意的一个要点。

子午觉是指人在子时一定要上床睡觉,每天的午时可小憩片刻。《黄帝内经》说的"阳气尽则卧,阴气尽则寤"就是指子午觉。每天的子时,也就是晚上 11 点到凌晨 1 点,是阳气尽,阴气最盛的时候,人应该安卧睡眠;而午时,即中午 11 点至下午 1 点,是阳气最盛,阴气衰弱的时候,可以小憩片刻。子时和午时是一天当中阴阳交替的时刻,也是人体经气"合阴""合阳"的时候,所以要利用这样的时段,以睡眠来养阴养阳。

睡子午觉应注意的是,子时之前人就应该安静躺下来,确保子时能真正入睡;午觉不宜太长,就算不能安睡也应让身心"入静",进入一种平和安稳的状态,这样才能让身体平衡过渡到下午,保证精力充沛的状态。

盥洗养生

洗脸洗澡是我们基本的清洁方式,也是维护卫生和健康的有效途径。我国古代养生家已经注意到洗浴的重要性,殷商甲骨文中就有"沐浴"两个字,"沐"是洗头,"浴"是洗澡。后来,古人还提出"盥浴",即洗澡;"盥手"就是洗手。

古代的很多风俗都与洗浴有关,洗澡不但能清洁身体,保持健康,而且也是对神的尊敬。春暖花开的时节,还有去河里洗浴的风俗。"虢季子白盘"就是现存最古老的浴器,距今已 2 600 多年。在现代,洗手洗脸除了维持个人卫生之外,还有预防抵制流行性疾病传播的作用,对保健养生极为重要。

盥手

手是我们接触外界最多的器官,不管是生活还是工作,都离不开双手,每天经手的物品不计其数。因此,手也是我们最容易接触到污染物的器官,只有重视手的卫生,才能预防许多疾病。

经常洗手,是保持双手卫生最简单的方法。《老老恒言·盥洗》提道:"冬月手冷,洗以热水,暖可移时,颇胜烘火。《礼记·玉藻》曰:'日五盥,盖谓洗手不兼数频耳。'"这里提倡每天洗手至少 5 次。在现代,人们通常形成了饭前便后勤洗手的卫生习惯,可有效杜绝许多细菌性疾病的感染。但除了饭前便后之外,其他的洗手习惯也很重要。21 世纪初,我国遭遇过"非典"、禽流感等大型传染病的侵袭,其中一个有效的预防方法就是正确洗手。如何正确洗手,才能阻止和杜绝传染病的扩散呢?

首先要有及时洗手的意识和习惯。如在与感染了传染性疾病的患者接触后，要及时洗手。日常触摸眼、口、鼻之前，或者打喷嚏、咳嗽之后，也要及时洗手。上厕所后、戴口罩前、摘口罩后，也要洗手。外出接触各类公共设施，如扶手、电梯按钮等后，回家最好及时洗手。

想要彻底清洁双手，可以按照以下步骤进行。淋湿双手，之后擦上肥皂或洗手液，然后揉搓手心、手臂和指缝 20 秒左右。揉搓的时候，先将掌心相对，手指并拢相互摩擦，再手心对手背沿指缝相互摩擦，如此交换进行。接下来弯曲手指关节，在另一掌心旋转搓擦，最后搓洗手腕，双手交换进行。经过这样的揉搓之后，就能够把手掌表面及指缝间的细菌、病毒清洗到位了。搓完双手后，还需要用流动的清水冲洗，将泡沫冲洗干净，之后用干净的毛巾擦干。

沐浴

中医认为"肾藏精，其华在发"，一个人的健康情况，可以通过头发来判断。头发健康有光泽，则说明肾气充盈，身体健康。由于头是元阳聚集的部位，因此古人洗头的讲究很多。古人认为，头发应该多梳理，不宜多洗，如此才能养生。特别是当风洗头，最容易损伤身体，甚至患上头痛。古人多留长发，当时的洗浴条件也不完善，洗头极为耗费时间，容易着凉、头痛，因此养生家不建议多洗头。但是到了现代，生活条件的改善也让我们的生活习惯发生了变化，洗头成为日常清洁卫生的基本内容。洗头可以保持头部清洁，促进头皮和头发的健康，适宜的洗头方法还能发挥养生的功效。洗头时，手指在头皮上轻轻按摩，可以促进头部血液循环，消除疲劳，还可以刺激发根，让头发更加健康。

洗头前可先把头发疏通理顺，凌乱的头发会在清洗时纠缠打结，拉扯时就会损伤头发。梳头时，从发梢开始梳，将凌乱打结的地方梳开之后，再从发根一直梳到发尾。要养成经常规律地洗头的习惯。浸湿头发后，在手心倒入适量洗发水，揉搓出泡沫之后，再抹在头发上，轻轻揉搓。揉搓头发不要过分用力，经过温水浸泡后，头发的毛鳞层会张开，揉搓过于用力会损伤毛鳞层，使头发失去柔顺。

头发上的泡沫一定要冲洗干净，因为洗发水含有很多化学成分，只有彻底清洗才能减少化学成分的残留。冲洗后要用手指轻轻捋顺头发，而不能用力拧出头发中的水分。湿头发弹性大，容易受伤，因此擦头发时要先轻轻按压毛巾，吸收水分，再用较为干燥的毛巾擦干头发和头皮。

洗完头之后可以用吹风机吹干，而不是等待头发自然干。头发的毛鳞片会随着吹干头发迅速闭合，让头发更加顺滑，不易受损。另外，吹干头发再睡也可以避免感冒或因潮湿引起的头痛。吹头发时主要吹干头皮，头发吹到七八成干即可。

洗澡对健康的好处有两个方面：一是可以保持皮肤清洁，减少病菌感染；二是锻炼身体，借洗澡来进行保健养生。《千金翼方·退居·养性》中就有"身数沐浴，务令洁净，则神安道胜也"；《老老恒言·盥洗》里也提到"浴后阳气上腾，必洗而以宣畅其气"，可见古人对洗澡养生早有认识。

洗澡有利健康,但过于频繁洗澡也会对健康不利。北方寒冷干燥的地方,洗澡就不宜太多,需要养成定期洗澡的习惯。古人认为,洗浴次数太多会泄散真气,对身体有损伤。《素定养生主论·论童壮》提到"除夏日之外……十日一浴,若频浴则外壳调畅,而内实散气泄真也";《老老恒言·盥洗》说"浴必开发毛孔,遍及于体,如屡屡开发之,令人耗真气",都是强调不能过于频繁地洗澡。对于年老体弱的人,应严格控制洗澡的次数,防止损伤正气,感邪受病,特别是秋冬天冷的时节,更是不能频繁洗澡。

古人主张洗澡要用温水。《老老恒言·盥洗》中说"《记·内则》云:五日则潭汤清浴。盖浴水不可太热,温凉须适于体,故必潭汤"。潭汤就是温度适体的热水。当然,这要根据个人情况来定,适宜就好,太热容易开泄腠理,蒸迫汗液,伤到津气;太凉则易感冒受寒,引起感冒。当然,身体强壮的年轻人可以选择冷水浴,通过冷水的刺激提高机体免疫力。洗冷水浴的时候要有一个慢慢适应的过程,不能一开始就猛然用冷水冲洗身体,特别是身上发热出汗的时候一定要避免刺激。

洗澡的时候不能过分搓擦皮肤,给皮肤造成损伤,也不要用肥皂清洗。肥皂是强碱性去污品,会破坏人体皮肤表面薄薄的脂肪层,这层脂肪是滋润皮肤和保持皮肤湿度的,如果破坏掉,皮肤就会干燥、易裂,产生大量皮屑,引起皮肤瘙痒等问题。质量较好的香皂或沐浴液可以保持皮肤舒爽,适宜使用。

饱餐后和饥饿时不宜洗澡。《老老恒言·盥洗》提到"饥忌浴,谓腹虚不可复令耗气耳"。饥饿时,体内水谷空虚,精气不足,洗澡的话容易耗散真气,人会越来越弱。现代医学则认为洗澡需要耗费体能,空腹洗澡容易引发低血糖休克等问题。一些人在空腹洗澡时会出现气短、昏厥等情况,都是低血糖的原因。而吃得很饱或者刚吃完饭的时候也不宜洗澡,因为这时容易引发脑溢血、心肌梗死等疾病。

洗温水澡的时候,人体毛孔会由于温热而全部张开,此时和浴后都忌讳吹风受寒,因此浴室一定要有很好的保暖措施。《孙真人枕上记》中说"频于暖处浴",李杲《脾胃论·摄养》中说"忌浴当风",《彭祖摄生养性论》中说"勿沐浴后而迎冷风""勿冲热而使入冷水淋身"都是这个意思。

二便调摄

饮食消化,吸收营养,排泄废物,是人体健康运行的自然规律。每人每天都要通过排泄将体内代谢的垃圾废物清出体外。二便,即大、小便,是人体最规律、最常见的排泄活动。二便是水谷等饮食在人体内消化吸收后剩余的糟粕,大小便排泄通畅,注意大小便卫生,对人体健康有重大影响。我国古代的养生家从不避讳谈及二便,对此极为重视。

中国古代的医学家们通过观察大小便来了解人体的内在变化,从而诊断疾病,他们清楚大小便与人体健康的关系。"大小不利"被我国古代医学家们排列在"急则治其标"类疾病的首位,可见保持二便通畅正常,非常重要。

大便

水谷糟粕在大肠结聚变化,就形成了大便。大便的形成与排泄都跟肺、肾、脾、胃等内脏有关系,大便正常,则说明这些脏器正常。古代养生家提出许多保健原则与措施,都与大便有关。汉代思想家王充在《论衡》中提到"欲得长生,肠中常清;欲得不死,肠中无滓";元代的朱丹溪也有言"肠胃为市,以其无物不有,而谷为最多,故谓之仓,若积谷之室也。倒者,倾也,去积旧而涤濯,使之洁净也""五味入口,即入于胃,留责不散,积聚既久,致伤冲和,诸病生焉"。由此可见,大便的排泄有清理肠胃的作用,利于水谷纳运,可以减少疾病的发生,有利于健康。

保持大便通畅可通过饮食调理、精神调摄、运动按摩等方式进行,增加肠胃功能,做到按时排便。如果身体不适,则需要根据病情使用食疗,或选用药物治疗,确保每天大便通畅。

便秘是非常常见的大便问题。便秘不仅给身体带来痛苦,而且有可能造成精神压力。老年人中风的发病可能与便秘有关。在 510 例中风患者中,有 200 例在发病前有便秘的情况。治疗中风时采用通便剂,可让患者排出积粪。随着大便通畅,中风患者的神志会逐渐清醒,血压下降,病情转轻。大便的通畅与否与胃肠功能、心血管及胃肠道疾病的发病率都有一定的关系。

长期便秘有可能引发心理障碍。近年来,饮食结构的改变和心理因素及社会因素的影响,导致慢性便秘成为现代人的常见病症之一。当然,一天不排便并不是便秘,大可不必紧张。便秘的情况因人而异,在正常饮食下,大便太少、太硬,难以排泄的症状持续一段时间,让患者感觉到不适,这才算是医学意义上的便秘。日常我们可用三个指标来判断是否便秘:一是排便频率减少,一般而言每周少于两三次就算异常;二是大便量少质硬,其性质改变,这也算是异常;三是太难排出,包括摒便,有直肠胀感,排便不完全感及排便时间延长等情况,例如排便过程中有大于 1/4 的时间都在摒便,或排便时间超过半小时等,都算太难排出。此外,还要求这三种症状持续一段时间,例如一两周之后,才可以确定是便秘。一般而言,病史超过 2 年都属于慢性便秘,要引起重视,加强调理。

保持大便通畅有益健康,因此日常大便时,要注意方式方法,以确保大便通畅。首先,要建立自身的排便规律,每日按时排便。当身体有便意的时候不要强行忍耐,而应及时去厕所排解。忍便不解极容易导致便秘,严重时还会导致痔疮。古人早已注意按时排便的问题,药王孙思邈在《千金要方·道林养性》里就提到"忍便不出,成气痔";《老老恒言·便器》里则说"忍愈久,便愈难,便时必至努力,反足伤气"。其次,大便时不要看书,不要一坐就很久,这是极为不好的排便习惯。排便动作是人体机体的反射动作,粪便刺激直肠感受器,信息传递到大脑,就有了便意和排便反射,接下来信息下降到结肠、乙状结肠和直肠,引发收缩动作,肛门内外括约肌舒张,腹肌、膈也跟着收缩,增加腹内压力,将粪便排出体外。而如果在排便时看书,长此以往,会干扰人体这一系列的排便动作,导致机体不协调,使得直肠对粪便的压力刺激逐渐失去正常的敏感性,粪便在大肠内停留过久,水分吸收过多,以至于粪便干燥,导致便秘。另外,排便时看书,会延长上厕所的时间,坐或蹲的姿势让盆腔瘀血,静脉曲张,时间长了还容易形成痔疮。

此外,大便时不要用力强挣,这种方式也会影响正常的排便功能。粪便是依赖大肠的传导功能排出的,排便时用力强挣,会扰乱大肠的功能,导致气血紊乱,损害健康。《千金要方·道林养性》提出,"大便不用呼气及强努,令人腰疼目涩,宜任之佳",要听任自然,不要刻意。现代医学认为,排便时用力强挣,会导致腹压升高,容易引起便秘、痔疮等疾病,同时还可能使得全身血压升高,对高血压、脑动脉硬化等疾病十分不利,增加中风的危险。

小便

人体摄入的各种水液代谢后的糟粕在膀胱中积聚变化,就成了小便。中医认为,肺主通调水道,向下输入膀胱;肾司二便,水液排出,膀胱藏津液,津液余浊的部分,经气化排出就是尿。由此可见,小便与肺、肾、膀胱等脏腑密切相关,这些脏腑器官的功能会直接影响小便是否正常。

我国古代的养生家对于小便的调摄与卫生也极为重视,提出许多小便应注意的调摄方法。《老老恒言·便器》里说"小便惟取通利",强调小便要清利洁净,人体水液的代谢才正常。

如何保持小便清利,古代养生家也提出许多见解。《老老恒言·便器》里说"或问通调之道如何?是谓食少化速,则清浊易分,一也;薄滋叶,无黏腻,则渗泄不滞,二也;食久然后饮,胃虚则水不归脾,令达膀胱,三也;且饮必待渴,乘微燥以清化源,则水以济火,下输倍捷,四也",给出了四条建议,要少食、素食、食久后饮、饮必待渴。另外,情绪、房事和运动等生命活动也会对小便清利带来影响。日常保持情绪稳定、节制房事、适当运动,这些都对小便的形成和排泄有利。

小便也要像大便一样,应及时排出,不要憋尿,也不要有意控制不排泄。排尿是肾与膀胱气化功能的一种生理现象,憋尿会损伤肾与膀胱之气,引发疾病。《千金要方·道林养性》里提到"忍尿不便,膝冷成痹",经常憋尿可能导致膝盖冷痹。另外,突然排空小便,也会对身体不利。膀胱是蓄存尿液的器官,一个成年人膀胱可蓄存尿量达 3 000 ml。这 3 000 ml 的尿量如果突然一次性全部排出体外,会使腹压下降,横膈也随之下降,导致血压跟着遽然降低。一些老年人身体调节功能减退,机体无法调整这种情况,可能会血压突然下降,头昏眼花甚至昏倒。这在西医学被称为"排尿性晕厥",严重影响健康。因此,年老体弱的人在排便时千万要注意,排尿应慢慢进行,不要一次性排光,而是分多次排出,以避免意外的发生。

另外,小便时也不要过度用力,其结果很可能会损伤肾气而发生各种疾病。《千金要方·道林养性》里也说"小便勿努,令两足及膝冷",《老老恒言·便器》则说,小便时"亦不可努力,愈努力则愈数而少,肾气窒寒,或致癃闭",可见小便用力过度也会给健康带来危害。

环 境 养 生

环境与人体健康的关系非常密切,俗话说一方水土养一方人,生活在山清水秀的地方,人看着健康漂亮,在环境恶劣的地方,人就显得辛苦沧桑。随着现代工业快速发展,很多原先适宜生活的环境也遭到破坏，各种恶性疾病频发，有些地方甚至形成了癌症村。养生要注重环境因素和作用，要善于利用环境促进健康，并躲避不良环境的危害，这才符合古人"趋利避害"的养生思想。

良好环境

良好的自然环境能增强体质、防治疾病，那些环境优美、生态良好的地方很容易出现长寿老人，可见环境对延年益寿很有帮助。根据研究，人们发现适宜养生的良好自然环境要具备以下一些条件。

一是水源充足。水是生命之源，离开了水，地球会成为荒漠，任何生命都将不复存在。清洁干净的水源对于健康有巨大意义。人体的 70% 由水组成，血液中的含水量更达到 90%，水作为血液的一部分参与人体能量的运输，保障人体各项生理活动的正常进行。水还能间接影响人体健康，因为水是环境健康好坏的基础，直接决定着农产品的产量和质量，而这些产品又作为食物为人体提供充足的养分和能量。水质好的环境下，人更容易拥有健康的体魄；相反，穷山恶水之间，健康就会受到严重影响。

二是阳光充沛。阳光不但给我们带来光明，而且给人以健康，是养生需要特别注意的一个方面。人的情绪受天气影响很大，不见阳光的阴天，人容易出现抑郁、烦躁等不良情绪；而在阳光充沛的地方，更容易养成乐观开朗的性格，身体也更加健康。

阳光中有紫外线和远红外线，尽管这两种射线都是肉眼看不到的，但对人体有一定的好处。紫外线可以杀菌，空气中散射的紫外线可以削弱细菌、病菌的活力，抑制其生长；而直射的紫外线辐射可直接杀灭细菌和病毒，减少感染。如结核杆菌，在潮湿阴暗的地方可以存活数个月，但只要暴晒在阳光下几个小时，就会被杀死。冬春季节常见的流脑、流感、白喉等呼吸道传染病的爆发也与阳光有关。冬春季节，太阳偏南，阳光穿过大气层射下来的路径变长，紫外线被大气中游离的灰尘、水气和其他杂质大量反射掉，在空气中的灭菌能力大大减弱，导致各种细菌病毒生长活跃。因此，冬春时节要经常到户外晒晒太阳，开窗透气，以保证身体的健康。

紫外线辐射可促进人体产生维生素 D，维生素 D 促进人体钙质的吸收，经常晒太阳可有效预防软骨病的发生。容易缺钙的老人和儿童都应当经常晒太阳，防止骨质疏松和佝偻病。

另外，远红外线可以激发细胞活性，促进人体微循环，增强新陈代谢，提高免疫功能，具有保健、美容、抗衰老，以及防病、治病作用。

阳光还是动植物生长需要的基本要素。在阳光充沛的情况下，粮食、水果和蔬菜的产量能大大提高，充足多样的食物也会为人体提供足够的补给，让体魄更加健康。

三是空气新鲜。看不见也摸不着的空气，是人类生命中不可或缺的一部分。人需要依靠呼吸获取新鲜空气中的氧来维持生存。如果空气中有害的灰尘或者气体过多，通过呼吸进入人体，就可损害气道、肺等呼吸系统，影响健康。如果空气污染严重，含氧量低，人还会出现头晕，甚至窒息死亡的情况。因此，空气清新的环境，才有利于养生。

空气质量的好坏由空气的温度、湿度、流速及化学成分决定。昼夜温差大的环境会引起人体体温失调,由此导致疾病的发生。如果环境中温度过高,人体容易大量流失水分和盐分,加重心血管的负担,降低消化功能,导致中暑。而突然的寒冷,则会让人体适应不及,导致免疫力降低而感冒,或加重心肌炎、肺炎和关节炎等疾病。潮湿寒冷的环境,易患感冒、风湿;闷热湿度大的环境,人体汗水蒸发不易,则会让人感觉烦闷。另外,气压的变化也会加重风湿痛、关节炎和结核病患者的病情。由此可见,空气对人体健康非常重要。

四是幽静美丽。环境养生还需要考虑噪声和绿化两个方面,幽静美丽的环境能愉悦身心,促进健康。

荒山野岭或者大漠黄沙,显然都不适宜人类居住,更别提养生。只有山清水秀、鸟语花香的地方才能引起人们的兴趣。一般而言,幽静美丽的环境可以保证空气清新,阳光充沛和水质良好,完全满足前面所提到的各项宜居条件。最重要的是,幽静美丽的环境对人的心理会产生良好的影响,从而有益健康。

幽静的环境可以让大脑皮层的兴奋和抑制过程保持在一个平衡状态,使人心境安详从容,精神状态良好,工作效率提高。另外,幽静的环境还能让人保持乐观的状态,保证血液循环通畅,内分泌协调。如果老年人在幽静的环境中工作、生活,可以辅助治疗高血压、动脉硬化、心脏病和神经性头痛等慢性疾病。环境优美的地方富含负离子,可改善肺的换气功能,调节中枢神经,促进人体新陈代谢,提高机体免疫力和造血系统功能,对健康极为有利。

当然,不是所有环境都可以满足上述条件,很多地方都存在各种各样的问题。在了解了怎样的环境对人体有利后,我们也来看看不宜养生的环境。

不良环境

不宜养生,对人体健康有危害的环境,可划分为先天不宜养生的环境和后天人为原因造成的不宜养生的环境。

一是先天性不宜养生环境,跟地球地貌形态多变有关。地理环境多样,造成很多环境天然就不适宜生命或人类生存。这类环境可以大致分为以下几类。

(1) 气候恶劣的环境。由于地貌多变,太阳辐射分布不均,很多地方气候环境十分恶劣,连生存都有困难,就更不要提养生了。例如沙漠地区干旱缺水,昼夜温差大,物质缺乏,不利于生命;热带雨林地区高温多雨,空气潮湿,尽管有丰富的物产,但潮湿的环境易滋生病菌,湿度太大的空气也不利于健康;北极高寒地区过于寒冷,光照不足,同样不利于人的健康。这些地区人口密度低就与环境过于恶劣有关。

(2) 灾害频繁的环境。一些地区虽然在一段时间内十分平静,但实际上却属于地震、洪水、泥石流等自然灾害频发的高危地区。这些自然灾害对人体极为不利,甚至还会威胁人的生命。

(3) 水土不良或有害元素超标的环境。除了水分、蛋白质等营养元素是人体所需外,很多微量元素也具有调节人体功能的作用。微量元素的缺失,会导致疾病的发生。地球上很多地区的微量元素分布不均,部分地区会缺乏某些元素,而另一些地方则是有害元素超标,都对健康不利。例如，缺乏碘元素的山区容易患大脖子病，而汞元素超标则会导致中毒。

（4）存在有害物质的环境。自然界中的放射源很多，部分地区的矿物质具有放射性，长久生存在这种环境中，会导致贫血、白血病或者癌症等恶性疾病的发生，因此不利于居住。

二是人为造成不宜养生的环境，大都是近代的事。长久以来，人类居住的大部分环境是经过从古至今的长期选择确定的，基本上都属于宜居环境。但近现代科学技术发展，现代工业水平提高，人们对自然的改造能力也逐渐增强。部分规划者和开发者由于缺乏远见，急于求成，违背自然规律地盲目开发，严重破坏了自然环境，造成环境污染。人为原因造成不宜养生的环境现在是威胁人类健康的主要因素。

（1）水污染严重的环境。大量生活和工业生产的污染物被排入江河湖海，导致水源污染，另有土地污染严重，雨水经过土层渗入地下水时溶解有害物质，导致水源污染。被污染的水中含有大量有害物质，长期饮用会导致腹泻、中毒或者癌症等疾病。

（2）大气污染严重的环境。各类自然资源过度开发和使用，会造成大气污染，如燃烧煤炭、石油的提炼、各种燃油使用等，都会排放各种有害气体。被污染的大气中大都含有对人体有害的二氧化硫、二氧化碳和一氧化碳，还有各类粉尘。长期生活在空气污染严重的环境里，有害气体和粉尘可刺激呼吸系统，导致心血管疾病、呼吸系统疾病和癌症等疾病的爆发。

（3）噪声污染严重的环境。机械振动、汽车引擎、飞机呼啸等现代工业形成的噪声让一些本来宜居的环境也变得有害。噪声会使人的神经、消化、循环、泌尿等系统发生变化，出现神经紧张、血管收缩、心跳过速、血压升高等现象，会让高血压、冠心病、肝硬化和老年性耳聋的发病率增加。噪声对人的智力和工作效率也有影响，还会加速人体衰老。长期在噪声环境下工作的人容易出现头晕、头痛、心烦、失眠多梦、疲乏无力、记忆力减退等情况，肠胃功能和内分泌功能也会出现问题。

《素问·五常政大论》中提到"高者其气寿，下者其气夭"，《淮南子》中也有"暑气多夭，寒气多寿"的叙述，这都是关于养生环境的概括。面对各种环境，养生时我们要加以选择和区别，适宜的环境采用顺境养生法，不适宜的则要进行择境养生以及造境养生。

顺境养生

积极利用环境，进行有益健康的活动，就是顺境养生。顺境养生要在外界环境利于人体健康的时候，顺应自然变化规律，依据环境特点来调整安排起居，达到养生的目的。顺境养生要以人类生命的源泉——阳光、空气、水这三要素为基本点来进行养生。在气候高爽、空气清新、阳光充足、水源洁净、土壤肥沃的情况下，只要按照《灵枢·本神》里所言"顺天地之性"，就可以保证身体的健康了。

中医传统典籍里，古代医学家和养生大家都提到要顺应环境来养生。《抱朴子·内篇》提到"大寒、大热、大风、大雾皆不欲冒之"，就是在告诉人们不要在天气极端恶劣的情况下出行，把自己置于不利的环境中。《素问·四气调神大论》说"圣人春夏养阳，秋冬养阴，以从其根"，指出要根据季节调整，利用不同季节的特点来补充人体不同的精气，这正是顺境养生的诀窍之一。

择境养生

择境养生与顺境养生不同,它要求我们主动去选择能够增强健康的环境,以达到养生的目的。许多时候,我们所处的环境并不利于健康,不适宜养生,或者当患有某种疾病时,生活的环境不利于病情,这时就应当考虑改变环境,择境养生。

择境养生要避开不利于养生的恶劣环境,选择适合自身情况的生活环境。现代城市化导致人口急剧膨胀,环境破坏极为严重,这种拥挤、高压的城市环境导致很多人患上慢性疾病,或者身体处于亚健康状态。离开这种不利于健康的城市环境,选择近郊或环境较好的农村生活,就是择境养生的一种方式。

通过改变环境,选择宜居地来调养身体,如建议患肺病的人去南方环境温和的地方调养,建议皮肤病患者泡温泉疗养。现在交通便利,择境养生变得方便容易,生活在北方的老人可在冬天去海南岛,患有呼吸系统疾病的人可选择空气清新的江南居住。另外,风湿患者不要在黏土区久留,如云、贵等地,这些地方很容易加重病情,干燥、透水的沙土地区更有利于控制风湿病的发展。哮喘患者、慢性支气管炎患者以及肺结核患者最好生活在干燥而日照充足的地区。长期患病的人、体力衰弱的人和贫血患者在高山地区居住会对身体有利。

造境养生

现代城市发展,人们与自然环境的距离逐渐拉开,日常生活大都在城市环境下。环境污染等问题迫使人们要学会造境养生,在有限的生活环境里尽量构建有利健康的生活小环境。早在唐代,孙思邈就提出"背山临水,气候高爽,土地良沃,泉水清美"的住宿条件,清代养生家曹慈山进一步讲居住院落的安排,说:"院中植花木数十本,不求名种异卉,四时不绝更佳""阶前大缸贮水,养金鱼数尾""拂举涤砚……插瓶花,上帘钩",可见对居室的布置安排非常用心。如果前者是择境养生,那么后者就是造境养生。现在,城市扩张,普通人几乎没有选择院落居住的可能,在造境养生方面就更需要用心。自然环境要靠政府、社区统筹,如植树造林等,这里注重谈谈居家环境,怎么营造适宜居住的环境。

第一,选择居所时应注意楼盘、房间结构的选择。

购买房子时,首先要观察楼盘周围的大环境,考虑楼盘所在位置会不会受噪声或其他污染,例如要远离化工厂、造纸厂等污染企业,远离主干道、火车道等。其次,要看小区以及周边的绿化情况,观察楼与楼之间的距离是否会影响室内采光。

具体到房间要考虑室内的结构布局,如果面积太小或布局不合理,造成空间狭隘拥挤,住在里面人容易产生悲观、消极的情绪。如果房间过于高大空旷,人可能会产生孤独、冷清感,也不利于健康。选择居室大小时,可根据家庭人口数来确定,最好能兼顾宽敞舒适和便捷安宁两个方面。

第二,装修房屋时,应做好规划,采用环保材料,减少室内污染。

现在公寓住房十分普遍，装修材料也十分多样。从健康角度考虑，装修房间的时候最好提前进行整体规划，根据房间的使用功能、人在其间停留的时间，以及室内通风情况进行规划安排，力求居室能发挥最大效能，并适宜居住。此外，选择适宜的装修材料，最好选择绿色环保的装修材料，将室内有害物质减少到最低。

房间的墙壁可用抑制霉菌生长的涂料，地板铺设易于打扫清洗的地板，为以后居住时清洁提供便利。

第三，营造舒适的家居环境，摆放绿色植物，美化居室。

家居用品的摆设直接影响居室的舒适程度，在选择家具、布置家居环境时要注意两个方面：一是选择健康材质的家具，减少室内污染；二是根据居家功能选择家具，不要过多摆放家具。在考虑使用方便的基础上，家具的摆放还要讲究布局，讲究搭配和视觉效果。不要把房间塞得满满的，显得空间狭小拥挤。摆放家具时可考虑家具的形状、高低，还有颜色等，尽量做到高低搭配，大小相间，色彩和谐。电脑、电视、冰箱和微波炉等有辐射的家电要远离卧室，减少不必要的辐射危害。

可在室内摆放绿色植物或适宜室内养殖的花草，美化居室环境。如绿萝可吸收各种有害气体和油烟，可摆放在厨房或者洗手间的门角；君子兰形态美丽，花朵大而美丽，是传统的盆栽花卉，可放在室内做装饰并起到清新空气的作用。

第三章
养生之术

俗话说"术业有专攻"，这里的"术"指的就是技术和技巧。要做好养生，当然得强调养生之术。

"全养生"强调全面养生，在学习养生理论与方法的同时，也必须重视掌握养生的技巧和技术，也就是养生之术。

养生之术随着时代的发展而变化，但很多本质的东西不会改变。在历史长河中，曾出现过很多养生技巧和技术，有些由于各种原因失传了，有些则延续下来，并不断被完善。养生之术比较独特，它没有固定不变的内容，而是可以根据"全养生"理论在实践中的应用来进行发挥创造。

经过大浪淘沙，留下来的就是金子。本章将介绍具体的养生之术，包括外表、形体的养护技巧，还包括脏腑器官等内在的调理方式以及心理调节的技术等。希望大家通过这一章的学习，能举一反三，探索更多有益的养生之术。

按 摩

按摩，又称推拿，既可保健美容，又可防治疾病，应用非常广泛。按摩的作用主要有这么几点：一是加强血液和淋巴的循环，促进体液循环。按摩可使局部皮肤潮红，皮温升高，毛细血管扩张，血液淋巴循环增强，从而有效地促进人体的代谢能力。二是按摩可调理经脉，疏通经络。运用按摩的捏、摇、扳、拔等手法，可使关节脱位得以复原，软组织撕裂也可对位，还可疏通血瘀肿胀导致的粘连，有利于损伤组织的修复和功能重建。三是按摩可调节神经系统，使神经兴奋，又可抑制神经活动，对腰背痛、头痛头昏、神经衰弱等症有很好的缓解作用。四是按摩可增强机体的抗病能力。有资料显示，对背部两侧按摩10分钟，就可以让白细胞的总数轻微升

高,白细胞吞噬指数和血清抗体明显增高。主要的按摩手法有:

·**按法**·指用手指、手掌或肘部在皮肤或穴位上有节奏地按压。按压时力量应由轻而重,稳而持续,最好垂直向下,不可使力过猛,着力点应固定不移。按法的刺激性较强,有开通闭塞、镇静止痛、放松肌肉的作用。指按法适用于全身各部位的穴位按摩;掌按法则常用于腰背及下肢部的按摩;肘按法压力最大,多用于腰背、臀部和大腿部的按摩。

·**摩法**·是指用手指或手掌在皮肤或穴位上进行柔和的旋转活动。摩擦时肘关节要自然屈曲,腕部放松,指掌自然伸直,动作缓和,保持一定的节津。摩法对皮肤穴位的刺激轻柔和缓,可配合润滑的按摩剂进行,效果更好。

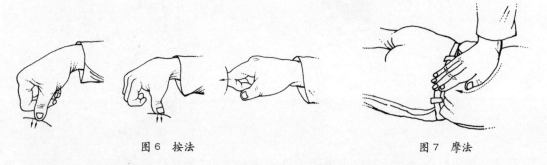

图6 按法　　　　　　　　　　　　　图7 摩法

·**推法**·是指用手指或手掌向下、向前或向外推挤皮肤肌肉,在一定的身体部位上进行单方向的直线运动。推挤时指、掌、肘等要紧贴体表肌肤,缓缓运行,受力均匀、慢慢渗透。推法具有消积导滞、消瘀散结、解痉镇痛、通经理筋的功能,还可提高肌肉的兴奋性,促进血液循环。

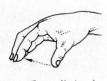

图8 推法

·**拿法**·是用一手或两手拿住皮肤、肌肉或四肢,向上提起,随后又放下的按摩方式。拿法多用大拇指和示、中两指进行,或用大拇指和其余四指相对用力,在一定身体部位和穴位上进行一紧一松的捏提。进行这种按摩时力量应由轻到重,连贯并有节奏,接触点要在指腹,并且腕部放松。拿法对身体有较强刺激,常配合其他手法来进行按摩。拿法具有祛风散寒、缓解痉挛、舒筋通络、消除肌肉酸胀和精神疲劳的作用,在颈椎、肩部和四肢的按摩中应用较多。

·**揉法**·指用手指或手掌在皮肤或穴位上进行旋转按摩的手法,按摩时前臂和腕部自然摆动,通过手指、鱼际、掌等部位对身体某部位或穴位进行旋转施压。揉法轻柔缓和,刺激量小,可用于全身各部位的按摩,有舒筋活络、消积导滞、活血化瘀、缓解肌痉挛、软化瘢痕的作用。

·**点法**·是用指端、屈曲指间关节或肘尖集中力点,在身体部位或穴位上进行使劲点按穴位的按摩方法。

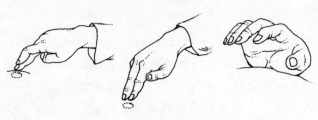

图9 揉法

点按时部位要准确，力量深透。点法具有活血止痛、解除痉挛、开通闭塞、调整脏腑功能的作用，适用于全身各部位及穴位按摩。

·擦法· 是用手掌的大鱼际、小鱼际或掌根在一定部位进行直线注返摩擦的按摩手法。擦法的运动幅度较大，需紧贴皮肤，力量应大一些，均匀运动。擦法可提高局部温度，扩张血管，加速血液和淋巴的循环，具有行气活血、温经通络、消肿止痛的作用。

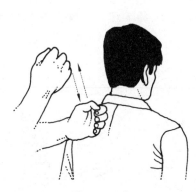
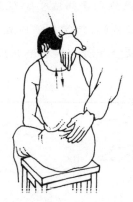

图 10　叩法　　　　　　　　　　图 11　擦法

·抹法· 是用双手拇指的罗纹面着力于身体某部位，以拇指的近端带动远端，做上下或左右的注返按摩。这种方法用于前额、颈部的按摩，有开窍镇静、清醒头目、行气散血的功效，常用来治疗颈椎病引起的头痛、头晕等症。

·搓法· 是用双手掌面对称地挟住或托抱住患者的肢体，双手交替或同时用力，做相反方向的来回快速搓揉。搓动时双手用力要对称，动作幅度要均匀等。这种手法适用四肢、胸肋和肩部等部位，有疏通经络、调和气血、放松肌肉的功效。

·搽法· 用第 5 掌指关节背侧吸附于按摩部位，将腕关节的伸屈动作和前臂的旋转运动结合在一起，使小鱼际与手背在局部位置上做持续不断的来回擦动的手法。这种手法刺激平和，安全舒适，有良好的调整作用，主要用于面积较大的身体部位，可治疗运动系统和周围神经系统疾病。

·摇法· 是使患者关节产生被动性环形运动的按摩手法，根据按摩部位又可分为颈部摇法、肩关节摇法、髋关节摇法和踝关节摇法。摇法主要用于四肢关节、颈项和腰部，具有疏筋通络，滑利关节，预防和解除粘连，改善关节运动功能等作用，常用于颈椎病、肩周炎、落枕、四肢关节扭挫伤等症。

·拍法· 是用虚掌对身体表面进行拍打的按摩方法。拍打时五指并拢，掌指关节微屈，以虚掌动作对治疗部位进行有节律地拍击。这个手法适用于肩背、腰骶、股外侧、小腿外侧等部位，有行气活血、舒筋通络的作用，可治疗风湿酸痛、重着麻木、肌肉痉挛等症。

　　按摩是让人十分放松的保健方法，操作起来也简便容易。但按摩需要注意以下事项：按摩时双手一定要保持清洁，不要戴饰品，以免伤到按摩者的皮肤。为了取得按摩的良好效果，按摩者在按摩前应全身放松。做全身按摩时要注意按摩的方向，一般应顺着血液和淋巴液回流的方向按摩，力度要由轻到重。如果患有传染性皮肤病、皮肤湿疹、急性传染病、急性骨髓炎、结核性关节炎、肿瘤，或烫伤、皮肤溃疡以及各种疮疡等症，最好不要进行按摩。妇女经期、怀孕5个月以上的孕妇不能按摩。有急性腹膜炎、急性化脓性腹膜炎、急性阑尾炎患者，还有久病过分虚弱、有严重心血管病或高龄体弱的人，也不能按摩。

现代人因为生活方式的改变，特别容易出现颈部、腰部的不适。对颈部进行按摩，可有效治疗颈椎病，适当的按摩可疏通经络，加宽椎间隙，整复椎体滑脱，解除对神经的压迫。按摩颈部还能缓解肌肉紧张，恢复颈椎的活动能力。按摩颈椎多用推法，用手指、掌部的力量在颈部进行单方向的直线运动可起到解痉镇痛、促进血液循环的效果。也可用按法，按压颈部的穴位，刺激肩颈的肌肉。

按摩颈椎时要根据病情选择适宜的按摩手法，以免不当的操作手法给颈椎带来伤害。按摩时手法和刺激量要因人而异，如男性耐受力较强，手法可稍重一点；女性耐受力较差，手法可稍微轻一点；老年人气血虚弱，肌肉无力，血管硬化，手法要柔和、轻巧、准确，不要太过猛烈。

腰部按摩要拿准穴位，对相应的穴位进行按摩刺激，效果会比较好。如按摩命门穴，命门穴在腰部第2腰椎棘突下的凹陷中，与前脐中相对应。按摩时右手或左手握拳，以拇指置于命门穴上，先顺时针按揉8次，再逆时针按揉8次，重复操作32次。每天按揉这个穴位，有温肾阳、利腰脊的作用。按揉肾俞穴，肾俞穴在腰部第2腰椎棘突下旁开1.5寸处，与命门穴相平。按摩时两手握拳，以拇指放在两侧肾俞穴上，先顺时针方向按揉8次，再逆时针方向按揉8次，连做32次。每天按揉此穴，可滋阴壮阳、补肾健腰。按摩腰阳关穴，腰阳关穴在腰部第4腰椎棘突下的凹陷中。按摩时左手或右手握拳，以拇指置于腰阳关穴上，先顺时针按揉8次，再逆时针按揉8次，反复32次。腰阳关穴在督脉上，督脉为阳经，本穴是阳气通过之关，按摩这个穴位可舒筋活血、滑利关节、强健腰肌。按摩委中穴，委中穴在膝关节后面窝横纹正中处。双手对搓至热，用两手同时拿揉两下肢委中穴，约1分钟。每天拿揉这个穴，有舒筋活络、解痉止痛的作用。

除了按摩腰部的穴位，还可捶腰骶，将两手握成拳，用拳背有节奏地叩击腰部脊柱两侧到骶部，左右都叩击32次，叩打腰部时要放松腰骶部。每天叩击腰骶部，有活血通络、强筋健骨的作用。还可以手擦腰，先把手互搓搓热，然后把手掌紧贴在腰部脊柱两旁，上下反复摩擦腰部两侧，一上一下为1遍，连续做32次。摩擦腰部，有温经散寒、行气活血、壮腰益肾的作用。不管是按摩腰部穴位，还是叩打摩擦腰部，都需要坚持不懈，才能收到良好的效果。

现代女性要顾及家庭，还要参加工作，生活压力比较大，容易出现各种乳腺问题。乳腺增生已经年轻化、普遍化。女性如果经常按摩乳房，就可改善血液循环，排出多余的乳房淋巴液，减少乳腺疾病，维护乳房健康。按摩乳房可选择合适的乳液或婴儿油，按摩时减少摩擦造成的滞涩。按摩从乳头开始，向外滑动指尖，一直滑到乳房底部，这样按摩可促进淋巴系统工作。按摩时动作要温和有力，还可绕乳房做圆周按摩，动作要慢一点，轻柔一点，先顺时针旋转，再逆时针旋转。还可轻轻按压乳头和乳房两侧，帮助乳房释放毒素和体液。

美　容

美丽的容颜往往跟青春与健康相连，从古至今，美容就成为人们特别注重的养生术。美容的英文来源于古希腊词汇，原意是装饰，这个词汇的含义变化表明数千年前美容术就已经出现。考古学家发现，古希腊时期有染料和香水异地交换的情况，公元前 5000 年的时候，女人用铅来画眼线，用绿孔雀石画眼影，那时候的女人还通过染指、涂唇、描眉、染发等方式美化自己。中国的史籍、艺术作品中时常出现眉笔、胭脂等美容物品，可见古人对美容的重视。

漫长的历史发展，让美容术得到了大量的积累，加上现代技术的探索与应用，美容术已成为养生术的主要内容。下面我们按类型了解一下美容术。

驻颜

人的美丑与衰老可直接体现在面容上，因此驻颜术成为人们最直接、最关心的美容需求。驻颜，就是让年轻的容颜长驻不老，这个说法最早出现在晋代葛洪的《神仙传·刘根》里，文中说"草木诸药，能治百病，补虚驻颜，断谷益气"，意思是用各种草药可起到驻颜的作用。在古代，道家人物用各种方法进行修炼，以期实现童颜不老的目的，但这些方法大都超乎寻常，不容易为普通人选用。

随着科技的发展，现代美容术相当多，美容手术、美容针、美容药物比比皆是。但从养生的角度来看，进行身体的调理，由内而外地调理肤色，所谓养内容外，维持年轻容貌，才是最好的选择。

我们都知道，女人能呈现女性之美，是因为女人的生理。成熟健康的女性气血调和，皮肤光洁，面色红润，发黑唇红，让人觉得美丽。《素问·上古天真论》里论述女子一生的生理过程，说"女子七岁，肾气盛，齿更发长；二七而天癸至，任脉通，太冲脉盛，月事以时下，故有子；三七肾气平均，故真牙生而长极；四七筋骨坚，发长极，身体盛壮；五七阳明脉衰，面始焦，发始堕；六七三阳脉衰于上，面皆焦，发始白；七七任脉虚，太冲脉衰少，天癸竭，地道不通，故形坏而无子"。可见女性的美丽都源自天癸，如果任脉通畅，太冲脉充盛，女性的生命力就旺盛，生命也会呈现最美的形态。

唐代医家王冰说，"冲为血海，任主胞胎，二者相资，故能有子"，说明女性的生育能力根本在于冲、任二脉，二脉充盛，才会保证正常的生育能力。因此，调养冲、任二脉，会保证女性的月经周期规律，保证女性正常的生育能力，而这也意味着维护了女性的健康与美丽。

要调养冲、任二脉，可通过调理足三阴经来实现。女人以血为本，而血又与肝、脾、肾三脏有关，足三阴经是与这三个脏腑密切联系的经脉，并与任脉交会于小腹部，肾经也与冲脉并行，所以每天坚持进行小腿内侧足三阴经循行线的按摩，或在特定穴位进行针刺、按揉，都可起到调控天癸、延缓衰老的目的。这就是通过调补冲、任，进而调控天癸，实现美容养生的目的。

此外,经常做一做面部按摩也能促进脸部气血的流通,让面部焕发光泽,延缓衰老。每天清晨起床后,双手摩擦两侧耳朵,然后轻轻牵拉耳朵,再用手指来回摩擦头部皮肤,梳理头发,最后将双手对掌擦热,用热手浴面,上下来回16次,感觉脸部温热即可。

美发

头发对容貌的影响很大,满头黑发的人总显得年轻有朝气,而满头白发则让人觉得衰老。头发可反映一个人的身体状况,能给人较为直观的年龄印象。现在很多年轻人过早出现白发,只能靠染发来修饰外貌,染发虽然简单直接,但对身体伤害较大,不值得提倡。

中医认为,头发的荣枯跟肾精密切相关,肾气充盈,头发自然乌黑亮泽,肾气衰弱,则头发干枯变白,要想有一头乌黑的头发,就要调理肾气。调肾可选择食疗和按摩,日常可多吃补肾的食物,如食用枸杞调理,每次用10～15 g的枸杞子煎汤内服或炖汤食用,可治疗肝肾亏损导致的头目昏花、头发早白;熬制黑芝麻粥,可补肝肾、润五脏,适用于身体虚弱、头发早白的人。按摩可选择脚踝的太溪穴,这个穴位属肾经,是肾经的重要穴位,经常按摩可促进女性激素的分泌,使头发光亮而富有弹性。每次用拇指静按1分钟,重复3次就可以。

固齿

牙齿咀嚼是消化系统的重要环节,胃部对食物的消化程度跟牙齿对食物的咀嚼程度有直接关系。牙齿还承担着语言表达的功能,与容貌和健康关系密切。现在很多牙科诊所都提供护齿、美齿的服务,人们也越来越重视牙齿的保健。

古人说,"百物养生,莫先固齿",牙齿保养不好,想通过饮食养生,就比较困难。人到中年以后,身体功能开始衰退,这时如果不注意保健牙齿,牙齿就很容易出现龋齿、牙周炎等问题,甚至松动、脱落。牙不好,影响美观,还影响咀嚼及消化能力,造成身体营养不良。

护齿健齿首先要做好牙齿的保养。随着年纪增长,人的牙龈会萎缩,牙齿间会产生较大的缝隙,容易残留各种食物残渣,形成牙垢。这些残渣和牙垢不尽快去除,就会滋生细菌,损害牙齿。饭后漱口,按时刷牙是清理牙齿最基本的要求,每隔一段时间去牙科彻底清洁一次牙齿也很必要。

用牙齿咀嚼食物时,要两侧牙齿交替使用,以免造成某侧牙齿因缺少生理刺激而出现废用性萎缩,另一侧则因为负担过重而造成牙髓炎。要纠正一些不良的用牙习惯,比如有人喜欢用牙咬笔或烟斗,时间长了可造成牙齿畸形。特别是小孩子,不要随便用牙长时间咬硬物。还要防止意外伤害,不要用牙开启瓶盖或咬过硬的东西,如核桃、橡实等坚果。

经常饮茶或用茶水漱口,有利于口腔健康,可加固牙齿。医学研究证明,茶叶中含有微量的氟,常饮茶或用茶水漱口的人,其口腔会保持清新,患口腔疾病的可能性也会减少。

传统健齿法是叩牙,有谚语说"清晨叩齿三十六,到老牙齿不会松"。叩齿的时候要口唇微闭,先叩磨牙32次,再叩门牙32次,再错牙叩犬齿32次,就能把所有牙齿都活动一遍。此外,中医认为,肾主骨,而齿为骨之余,那些纵欲过度的人往往肾精亏损,牙齿很早就晃动脱落。因此,日常要节欲保精,才能肾气充沛,牙齿健康。

塑形

塑造健康优美的形体,也是美容的重点内容。现代人生活优裕,肥胖人数明显比以前增多,很多人都希望能通过减肥来实现健康的体形。

减肥是要把身体上多余的脂肪减掉,如果盲目乱减,很可能对身体造成损害。已经有很多因为减肥太过而出现厌食症的案例,这些人过度减肥,不但瘦到脱形,甚至危及生命。因此,减肥要把握适度的原则,要采用科学方法,有针对性地减。通过饮食减肥,要注意以下几个原则:一是不要摄取过多盐分;二是不要吃太多让身体寒冷的食物;三是可充分摄取促进脂肪和糖分代谢的维生素 B 群;四是多吃能帮助通便的富含纤维素的食物;五是充分摄取钙质,保证骨骼健康。

在饮食调理的基础上,还要配合运动来减肥。运动不但能消耗掉人体多余的能量,对形体有很好的塑形作用,而且能保持身体的年轻状态。

艾灸属于中医传统灸疗法的一种,是把天然艾叶制成艾条、艾炷,点燃后烤灸人体的穴位,以达到保健和治病的方法。

艾灸的起源很早,约在春秋战国时期就已经流行。《诗经·采葛》里有"彼采艾兮"的句子,西汉的毛亨和毛苌解释说"艾所以疗疾",指出古人采集艾叶,是为了治病。《孟子·离娄篇》里也说"今之欲王者,犹七年之病,求三年之艾也",可见艾的确是可用来治病的。因此推测,艾灸疗法的出现不会晚于西周。

随着中医的发展与完善,艾灸与中医学的经脉腧穴学说相结合,就有了较为成熟的艾灸体系。中医学认为,人体的五脏六腑和四肢百骸是互相协调的,这种相互协调主要靠经络的作用来实现,而腧穴就是经络的关节点,通过刺激腧穴可起到调节五脏六腑和四肢百骸的作用。因为是通过经络起作用,在治疗上艾灸能起到针药起不到的作用,《灵枢·官能》说,"针所不为,灸之所宜",《医学入门》也有"药之不及,针之不到,必须灸之"的说法。

根据中医理论,艾灸的主要作用有:

一是温经散寒,促进人体气血的运行。正常的生命活动依赖气血的作用,气行则血行,气滞则血瘀,血在经脉中流动,完全靠"气"的推送,因此气行血才能畅。可是,很多原因都可能影响气血的运行,例如"寒则气收,热则气疾",说明寒热对气血运行有影响。气寒血涩,血液运行缓慢容易凝结而生病,对此就可采用艾灸的方法,温经散寒,保持血液运行正常。《灵枢·刺节真邪》说,"脉中之血,凝而留止,弗之火调,弗能取之",火调就是艾灸。《灵枢·禁服》说:"陷下者,脉血结于中,血寒,故宜灸之。"因此,艾灸法用于血寒运行不畅,留滞凝涩引起的痹证、腹泻等疾病十分有效。

二是行气通络，增强人体的抗病能力。人体各部分都分布着经络，经络内联脏腑，外布体表肌肉，是联接内外，调节肌体正常运行的关键。因为"六淫"的侵袭，人体局部容易气血凝滞，经络受阻，出现肿胀疼痛等症状或一系列功能障碍。艾灸相应的穴位，就可起到疏通经络，调和气血，平衡功能的作用，起到增强人体抗病的作用。

三是扶阳固脱，挽救垂危。阳气是人体健康的根本，人的寿命也跟阳气是否健旺有关。阳病则阴盛，阴盛则为寒、为厥，甚至元气虚陷，脉微欲脱，这时就可用艾灸法救治。宋代的《针灸资生经》里说："凡溺死，一宿尚可救，解死人衣，灸脐中即活。"《伤寒论》指出，"少阴病吐利，手足逆冷……脉不至者，灸少阴七壮""下利，手足厥冷，烦躁，灸厥阴，无脉者，灸之"，可见出现呕吐、手足厥冷、脉弱等阳气虚脱的危重病患，用大艾炷灸关元、神阙等穴可扶阳固脱，回阳救逆，挽救垂危。艾叶有纯阳的性质，再加上火本属阳，两阳相得，往往可起到最好的作用。中风脱症、急性腹痛吐泻、痢疾等急症都可用艾灸法治疗。

四是升阳举陷，恢复机体的正常功能。阳气虚弱不固可致上虚下实，气虚下陷，出现脱肛、阴挺、崩漏、久泄久痢、滑胎等症，《灵枢·经脉》说"陷下则灸之"，因此气虚下陷，脏器下垂等症可用艾灸疗法。脾胃学说创始人李东垣认为"陷下者，皮毛不任风寒""天地间无他，惟阴阳二者而已，阳在外在上，阴在内在下，今言下陷者，阳气陷入阴气之中，是阴反居其上而复其阳，脉证俱见在外者，则灸之"。因此，艾灸不仅可以益气温阳，升阳举陷，安胎固经，还可治疗卫阳不固、腠理疏松等症，如脱肛、阴挺、久泄等病。

五是拔毒泄热，调节机体功能。一直以来，人们都认为艾灸主要治疗寒证，不少医家都提出热证禁灸，如《圣济总录》里说："若夫阳病灸之，则为大逆。"但也有一些医家赞同热证用艾灸，如《黄帝内经》里提到用艾灸治疗痈疽，唐代《千金要方》里指出艾灸法有宣泄脏腑实热的作用，如"小肠热满，灸阴都，随年壮""肠痈屈两肘，正灸肘尖锐骨各百壮，则下脓血，即差""消渴，口干不可忍者，灸小肠俞百壮，横三间寸灸之"等。《医学入门》阐明热证用灸的机制是"热者灸之，引郁热之气外发，火就燥之义也"。因此，艾灸法只要使用得当，既能散寒，又能清热，对机体有双向调节的作用。

六是防病保健，防病于未然。中医学一直非常重视预防疾病，提出了"防病于未然""治未病"等思想，艾灸在治疗疾病之外，就有预防疾病和保健养生的作用，是传统的防病保健方法之一。民间俗话说"若要身体安，三里常不干""三里灸不绝，一切灾病息"，意思是艾灸足三里穴可起到健身的作用。唐代《千金要方》里说"凡宦游吴蜀，体上常须三两处灸之，勿令疮暂瘥，则瘴疠温疟毒气不能着人"，可见艾灸能预防传染病。《针灸大成》里则有灸足三里预防中风的记载。《黄帝内经》里甚至还有预防狂犬病的艾灸法，说"犬所啮之处灸三壮，即以犬伤法灸之"。艾灸可温阳补虚，常灸足三里、中脘，可使胃气盛壮，胃为水谷之海，荣卫之所出，五脏六腑，皆受其气，胃气常盛，则气血充盈，人体就健康；命门是人体真火的所在，为人之根本，常灸可保阳气充足；关元、气海为藏精蓄血的所在，艾灸可使精血充足，从而提升人体的免疫力，达到防病保健的作用。

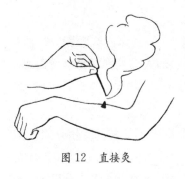

图 12　直接灸

艾灸疗法的适用范围十分广泛,在古代它是治疗疾病的重要手段,现在它也可用于内科、外科、五官科、儿科和妇科的治疗,艾灸对乳腺炎、肩周炎、前列腺炎、盆腔炎、颈椎病、糖尿病等有非常好的疗效。

艾灸的方法很多,首先可分为直接灸和间接灸。直接灸就是把艾炷直接放在皮肤上施灸,如施灸时需将皮肤烧伤化脓,愈后留下瘢痕,就是瘢痕灸;如果不使皮肤烧伤化脓,不留瘢痕,就属于无瘢痕灸。瘢痕灸多用于治疗哮喘、肺结核、瘰疬等慢性疾病,一般虚寒性疾患,可用无瘢痕灸。

间接灸也叫隔物灸,是指用药物将艾炷与施灸腧穴部位的皮肤隔开的艾灸法,常见的隔物灸有隔姜灸、隔蒜灸、隔盐灸、隔饼灸、黄蜡灸、硫黄灸等。

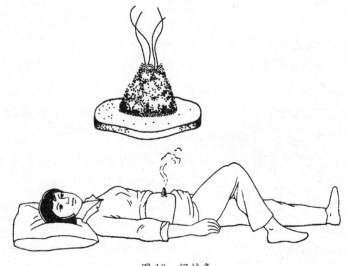

图 13　间接灸

· **隔姜灸** ·把鲜姜切成直径 2～3 cm、厚 0.2～0.3 cm 的薄片,用针刺出几个孔,再将姜片放在需要施灸的腧穴部位或患处,将艾炷放在姜片上点燃施灸。艾炷燃尽,易炷再次进行施灸,以皮肤红润而不起泡为度。这个方法常用于因寒而引起的呕吐、腹痛、腹泻及风寒痹痛等病。

· **隔蒜灸** ·用新鲜大蒜头,切成厚 0.2～0.3 cm 的薄片,中间用针刺几个孔,放在应灸的腧穴或患处,将艾炷放在蒜片上点燃施灸。这种方法多用于治疗瘰疬、肺结核及初起的肿疡等症。

· **隔盐灸** ·把纯净的食盐填敷在脐部,或在盐上再放一片薄姜,上加大艾炷施灸。这个方法多用于治疗伤寒阴证或吐泻并作、中风脱证等。

· **隔饼灸** ·是指隔附子饼艾灸。将附子研成粉末,用酒调和做成直径约 3 cm、厚约

0.8 cm 的附子饼,在其中间针刺几个小孔,然后放在需要艾灸的腧穴处或患处,上面再加艾炷施灸。这个方法多用来治疗命门火衰而致的阳痿、早泄或疮疡久溃不敛等症。

艾卷灸是指把艾草加工成艾条,再进行施灸的一种艾灸法。艾条的加工方法为:取纯净细软的艾绒 24 g,平铺在长 26 cm、宽 20 cm 的细草纸上,然后卷成直径约 1.5 cm 的圆柱形,外用柔软疏松而又坚韧的桑皮纸包裹,用胶水或浆糊封口。也可在艾绒中掺入肉桂、干姜、丁香、独活、细辛、白芷、雄黄各等分的细末 6 g,做成药条。

艾卷灸的施灸法分为温和灸和雀啄灸。温和灸是施灸时将艾条的一端点燃,对准需要施灸的腧穴或患处,距皮肤 1.5~3 cm,直到施灸部位有温热感而无灼痛感为宜,一般每处灸 5~7 分钟,以皮肤见红晕为宜。对于昏厥或局部知觉迟钝的患者,施灸时可将中、示二指分开,放在施灸部位的两侧,通过施灸者手指的感觉来测知患者局部的受热程度,以防止烫伤。

雀啄灸是指施灸时,将艾条点燃的一端与施灸部位的皮肤之间不保持在一定距离上,而像鸟雀啄食一样,一上一下地活动施灸。另外,也可均匀地上下或向左右移动,保证患者不被烫伤。

温管灸,是用苇管或竹管作为灸器向耳内施灸的一种方法。这种灸法最早出现在唐代孙思邈的《千金要方》里,"以苇筒长五寸,以一头刺耳孔中。四畔以面密塞之,勿令气泄。一头内大豆一颗,并艾烧之令燃,灸七壮",这个方法在古代主要用于中风口眼歪斜的治疗,现在灸具的制作有了很大的改进,治疗病症也有所扩展。

还有温灸器灸,是用金属等材质特制的一种圆筒灸具进行艾灸,又称温筒灸。灸筒底有尖有平,大筒套小筒,小筒四周有孔。施灸时,将艾绒或加掺药艾条装入温灸器的小筒,点燃后,将温灸器的盖子盖好,放在腧穴或准备施灸的部位进行熨灸,直到所灸部位的皮肤红润。

药 膳

药膳是指在膳食中搭配相应的药材,以实现治病养生的目的。药膳是中医学的重要组成部分,也是我们祖先遗留下来的宝贵文化遗产。

药膳的起源可追溯到春秋战国时代,《黄帝内经》里说"凡欲诊病,必问饮食居处""治病必求其本""药以祛之,食以随之",并说"人以五谷为本""天食人以五气,地食人以五味""毒药攻邪,五谷为养、五果为助、五畜为益、五菜为充,气味合而服之,以补精益气",这些都是药膳形成的基本理论。到了汉代,《神农本草经》里就收载有药物 365 种,其中载有药用食物 50 种左右,如橘柚、酸枣、葡萄、龙眼、大枣、赤小豆、粟米、干姜、杏仁、桃仁、蟹、海蛤等,记载了很多食物有"轻身延年"的功效。真正提出药膳概念的,是在东汉时期,《后汉书・列女传》中有"母亲调药膳"的描述,并有了家庭药膳的记载。

到了后世,中医学在药膳方面继续探索,《金匮要略》有专篇列举了一些药膳方子,如治少阴咽痛的猪肤汤和治产后腹痛的当归生姜羊肉汤,还有桂枝汤、百合鸡子黄汤等,都是屡被验证是药膳的方子。从唐代开始,药膳逐渐成为专门的科学,孙思邈的《千金要方》里有"食治"专篇,收载药用食物164种,分为果实、菜蔬、谷米、鸟兽四大门类。明清时期更是出现了针对某些疾病及老年人的药膳方子,其中较著名的有明代高濂的《遵生八笺》,记载了适合老年人的药膳,有粥类38种,汤类32种。清代曹慈山的《老老恒言》特别注重应用药膳防病养生,对老年人食用的粥论述非常详细。他将药粥分为三品,上品"气味轻清,香美适口",中品"少逊",下品"重浊",提出"老年有竟日食粥,不汁顿,饥即食,亦能体强健,亨大寿"的观点。书中记载上品粥36种,如莲米粥、杏仁粥、芡实粥、胡桃粥、枸杞叶粥等;中品粥27种,如赤小豆粥、大枣粥、茯苓粥、龙眼粥等;下品粥37种,如羊肝粥、地黄粥等。

药膳虽然有保健养生、治病防病的作用,但毕竟是在饮食中加入了药物成分,在日常应用时就需要遵循一定的用药原则。药膳用来治病,大多为辅助,疗效也比较慢,日常食用也是以养身防病为主。选择药膳要懂得药物的配伍和治疗范畴,以免药不对症,吃了不起作用,或起反作用。在选择养生药膳时,要遵循以下原则,以实现药膳的养生健身目的。

(1)因证用膳,要在辨证的基础上选择食材和药材的配伍,进行药膳的制作。比如血虚的人可选用补血的大枣、花生制作药膳,阴虚的人可使用枸杞子、百合、麦冬等制作药膳。

(2)因时用膳,根据气候变化选择相宜的药膳。中医养生强调天人合一,讲究人与日月时令的相应,在饮食上一样,人要根据时令而选择最恰当的药膳。中医里有一句话说"用寒远寒,用热远热",意思是采用性质寒凉的药物时,应避开寒冷的冬天,而采用性质温热的药物时,应避开炎热的夏天。人体脏腑气血的运行和自然界的气候变化十分密切,而药物会对脏腑气血产生影响,在选用时就应当考虑时令的影响。

(3)因人用膳,根据人的体质和年龄选择相宜的药膳。不同年龄阶段的人有不同的身体特征,即使同一年龄阶段的人也会有不同的健康状况,在选择药膳时就应该加以区别。比如小儿体质娇嫩,正处在成长过程,药膳不宜选择大寒大热的种类;老人大都肝肾不足,药膳不宜温燥;还有孕妇不能动胎气,活血化瘀之类的药膳就不能吃。

(4)因地用膳,结合生活环境选择药膳。跟时令一样,我们生活的环境也会对身体造成不同的影响。地域不同,人体的生理活动和病理变化也有不同,在选择药膳时也必须考虑这些因素。比如生活环境潮湿,可多食用温燥辛辣的药膳;地处寒冷,饮食应多热而滋腻;广东、福建等地炎热潮湿,要煲汤做药膳,就应选择清凉甘淡类的药材和食材。

在运用药膳的过程中,一定要留意一些烹饪禁忌,以免药膳危害健康。首先,要注意食物与药物的禁忌关系,如甘草、黄连、乌梅、桔梗忌猪肉,薄荷、苋菜忌鳖肉,天门冬忌鲤鱼,白术忌大蒜、桃、李,蜜忌葱,鸡肉忌黄鳝,半夏、菖蒲忌羊肉,商陆、杏仁忌狗肉,人参忌萝卜等。其次,因高血压、冠心病及严重心、肝、肾脏疾病引起的水肿,在配制药膳时应少放盐,饮食宜清淡。第三,体质肥胖,患有动脉粥样硬化性疾病的人,不宜服富含脂肪的食物,尤其是动物脂肪,此类药膳最好不要吃。第四,糖尿病患者要慎用或不用富含淀粉类或糖类的药膳。第五,熬制药膳时最好用砂锅或陶瓷类用具,不要用铁锅,因为中药不宜用金属制品加工。最后,药膳一定要适量食用,不宜太多,以免引起反作用或产生副作用。

在这里,推荐几种药膳,供大家参考选择。

青蒿桃花甲鱼汤

材料：青蒿 10 g，干桃花 10 g，黄芪 10 g，甲鱼 200 g（去内脏，保留骨，洗净）。

烹饪方法：将青蒿、干桃花、黄芪一同放入砂锅内，加适量的清水，煎汤去渣留液，再同甲鱼一起入砂锅煎煮。如果药液过少，可加适量清水，煮半个小时。食用前可加入适量蜂蜜。

这个药膳具有滋肾调肝、滋阴养血、理气祛瘀的功效，特别适宜女性。中医认为气血充盈，人就会面色红润，富有光泽，这个药膳方子适合长期熬夜，血虚不荣、肝肾亏虚或肝气郁滞、瘀血阻络的人，特别适合面色苍白或萎黄，皮肤出现皱纹或色素沉着的女性。

虫草山药牛髓汤

材料：冬虫夏草 1～2 g，柏子仁 10 g，山药 10 g，蜜汁红莲 10 g，牛髓适量（牛脊骨 250 g）。

烹饪方法：先将柏子仁、山药、蜜汁红莲、牛髓同时放入砂锅内，加适量水煎煮 30 分钟。将冬虫夏草洗干净，放入加适量水的碗中，上蒸锅内隔水蒸 20 分钟，取出冬虫夏草，加入熬好的药液同服。

《黄帝内经》说"心者，君主之官，神明出焉"，意思是人的精神、意识和思维活动都归结于"心"的功能，而长期从事脑力劳动的人会有肾精不足，髓海失养的情形，需补心益肾健脑，这药膳恰好有健脑益智的功效，可加强记忆、增强智力、促进思维，特别适合教师、科研人员和其他脑力劳动者。

参枣芪精粥

材料：人参 3 g，黄芪 10 g，黄精 5 g，红枣（去核）5 枚，粳米 100 g。

烹饪方法：将人参、黄芪、黄精 3 味药放入砂锅，加适量清水煎汤去渣留液。在砂锅内放入干净的粳米和红枣，煮成稀粥，加入适量红糖拌匀，即可食用。

这个药膳能健脾胃，有强身健体的功效，中医认为脾胃为后天之本，是气血生化之源。有些人虽然年轻，但因终日忙碌，加上后天失养、劳倦内伤，伤及肺、脾、肾三脏，出现精神疲乏，懒言少动的症状，面色无华，胃口不佳，有时动则气喘，食用这个药膳就可改善身体状况。这个方子特别适合企业老板和工作繁忙的上班族。

食 疗

食物对生命的主要意义在于提供营养，但实际上食物不仅仅能填饱肚子，提供人体营养需要，要是运用得当，还能疗疾祛病，就如近代医学家张锡纯在《医学衷中参西录》中所说，食物"病人服之，不但疗病，并可充饥"。

食物的治疗作用是逐渐被古人认识的，《黄帝内经》曾提到食物对健康的影响，《素问·五常政大论》说："大毒治病，十去其六；常毒治病，十去其七；小毒治病，十去其八；无毒治病，十去其九。谷肉果菜,食养尽之,无使过之,伤其正也。"古人把治病的药称为毒,可见药对人体是有毒副作用的,而食物也要适当食用,否则可能伤及人体的正气。

就药与食物来讲,唐代孙思邈提出先食疗,再考虑服药。他在《千金要方》里提出"为医者,当晓病源,知其所犯,以食治之,食疗不愈,然后命药"的观点,成为中医食疗传统的理论依据。沿着食疗的思路,后世的医学家和养生家们再接再厉,总结了食疗对健康的重要意义。比如宋代的《圣济总录》里专设食治一门,介绍各种疾病的食疗方法。宋代陈直所著的《养老奉亲书》,是专门讨论老年人保健的一本书,其中重点谈论的就是饮食营养。元代的太医忽思慧编撰了《饮膳正要》一书,详细论述了饮食对健康的重要意义,以及一些食疗建议。明代李时珍撰写《本草纲目》,收载了有食疗作用的谷物、蔬菜、水果300余种,动物400余种,这些宝贵的资料为我们进行食疗,提供了极大的便利。

张仲景说,"所食之味,有与病相宜,有与身为害,若得宜则益体,害则成疾",表明如果患病,食物的选择就相当重要。因此,我们必须掌握一些饮食与健康的知识。

根据五行理论,古人解释了五脏的相生相克关系,同样,古人还把食物分为五色,相应的食物会对五脏起到补益作用。如绿色对应木,肝为木,因此绿色食物有保护肝脏,滋养肝脏的作用。如菠菜、花椰菜、大白菜等绿色蔬菜能提供莱菔硫烷、异硫氰酸酯和吲哚等多种成分,能刺激肝脏产生降解体内致癌物的物质。除了蔬菜,鳄梨、猕猴桃等绿色水果,也是养护肝脏的首选食物。

白色对应金,肺为金,白色食物有益于肺的保养。日常果蔬当中,白色食物也非常多,如大蒜、洋葱、芋头、豆芽菜,都是白色食物,还有梨,是润肺的佳品。

红色对应火,心为火,因此红色食物对心脏最有益。如西红柿、红苹果、胡萝卜、西瓜等食物都含有大量有益于心脏的物质。有研究发现,每天吃两根胡萝卜,可有效降低血液中的胆固醇,对预防心脏疾病和肿瘤都十分有益。除了红色食物,很多紫色食物富含大量抗氧化剂花青素,可抑制血液凝块形成,对心脏非常有益,如葡萄、蔓越莓、紫甘蓝等。

黄色对应土,脾为土,橙黄色食物对脾的补益效果就很好,如木瓜、桃子、芒果就属于这类食物。

黑色对应水,肾为水,因此黑色食物有补肾的功效。逢黑必补,黑色食品在自然界中不太多,黑木耳、黑豆、黑芝麻算是代表食物,除此以外还有黑橄榄、黑加仑也是比较好的黑色食物。

经过千百年的发展,现在的食疗种类非常多,如养生粥,就是非常常见的食疗方法。熬粥最长用粳米或糯米,这些米有健脾益气的作用,如果加姜熬煮,就有了温补脾胃,治疗脾胃虚寒的功效。如果用糯米煮粥,在煎煮时加入适量的葱、姜,煮熟后再兑入一小杯醋,就能治疗感冒,还能预防感冒。因为粥利于消化,适合体弱的人食用,因此喝粥成为古今食疗中最常用的一种方法,甚至有人提出老年人只需喝粥,就能延年益寿。

其次,羹汤类的食疗方子也很多,羹汤以肉、蛋、海味、奶为主要原料,既可当正餐食用,也可作佐餐食用。羹汤的种类非常多,如羊肉羹可温阳、牛肉汤可补血、鸡汤可补气等,都十分美味又富含营养。

茶和酒也具有一定的食疗功能。茶类的食疗其实可称为"代茶饮",是指用含有茶叶或不含茶叶的一些饮品进行食疗。如姜糖茶,是用生姜和红糖组成的茶饮,可治疗风寒感冒;还有菊花茶,或纯用菊花,或加茶叶和枸杞子,搭配泡饮,有清热、明目的功用,可治疗头晕、目眩等症。

养生酒多是在白酒中加入中药,经过浸泡或酿制而成。中医认为酒能通血脉、祛寒气,如果加入枸杞子、人参或鹿茸等药物就可制成药酒,日常少量饮用可调节身体,活血驱寒。

进行食疗,还需要考虑节令的变化。四季节气不同,我们在食疗的时候如果能顺应时节,那么日常饮食自然就能起到食疗的作用。比如夏天天气酷热,人容易出汗阳虚,胃口也容易受影响,这时可适当多喝些汤水,既补充水分,也利于消化吸收。夏天最适合喝黄梅汤,把肥大的黄梅蒸熟,去核,选净肉一斤,炒盐半两,加干姜末一钱半,干紫苏二两,甘草、檀香末随意拌匀,放在瓷器中晒干,收贮,每次调水时加点糖,最能消渴解暑。秋冬时候气候干燥寒冷,饮食上就应当忌燥热、忌寒凉,以免伤阴。

跟药膳一样,食疗也有禁忌,例如鳝鱼忌狗肉,鸭蛋忌与李子、桑葚同食,这些禁忌我们在日常进行食疗时,也应该遵循,不要因为饮食不当起不到食养的作用,反而损害健康。

音 乐

《黄帝内经》里有“天有五音,人有五脏,天有六律,人有六腑”的说法,把音乐与人体联系在一起,并明确了“宫、商、角、徵、羽”五音与五脏有对应关系,即“脾在音为宫,肺在音为商,肝在音为角,心在音为徵,肾在音为羽”,指出乐先药后,五音调五脏的理论。

五脏能与“五音”相应,是因为人与自然环境息息相关,万物之音必然会引起人的种种反应。战国时期的公孙尼在《乐记》中说,“凡音之起,由人心生也,物使之然也”。明代张景岳进一步解释,在《类经附翼》里说,“乐者音之所由生也,其本在人心之感于物”,可见音乐是人心对万物有感而生,而这个感应会反过来影响人心。很早以前,人们就发现音乐对人的生理会产生影响,朝鲜的金礼蒙在《医方类聚》里说,“脾好音乐,丝竹(乐器)才闻,脾即磨矣”,意思是听到音乐,会促进脾胃的运化功能。根据五行和脏腑学说,音乐感受于心,心为火,脾为土,火生土,因此音乐通过对心的刺激而影响脾的运化,是有一定道理的。

理解了音乐与脏腑健康的联系,古人就开始利用音乐养生,用音乐来调剂人们的精神生活,改善精神状态,从而起到预防、治疗疾病的作用。《晋书·律历上》就说“是以闻其宫声,使人温良而宽大;闻其商声,使人方廉而好义;闻其角声,使人恻隐而仁爱;闻其徵声,使人乐养而好施;闻其羽声,使人恭俭而好礼”,可见五音皆对人有良好的影响作用。

现代研究也发现,活泼欢快的乐曲能使人精神振奋;而一首优美雅静的歌曲可让人畅志舒怀;同样,悲哀低沉的音乐,能催人泪下,悲伤不已;昂扬激越、威武雄壮的乐曲,能让人心跳加快,热血沸腾,激情满怀。音乐正是通过对人心理情绪的调节,来对身体产生影响的。

音乐可以深入人心,可以感染、调理情绪。在聆听中,曲调、情志与五脏共鸣互动,可起到动荡血脉、通畅精神的作用。我们说百病生于气，而音乐却可以让人的心灵得到平复和宁静，没有气生，也就不会有病了。

那么，怎么利用音乐来调节身体，养护健康呢？首先，我们要明白五音与五脏的具体关系。

肝在音为角，角调式音乐亲切爽朗，如同大地回春，万物复苏一般，具有生机益然的旋律。角音有"木"的特性，因此入肝。肝气一定要条畅，身体才健康。肝喜欢爽朗、豁达，如果人长期被烦恼的事情困扰，肝气不畅，就会出现种种不适。肝气不畅的人容易舌边溃疡，眼睛干涩，情绪抑郁或易怒，女性还会有乳房胀痛、痛经的症状。要调理肝气，可多听一些开畅胸怀、舒解郁闷的乐曲，如《胡笳十八拍》《喜洋洋》等。一天当中，晚上7点到11点，是阴气最重的时间，这段时间听养肝的音乐，可克制旺盛的肝气，用音乐来养肝、平肝。

心在音为徵，徵调式乐曲一般都热烈欢快，有层次分明的结构，让人感觉欢畅。徵音具有"火"的特性，可入心。心为五脏中的君主，掌控着全身血液的循环，还掌控着我们的神志，因此听徵音有利于心脏的保健。如果有心慌、烦躁、心胸憋闷、胸痛、失眠等心部不适的情况，也可听徵音来调理。最具有代表性的徵调音乐是《紫竹调》，还有《春江花月夜》和《梅花三弄》，都是可安神宁心、镇静催眠的乐曲，可消除紧张、焦躁的情绪。中医护心，讲究子午觉，在子时之前最好能让心气平和下来，因此听音乐养心的最佳时间为晚上9点到11点，可保证子时前能平稳入睡。

脾在音为宫，宫调式的乐曲风格悠扬沉静，淳厚庄重，如"土"一般宽厚结实，因此可入脾。脾为身体提供能量，每天我们吃下去的大量食物要经过脾的运化，身体才能吸收精微，并把精微物质转化成能量供给各个脏器。如果思虑过度或饮食不当，就可能造成脾的不适。常见的脾胃不适如腹胀、便稀，反映在脸上则会面黄或肥胖，有时还会口唇溃疡，女性则可能有月经量少色淡，或子宫下垂的问题。调理脾的最佳曲目是《十面埋伏》，《百鸟朝凤》和《黄莺吟》有消除悲哀忧思的作用，也可多听一听。养脾可在进餐时，或餐后1小时内欣赏宫调音乐，效果会比较好。

肺在音为商，商调式的乐曲风格多高亢悲壮，铿锵雄伟，有"金"的特性，因此可入肺。肺是全身气之关键，人通过肺部的呼吸与天发生联系，肺与外界进行气的交换，保证全身气机调畅，营卫之气充足。如果肺部不适，人会咳嗽、鼻塞、气喘，出现咽部溃疡疼痛等症状，还容易感冒、出汗。肺气需要滋养，可听曲调高昂的《阳春白雪》，还有《金蛇狂舞》《步步高》等，可助长肺气，平衡肺气。每天下午3点到晚上7点，是肺气比较旺盛的时间，这个时段听养肺的曲子可收到事半功倍的效果。

肾在音为羽，羽调式的乐曲风格或清纯，或流畅，或凄切哀怨，具有"水"的特性，因此可入肾。肾藏精，是储蓄人的生命能量的地方，肾精不足，人的生命质量就会降低。劳碌的生活很容易消耗人的肾精，如果肾气不足不充盈，人就会出现面色发暗、腰酸的症状，性欲降低，黎明时分常会腹泻。羽调式的代表曲目是《梅花三弄》，可经常多听。每天早晨7点到11点，是天地阳气逐渐转盛的时段，人体的肾气容易感天地之气而恢复，这个时段可搭配商音跟羽音一起听，促进肾中精气的恢复隆盛。

除了五脏适宜听的音乐外,如果想催眠,还可听舒曼的《梦幻曲》、莫扎特的《催眠曲》等;想清除心中的悲怆之情,可听海顿的《创世纪》、贝多芬的《第五交响 c 小调——命运》;如果想降血压,可听《平湖秋月》《雨打芭蕉》《春江花月夜》等乐曲。

其次,要想让音乐充分发挥调理的作用,还要注意音响设备等问题。听音乐要选好的音响,如果不想影响别人,也不要用耳塞式耳机,可用封闭式耳机,这样音乐的声波可对心率、血压、呼吸等起到较好的调节作用。

如果用音响设备,听音乐的时候最好离设备 2 m 左右,并把音响放在正前方比较好,这样左右声波均衡,对听力最有利。在音量上,不要开得太大,以感觉舒适最好。

凡事都有利弊,听音乐有促进脏腑功效的作用,也有损害健康的可能,因此听音乐也有一些禁忌。如空腹时不要听节奏强烈的音乐,因为此时人的饥饿感强烈,如果音乐节奏激烈,会加剧人的饥饿感而精神烦躁。吃饭的时候最好不要听打击乐,打击乐一般节奏明快,铿锵有力,如果在吃饭时听,会导致人心跳加快,情绪不稳,影响人的食欲,妨碍消化。还有,生气的时候不要听激烈的摇滚乐,疯狂而富有刺激性的摇滚乐会让人情绪冲动,助长人的怒气,损伤肝脏。

听音乐之外,还可用唱歌来养生。唱歌能锻炼人的心肺功能,宣泄人的感情,释放心中的郁闷,对健康非常有益。古人说"脾之志忧,中气郁结,长歌以泄郁",可见唱歌的确可舒缓情绪。唱歌还能促进全身气血流通,人在唱歌时精神集中,可排除一切杂念,起到养神的作用,因此经常唱歌也是音乐养生的一个好方法。

书 画

中医学讲究"精、气、神",认为这三者是人之三宝,养生必须做到精足、气充、神旺。养生,除了对身体进行保养外,还要讲究精神保养。听音乐算得上是从精神方面进行调理保健的养生方法,而中国传统的书画艺术,也是精神保养的好方法。

中国传统书法既是一种高级的艺术创作,也是一种高级的艺术享受,它能让人的身心和谐,精神平和。中国传统书法作为一种艺术形式,已经存在了数千年,经过无数代文人墨客的继承和发展,形成了其独特的特点。相传中国文字是仓颉"仰视奎星圆曲之势,俯察龟文鸟迹之象,博采众美,合而为字"的,因此中国字本身就具有相当的美感,加上书法家们的各种创造,中国书法就形成了优美而多样的特点。古人常说"字如其人",我们从不同的书法作品就能看出作者的不同个性来。因此,练习书法就是艺术与练习者紧密联系的过程,书法作品会成为练习者的精神体现。

古人很早就意识到书法与个人健康的联系,他们常常把书写当作精神的宣泄,"舒心中气,散心中郁"。汉代书法家蔡邕说"欲书先散怀抱,任情恣性,然后书之",宋代书法家苏东坡评论书法时说"骨气深稳,体兼妙,精能之至",米芾称赞黄道周的书法"意气密丽,如飞鸿舞鹤",都把书法艺术与人的风骨相联系在一起。可以说,书法与人的精神本身就能相辅相成、互为己用。因此,书法和养生密不可分。

大量的事实也证明,书画艺术的确有延年益寿的作用。从古至今,书画家里的长寿者数量极多,他们活过 70 岁是十分普遍的。比如唐代书法家褚遂良活了 74 岁,颜真卿活了 77 岁,草圣张旭活了 80 岁,柳公权活了 88 岁;宋代的欧阳询活了 85 岁;明代的文徵明活了 90 岁,明末的朱耷活了 82 岁;近现代书画家里吴昌硕活了 84 岁,齐白石活了 95 岁,于右任活了 87 岁,刘海粟活了 99 岁,赵朴初活了 93 岁,启功活了 93 岁。据说上海书法家苏局仙活了 110 岁,他在 102 岁生日时,有人问他养生的秘诀,他笑着说:"惟书法而已。"刘海粟在回顾 80 多年的艺术生涯时说,"作书作画,养气健身,确有延年益寿之功,书画创作与一切劳动一样,都有先经过一段'劳其筋骨,苦其心志'的阶段",可见书画创作的确有益健康。

书画艺术能对健康起促进作用,这首先跟书画创作的要求有关。古人说"凡欲法书,秉其精,贯其气,赋其形,运其势,寄其情,会其神,道其宗,衡阴阳,化五行,谓之书",要练书法需要调动心智身等各个因素,才能完成。唐太宗李世民就说过"欲书之时,当收视返听,绝虑凝神,心正气和",先要收心凝神,排除一切杂念,思想高度集中,然后书写时要做到"肩欲其平""身欲其正""两手如抱婴儿""两足如踏马镫",身体也要端正。真正进入书法创作状态的人,会感到自己的心意是一致的,心到手才能到,如果心手不一,是很难写出满意的作品的。

书法创作的这个过程,的确与传统中医养生理论不谋而合。《黄帝内经》说:"恬恢虚无,真气从之,精神内守,病安从来",可见内心的平静是身体健康的根本,养生必先养心,养心必求宁静,而练习书法能让人于静中获得安宁。练习书画艺术就是练习静功的过程,绘画或写书法时,人会"静中求动,形神和一",同时"心静体松,以意引气"。当你一心一意,全身心地投入,并排除杂念,呼吸平稳,意守丹田时,你才能将自我的意志通过柔软的毛笔落定在纸上,而这个过程就是养气的过程,也是精神内守的过程。

练习书画,在精神上是求静,在身体方面则有协调机体的过程。一幅书画作品的完成首先要作者构思画面,进行布局安排,然后再通过手、指、掌、腕的动作,把自己心中所想描绘出来,这是一个相当复杂的过程,需要身体与大脑协调运作才行。练习书画,可促进全身血气通融,手臂和腰部的肌肉得到锻炼。绘画需要"动其稍节,工于腕踝",经常旋转手腕有助于防治百病。身体的腕踝部是气血容易阻滞的部位,也是脏腑病变很容易反应的部位,通过练习书画作品而经常旋转手腕、脚腕,自然可以疏通经脉,调和气血,收到养生保健的功效。

练习书画,心手共用,这还是一个激活大脑神经细胞的过程。我们知道,大脑衰老是人体衰老的直接反映,大脑一旦老化,很容易加速身体的老化。练习书画需要动脑,而手脑协作的过程会给大脑有益的刺激,大脑对各种信息进行综合分析,再发出指令调节,不但可以刺激大脑皮层兴奋,使大脑神经递质分泌增加,还能改善大脑的供血,提高大脑的功能,起到延缓衰老的作用。老年人练习书画对保护大脑非常有利,不但可以防止"手抖"的毛病,还能预防脑痴呆。

书画作品是一种尚美的造型艺术,作为艺术品,它具有美的感染力。当人们浸淫其中,耳濡目染,不断从书画作品中汲取美的享受,天长日久自然会有去除污浊,净化心灵的效果。美能怡情,美能延年。创作和品鉴书画作品本身就是一种自我调节的精神活动,我们从创作和欣赏中都能获得审美快感。著名画家潘天寿说:"高尚的艺术能使人心感悟而渐进于至真至善至美之境地;美育为人类精神自我完成之重要一端。"张大千也认为:"养身贵在养心,而养心要有健康的生活情趣。"因此,练习书法绘画,欣赏书画作品,调养身心,培养高尚的艺术情操,对延年益寿有百利而无一害。

当你心中郁闷烦躁时,书画艺术能使你解脱,能让你冷静;当你觉得生活百无聊赖,了无意趣时,书画之美可点燃你心头的喜悦和生活之乐趣。利用书画养生健身,不但能让我们的精神有所寄托,也会让我们的生命达到审美的高度,有更深的领悟。

第四章
养生之道

条条大路通罗马,养生之道是不是这样呢? 中国传统的养生之道注重人与自然的关系,讲究人与自然如何和谐相处,如何顺应生命规律,最终实现养生的目的,这是"全养生"特别推崇的理念。

"全养生"概念来自《黄帝内经》"淳德全道,寿蔽天地",它不仅取其义,而且吸收了《黄帝内经》的养生智慧,融合古今养生大家的养生之道,构建起符合现代人全面养生需求的理论体系。"全养生"理论来源于《易经》《道德经》《黄帝内经》等古籍,涵盖道家、儒家、佛家、杂家和医家等的理论精华,是打开养生宝库的钥匙,也是古今养生之道的深刻体现。

通过古人的养生之道,我们可理解"全养生"理论的意义,反思现代人的生活方式,为全民健康提供理论保障。

天人合一

《易经》被称为大道之源,是我国传统思想哲学的基础,后世所有的思想观念都离不开《易经》。孙思邈说"不知易,不足以言太医",就指出中医理论也来自《易经》。《易经》对中国哲学、对传统医学最大的影响在于,它给出了认识世界、认识人生以及人自身的基本法则,这就是"天人合一"。

《易经·系辞上》说"一阴一阳之谓道",人生天地间,人与天、地共同构成三才,三才合一,才是天地之道。基于这样的认识,《易经》指出人与自然的关系是密切的,人无法脱离自然,而要遵循天地自然的阴阳之道,才能获得长足发展。在这个思想的影响下,后人提出更明确的"天人合一"理念。

"天人合一"是解读人与自然关系的理论,是认识自身规律的基本理念。《庄子·达生》里说"天地者，万物之父母也"，指出天地是万物诞生的起始，而万物就包括我们人类自身，人是大自然的一部分。中医学奠基之作《黄帝内经》反复强调"天人合一""天人相应"，如《灵枢·刺节真邪》说："与天地相应，与四时相副，人参天地。"《灵枢·岁露》说："人与天地相参也。"《素问·脉要精微论》也说"与天地如一"，都是这种理念的发展和强化。

所谓"天人合一"，是指人与天地有着息息相关的联系，人是天地宇宙的反映，天地宇宙也决定了人的存在。中医学是一个运用取类比象思维的科学，在解读人体结构的时候，中医学就发现人体结构与天地有共通之处。《灵枢·邪客》说："天圆地方，人头圆足方以应之。天有日月，人有两目。地有九州，人有九窍。天有风雨，人有喜怒。天有雷电，人有音声。天有四时，人有四肢。天有五音，人有五藏。天有六律，人有六府。天有冬夏，人有寒热。天有十日，人有手十指。""天有阴阳，人有夫妻。岁有三百六十五日，人有三百六十五节。地有高山，人有肩膝。地有深谷，人有腋腘。地有十二经水，人有十二经脉。地有泉脉，人有卫气。地有草蓂，人有毫毛。天有昼夜，人有卧起。天有列星，人有牙齿。地有小山，人有小节。地有山石，人有高骨。地有林木，人有募筋。地有聚邑，人有蝈肉。岁有十二月，人有十二节。"凡此种种，无不说明人的身体结构恰恰体现了天地的结构，"此人与天地相应者也"。

实际上，人体结构不仅与天地相应，人的生命活动也离不开天地，与天地紧密地联系在一起。《素问·生气通天论》说："苍天之气，清净则志意治，顺之则阳气固，虽有贼邪，弗能害也。此因时之序。故圣人传精神，服天气，而通神明。"在天地间充斥着清静之气，它能让人阳气巩固，健康强大，懂得养生的人，吸收天地间的清静之气修身养性，就可能与天地相通，不怕病邪的侵害。气，就是人与天地相联系，相沟通的重要介质。

"气"是构成生命活力的一个基本要素，也是维持生命活力的一个重要物质。这个气与天地的交互可决定人的健康状态，《素问·生气通天论》说："故阳气者，一日而主外，平旦人气生，日中而阳气隆，日西而阳气已虚，气门乃闭。是故暮而收拒，无扰筋骨，无见雾露，反此三时，形乃困薄。"可见人体的阳气会随着天地的变化而有强弱的不同，如果违反了这个规律，人与天地不合，就违逆了天道，人会出现形体"困薄"的问题。

天人合一，还反映在天地对人的影响上。我国属于季风气候，一年可根据季风分为春、夏、秋、冬四个季节，古人则在夏秋之间细分出长夏，这五季与人的五脏对应，因而有肝旺于春、心旺于夏、脾旺于长夏、肺旺于秋和肾旺于冬的生命节律。人体气血也与此相应，气血在春夏趋于体表，充实肌肉、皮肤；气血在秋冬趋于体内，体表皮肤紧密。

古人还发现，人体的气血还会随月亮的圆缺变化，呈现出相应的节律。月亮由缺到圆，人的气血会逐渐趋于充实，肌肉会变得坚实；月亮由圆到缺，气血就趋于衰弱，肌肉也随之柔弱。女性在生理成熟后，月经周期的节律变化也与月亮的圆缺相应，一般行经期多集中于月缺期前后，而排卵期则较多靠近月满期。

就地理而言，中国大陆幅员辽阔，地貌复杂，东南地势低，西北地势较高。当太平洋上的水蒸气等上岸时，会在东南一带形成大量降水，东南地区因此有了潮湿多雨的气候特征。水蒸气继续往西北部行进，逐渐减弱，最后成为强弩之末，因此西北地区多干旱寒冷。不同的气候环境和地理环境造就了不同的人。我国东南沿海地区,气候温和,潮湿多雨,人们多吃鱼而口味偏咸,人体相应表现为皮肤色黑、肌腠疏松的特点;西北部多高山旷野,风性劲急,人们的饮食多以奶酪肉类为主,体质也相应肥壮强悍。南亚、东南亚气候炎热,生活在这里的人普遍成熟较早,身材也较矮,而在气候寒冷的地区,人通常成熟较迟,身材也相对高大,寿命较长。比较典型的如俄罗斯人和北欧人,都有身材高大、强壮的特点。这都可看出环境对人的具体影响。

自然环境不仅影响人体结构,而且对人的心理也有影响。比如北方人性格多粗犷豪放,南方人多细腻缜密;热带地区的人热情欢快,比较感性,寒冷地区的人则严肃坚韧,较为理性,就跟环境有极大的关系。

"天人合一",在天、地、人这个系统中,人的生命活力源自"天",人的生命特征由"天"赋予,因此,人只有与天同气相求,同类相应,与之合一,才能健康长寿。

道 法 自 然

《道德经》里有一句话"人法地,地法天,天法道,道法自然",意思是人效法大地,大地效法上天,上天效法道,道效法着整个自然,换做简单的表述就是:整个大自然的运行规律形成了道,天地万物包括人,都要依循这个道而演化、存在。

我国传统的宗教道教是尊老子为祖的,老子的《道德经》就是道家思想的渊源,而《道德经》的核心思想就是:道法自然。道家讲究修炼,为我们提供了大量修身养性,延年益寿的健身方法,他们之所以有这样的养生成就,就是因为道家遵循了"道法自然"的原则。天地间的大道都源于自然,人也要遵从自然。从生到死,人要经历一个漫长的过程,这个过程本身就是自然规律,人能不能顺利成长,度过人生的每一个阶段,最终享受天年,就在于人能不能"道法自然",遵循生命规律。

作为人的生命,人需要运动,需要保持自身的温度和活力。这是我们的自然欲求之一,也是我们应该遵循的一个"自然之道"。现代人的很多疾病,就是因为没有顺应这个"道",没有满足身体的这个欲求才产生的。比如生活在大都市里的人,出门乘车,工作是坐在电脑前,娱乐也以室内活动为主,很少户外运动,跟自然少有接触,而身体也总是处在相对静止的状态。现在城市人最容易得的病是什么?颈椎病、肩周炎、肥胖以及痔疮,这些病产生的一大原因就是身体太静,没有让内在的气血活起来。

还有,很多年轻人喜欢熬夜,经常暴饮暴食,这是最为严重的违反"天道"的做法。古人讲"日出而作,日落而息",人的活动应跟随太阳的活动来进行,太阳升起的白天,人应该适度劳作,太阳落下去的夜晚,人应该睡眠修养。可很多人黑白颠倒,晚上熬夜,白天睡觉,违背了这一自然规律。那些经常熬夜的人往往脸色不好,身体状况也非常糟糕。经常熬夜的人容易大便不正常,要么便秘,要么拉肚子。他们还容易出现精神不振,易疲劳,免疫力下降的问题,非常容易感冒、胃肠感染或出现过敏症状。偶尔熬夜的人会明显感到白天头晕脑胀,注意力无法集中，甚至头痛，如果熬夜的次数多一些，就会有失眠、健忘、易怒和焦虑不安等神经或精神症状。这就是不顺应天道，而违逆天道的结果。

同样，饮食方面也是如此。人需要进食，但要规律，而且不宜多，要给肠胃休养的机会。人的胃黏膜需要不断更新，保证上皮细胞的活力，每过2～3天胃黏膜就需要修复一次。如果不按规律吃饭，或者暴饮暴食，胃部经常处在饱胀状态，这就是违反天道，胃黏膜长期修复不了，就会引起消化不良、胃炎、胃溃疡等疾病。暴饮暴食，不按身体需求而过量饮食，会危害人的泌尿系统，导致肾脏无法正常排出体内过多的非蛋白氮等有害物质。

一年四季，每当季节变换，人就感到不适，我们常说春困秋乏，为什么会有这样的情况，就是天地变化，我们的身体与之相应，努力地进行调整。为此，《黄帝内经》提出了"顺四时"的养生原则，就是道法自然。《素问·四气调神大论》说"圣人春夏养阳，秋冬养阴，以从其根"。根，指的就是自然之道，人的生命根本。春夏时节，天地间阳气渐生渐旺，人体内的阳气会与季节相应，养生就要抓住这个时机和规律，要善于养阳；到了秋冬时节，阴气渐盛，天地万物一派肃杀，人就需要与时节相应，藏阳养阴。

《道德经》的道法自然是与《易经》一脉相承的，是《易经》"天、地、人"三才关系以及"天人合一"思想的延续。在老子看来，自然为大，天地有道，人生其间就需要向自然学习，遵循自然之道，这才能让自身正常发展。在养生方面，"道法自然"是我们应当遵守的基本法则，也是我们需要不断探索的方向。

法于阴阳

《黄帝内经》是我国传统医学的集大成之作，一方面它总结概括了前人的医学思想，另一方面也开启了中医学不断发展完善的大门。《黄帝内经》最重要的贡献在于它的核心思想"法于阴阳"和"治未病"的先进理念。

《素问·宝命全形论》说，"人以天地之气生，四时之法成"，意思是人由天地之气孕育而生，依照四时变化而成，因此人跟自然的关系非常密切，人与天地大道同变化，与天地自然相依存。《素问·四气调神大论》亦说"夫四时阴阳者，万物之根本也"，天地万物都是依阴阳而存在的，阴阳变化是宇宙间事物发展变化的根本规律，不管是自然万物还是人类，都受这个规律的制约。因此，《素问·上古天真论》说，"上古之人，其知道者，法于阴阳，和于术数"，可见"法于阴阳"，即人应顺应天地阴阳的变化规律，才能维护生命的健康。

中国传统哲学以辨证的眼光来看待世界，"法于阴阳"就是这种辨证思维的结果。阴阳思想最具体的体现就是太极图。太极图分阴阳两面，黑色者为阴，白色者为阳，黑色中有白点，白色中又有黑点，这源于古人"清气上升为天，浊气下降为地"的创世思想。太极图中的黑白图像，像两条游动的鱼，互有渗透，又互相缠绕在一起，表明世界是由阴阳两股力量创造的，它们相互依存，不断运动转换，合为一体，又截然不同，这就是整个世界。在传统中医的眼里，生命和健康也都是相互对立和相互依存的，有天就有地，有水就有火，有生就有死，有男就有女，有柔就有刚。就算是一个人，也内含阴阳，而这阴阳持续长久地互动存在，人的生命才能延续。《素问·生气通天论》说："阴平阳秘，精神乃治；阴阳离决，精气乃绝。"可见阴阳共存，人就精神百倍，神采奕奕，一旦阴阳分离不合，人就会精气散尽而丧命。阴阳平衡对人体健康，对人的生命有多么的重要。

法于阴阳，就是尊重天地的阴阳，顺应天地阴阳的变化。天地阴阳变化最明显的莫过于一年当中的四季更迭，以及一天当中黑白的交替。《黄帝内经》里就提到养生要"顺四时，适寒暑"，依照四季阴阳的变化来养生，调整身体对寒暑的适应能力，保持人体最基本的阴阳平衡。一天当中，日出而阳气渐旺，日落而阴气渐盛，我们也应遵循这一规律，日出而作，日落而息，白天劳动，调畅阳气，晚上安眠，养藏阴气。

古人又说"阴阳互根""孤阴不生，独阳不长""阴中有阳，阳中有阴"，养生还必须注重阴阳互动，不能走极端。例如，动为阳，静为阴，生命要动静结合，动静相宜，这样阴阳才能平衡，如果过于劳作，动得太过，人会生病；同样，过于安逸宁静，人也会出现各种问题。

法于阴阳，还需要有预见能力，要未病先防，从根本上杜绝疾病对人的侵害。

传说名医扁鹊讲过这么一个故事：他们家兄弟三人，都精通医术。大哥的医术最高明，常常能在疾病爆发前就看出端倪，把疾病消灭于无形。二哥医术次之，能在疾病刚刚冒头时予以用药调治，解除病痛。扁鹊的医术最差，常常是病人已经到了危急时刻，才能诊治用药，救人一命。因为疾病没有爆发，人们不觉得大哥能给人"治"病，所以大哥的名气最小，而扁鹊常常在病人危急时才施救，让人觉得很神奇，名气反而最大。对这种情况，扁鹊很不以为然，认为大家的认识太肤浅、太偏颇。毕竟，阻止疾病的爆发，减少疾病对生命的损耗要比救急救危，苟延残喘更有意义，也更重要。

扁鹊的故事就是《黄帝内经》"治未病"理念的具体阐释，这一理念深刻影响了传统中医理论，也成为中医养生学的基础。

疾病是病邪对人体正气的消耗，是对健康的侵蚀和损害，如果我们能未雨绸缪，防患于未然，在疾病还没有爆发时就杜绝了生病的可能，那么健康长寿就容易得多。

养正避邪

人为什么会生病，东西方的医学解释很不相同。西医认为疾病的发生是因为细菌、病毒等微生物的感染，或者是人体自身器官、细胞发生病变。而中医学理论则认为，人生病是因为病邪入侵，正气不足或正不胜邪，疾病才表现出来。正如《黄帝内经》所说："正气存内，邪不可干，邪之所凑，其气必虚。"如果人体正气充盈，那么病邪就无法侵害身体，如果邪气过重，身体的正气也必然会受损。基于这样的认识，我们在日常养生时，一定要学会养正避邪，培养自身正气，避免外邪、内邪对身体的侵害。

中国古代的思想家孟子,活了八十多岁,在那个人活七十古来稀的年代,绝对算得上长寿。孟子虽然算不上医学家或者养生家,但他的人生态度和主张却十分有利于健康。在《孟子·公孙丑上》有一篇文章,记载了他跟学生公孙丑的问答。公孙丑问孟子擅长什么,孟子回答说:"我善养吾浩然之气。"浩然之气是什么气? 孟子详细解释说:"其为气也,至大至刚,以直养而无害,则塞于天地之间。"可见,孟子的浩然之气是存在于天地间的至大至刚之气,也恰好就是阳气、正气。人与天地相应,人不断接受天地间的正气、阳气,身体的正气自然也就充足。可见,孟子正是善于培养自身的这种正气,才有了健康长寿的生命。

气是中医很常见的概念,如果用西医学手段进行解剖检测,是无法发现的。但一些疾病与情绪的因果事实,却是医生们也无法否定的事。比如一个人碰到不开心的事,满肚子郁闷和恼火,无法发泄出来,就会觉得头晕脑胀,或者肚子鼓鼓的,饭也吃不下。时间长了还可能肝区不适,如果去看中医,医生可能会说这是肝气郁结,要舒肝理气。这个气看不到,抓不住,但又的确存在。

保养身体,除了要养足自身的正气之外,还需要避邪气,要小心过盛的邪气压制、损耗人体的正气。传说有三个人准备一起出行,出行的那天一大早,三人约定一起走。第一个人吃饱喝足,做足了准备才出门;第二个人喝了几口酒,拿上东西也出门了;第三个人最匆忙,什么都没准备好就空着肚子出门了。那一天恰好是大雾天,空气阴冷,三人硬着头皮出发了。后来回家以后,第一个人病了,但病情轻浅,吃了点药,调理休息几天就恢复健康;第三个人也病了,病得很重,医生也没能救活他;唯有第二个人没事。这是为什么呢? 是因为第一个人和第三个人没能抵抗得住大雾这样的寒湿邪气。酒为阳刚之物,可活血暖身,第二个人喝了点酒,因此身体内的阳刚之气帮他抵挡了寒湿之邪。

《黄帝内经》一再强调,人要健康长寿,就得"避虚邪"。《素问·上古天真论》说"虚邪贼风,避之有时",《灵枢·九宫八风》也说"谨候虚风而避之,故圣人曰避虚邪之道,如避矢石然",可见养生避虚邪的重要性,要像躲避敌人射来的箭和投来的石头一样。

避虚邪,首先要避外邪。我们在讲病因的时候提到"六淫",这六淫都可算外邪,其中最应注意的就是风,古人称为"虚风"或"贼风"。《黄帝内经》说"虚风"是"四时不正之气",也就是不正常、不好的天气状况,如大雾天、大风天或雷雨天等,都是"四时不正之气"。清代高士宗注释《黄帝内经》说:"四时不正之气,皆谓之虚邪贼风。"

俗话说"神仙也怕脑后风",人在正气充足,身体健康的情况下,也经不起虚风、贼风经常吹。特别是头部,一定要保暖,避免被风吹。头是全身的主宰,是人体经脉相汇的地方,受不得热,也受不得寒。夏天,头部是全身散热最多的地方,不能捂,更不能轻易受寒。夏天人体呈外张趋势,如果寒气侵袭,特别容易深入人体内部,引发的疾病也更严重。冬天可戴帽子为头部保暖,经常戴帽子不吹冷风,人就不容易感冒。刚刚洗完头发,一定要避免吹风受凉,特别是脑后的风府穴和风池穴,邪气最容易通过这两个穴位侵入人体。

日常生活中我们需要时时对"虚邪避之有时",比如季节变化的时候,采取相应措施,避免虚邪侵袭。春天的时候气候转暖,但寒气还没有散去,时不时出现气温波动或大风天气,这时要提防风邪,注意保暖;夏天暑热之气让人容易出汗,身体发虚,要留意暑热邪气对身体的损害;秋冬时节气候转凉变冷,气候干燥,一定要注意保暖防燥,穿暖一点,抵御寒气的入侵。

除了"六淫"等外界邪气侵袭外,我们人体内也可滋生一些病邪,引发疾病。《吕氏春秋·尽数》里对趋利避害有详细阐述,其中说,"天生阴阳,寒暑燥湿,四时之化,万物之变,莫不为利,莫不为害。圣人察阴阳之宜,辨万物之利,以便生,故精神安乎形而年寿得长焉",又说"长也者,非短而续之也,毕其数也。毕数之务,在乎去害"。对于人生之害,《吕氏春秋》里讲到了"三患",都属于可以引发人体内滋生病邪的因素。

一是好逸恶劳,身体太过安逸。《吕氏春秋》里描述为"出则以车,入则以辇,务以自佚,命之曰招蹶之机",出家门就坐车,进了家门坐轿子,反正务求身体舒适安逸,但这种做法恰恰是招致生命损害的做法,长久如此,人必然会生命枯竭,不得长寿。

二是沉迷美食,贪吃醉酒,不加节制。《吕氏春秋》里说"肥肉厚酒,务以相强,命之曰烂肠之食",大块的肉,浓烈的酒,每次都要痛快地吃,甚至吃饱了还要勉强吃,整天这样大吃大喝,醉生梦死,那么美食美酒会变成穿肠毒药,很可能要人的性命。

三是生活奢侈腐化,纵欲放荡。很多人喜欢张扬招摇的生活,如果有权有势,就会依仗权势过奢侈腐化的生活,要么作威作福,要么花天酒地,这样的生活在善于养生者的眼中无疑是让人丧生的"祸患"。

除了"三患",《吕氏春秋》还提到妨害生命健康和长寿的"三害",包括"五味太过,五者充形则生害,乃饮食为害,此其一;七情太胜,过胜则伤神,乃情志为害,此其二;六淫太过,太过则伤精,乃六淫为害,此其三",可见日常饮食和七情等情绪都可成为损害人体健康的因素。

如果说趋利避害是所有生物的求生本能,那么养正避邪就是我们养生最基本的一个原则。提高自身抵御病邪的能力,躲避所有可能的伤害,才是我们健康长寿的前提。

德 全 不 危

养生之道,要注重天道,注重人与天地的和谐,还要注重自身的修为。早在上古时期,注重养生的人就开始讨论、实践,总结养生经验,从方方面面提出了养生的理念和方法。《黄帝内经》概括如何才能长寿时说,"是以志闲而少欲,心安而不惧,形劳而不倦,气从以顺,各从其欲,皆得所愿。故美其食,任其服,乐其俗,高下不相慕,其民故曰朴。是以嗜欲不能劳其目,淫邪不能惑其心,愚智贤不肖,不惧于物,故合于道。所以能年皆度百岁而动作不衰者,以其德全不危也",揭示了长寿是因为"德全不危"。

"德全不危"包括哪些内容?我们仔细分析上面的话就可发现,它涉及人的内心,涉及人的行为和日常生活。比如首先要"志闲而少欲",凡事不要操心过度,要让自己的心情放松,心灵放空,不担忧,不多虑,一切顺其自然。真正做到这一点,人就能心态安宁,一片祥和,没有什么可恐惧的,也没有什么能扰乱心神的。中医学认为,心安神宁,则气自足,心神不安,思虑太过,则会气乱神散，真气不足。真气充足，人的肝胆就不会虚弱，肝胆不虚，自然不惊不惧。这显然是从心理状态角度来谈养生，保持平和的心理状态，人的身体就容易维持健康。

其次是"形劳而不倦"，意思是人要劳作，要让身体活动、运动起来，这样才能气血顺畅，脏腑运作正常。但"形劳而不倦"，不能过于劳累，以致疲惫不堪。也就是说，人要运动，但必须有度。唐代名医和养生家孙思邈说："养性之道，常欲小劳，但莫大疲及强所不能堪耳。"就是对这句话的具体解释。这是从身体的角度谈养生，身不能懒，不能整天保持静止不动，需要适当的劳作，舒缓全身的筋骨，但又不要运动过量过度，否则身体无法承受，反而成了损害。

《黄帝内经》说"气从以顺，各从其欲，皆得所愿"，显然是谈精神与肉体实现和谐状态。当身心闲适，人体内真气和顺，凡事顺遂心愿，那么身心的健康就容易获得。

谈完大的原则，就该讲一些具体理念了。《黄帝内经》里的"美其食，任其服，乐其俗"就是从日常吃穿方面来谈养生理念的。仔细看这三点，就可发现《黄帝内经》强调的其实还是一种人生态度，对于食物，不管好坏都要吃得香、吃得饱。衣服也一样，只要舒适合体就好。对于各种风俗习惯，要快乐地接受，不要什么都看不惯，都不满意。跟周围的人相处融洽，不管地位高低，财富几何，都能保持平等和谐的关系，那才算淳朴自然的生活。事实上，世界上很多长寿之乡都像《黄帝内经》里描述的那样，民风平和淳朴，就算没有什么独特的养生方法，单是这种生活，就能让人身体健康。

《黄帝内经》还说"是以嗜欲不能劳其目，淫邪不能惑其心，愚智贤不肖，不惧于物"，这就是从欲望才德方面来讲养生。"嗜欲不能劳其目，淫邪不能惑其心"，意思是贪图享乐的事都不能引其注目，淫邪的事情也不能惑乱人心，那么人也就没有什么可怕的。提出相类似观点的还有老子，他在《道德经》里说，"不见可欲，使民心不乱"，儒家也提出"非礼勿视，非礼勿听"，坚定自己的信念，控制自己的欲念和贪婪，这才是真正的以德养身。

欲望是人与生俱来的一种求生本能，然而过度追求欲望的满足又会让人陷入生命的困境。对欲望，我们既要适当满足，又要有所控制。儒家典籍《礼记·礼运》中说人有"六欲"，东汉思想家高诱注释为：六欲，生、死、耳、目、口、鼻也。也就是说人有最基本的六种欲求，包括渴望生存，害怕死亡，希望活得有滋味，有声色，因此嘴巴要吃，舌头要尝，眼睛要看，耳朵要听，鼻子要闻。在基本的"六欲"之外，人还有更多的精神欲求。明代朱载堉写过一首《十不足》诗，诗里说："终日奔忙只为饥，才得有食又思衣。置下绫罗身上穿，抬头又嫌房屋低。盖下高楼并大厦，床前却少美貌妻。娇妻美妾都娶下，又虑出门没马骑。将钱买下高头马，马前马后少跟随。家人招下数十个，有钱没势被人欺。"这首诗真是把人生的各种欲求都写尽了：吃饱穿暖了，就想住高楼大厦，成家立业。成家立业了，生活富足，又嫌没有权势，得不到别人的尊重，一重重的欲求真是让人生没有满足。最后就算成了皇帝，各种世俗的欲望都实现了，内心还不满足，还想成仙，或者长生不老。"若非此人大限到，上到天上还嫌低"，除非死了，各种欲求才会消失。

人的欲望虽然有积极向上的一面，例如探索、求知的欲望，奋斗、奉献的欲望，这些可给人带来奋进的动力，让人不断进步，不断提升人格。可是，对权利、金钱和美色的欲望，却可让人道德沦丧、人格堕落，走向自我毁灭的道路。凡事需有度，"欲"也不例外。"欲望"超过了度，就会变成生命的负累。很多人在追求欲望的道路上失去了自我，变成了各种欲望的奴隶，活得很辛苦，活得疲惫，甚至做出损害健康和寿命的事。正如《吕氏春秋》所说"故凡养生，莫若知本，知本则疾无由至矣"，养生一定要懂节制、懂生命的根本，不要陷入欲望的泥潭无法自拔。

要控制欲望，还需从品德修养方面、日常生活方面着手，做到全方位养生，才能"德全不危"，不受各种疾病的危害，从而延缓衰老，让生命长青。

由以上分析可知，所谓"德全不危"就是养生之德要非常全面，要从身体、精神以及道德修养等多方面进行养生，这样的养生理念其实就暗含了笔者所提倡的"全养生"理念。养生不能只是某一方面的养生，而是一个系统工程，涉及方方面面，我们需要把所有的养生理念和养生方法结合运用，才能实现健康梦。

第五章
四时养生

自然界一年四时气候不同,正确的养生之道强调顺应自然,全养生最看重的是人与自然环境的关系。如何顺应气候环境来养生,就成为全养生需要探讨的问题。

人生天地间,依赖自然而存活,就必然受气候环境的影响。"全养生"理论讲究全过程、涵盖生活全方位,认为养生并非一时一日的事情,而是要结合自然规律,尊重人体成长过程来养生。

在这一章,我们介绍四时养生。四时养生源自《黄帝内经》的"因时之序",是指人体功能会随着季节变化而发生变化,要顺应天地节令来养生。四时养生是全养生理论中"道法自然""法于阴阳"的具体应用,是合乎天地之道的养生理念和方法。善于四时养生的人,不但能减少气候变化对机体的损害,而且可利用天地自然之气调节自身不足,改善健康状况。

春 季

根据传统历法,春季从立春算起,一直到立夏的前一天,是春三月。这三个月里,气候的变化趋势为由寒转暖,温度逐渐升高。但是春季气候不稳定,时常寒热交替,冬寒等邪气尚未散尽。

春天的总体特征是生发,天地间阳气逐渐生发,万物开始复苏,整个自然界的特征就是充满生机,弃故从新。与此相应,人体内的阳气也逐渐生发,因此,春季的养生重点就是养阳。《黄帝内经》说:"逆春气则少阳不生,肝气内变。"因肝属木而主风,对应的是自然界的东方,旺于春季,因此春季还要养肝,如果春季调养不当很容易伤肝。肝为木,心为火,肝伤则心火不生,春季保养不当,肝气受损,那么夏季就可能心火不足而寒水入侵,引发一些寒性疾病。春季养阳养肝,可从下面这些方面着手调护。

春季饮食

春季肝气旺,脾气衰,养生时可兼顾养脾。五味中酸入肝,甘入脾,因此春季饮食上应少吃酸味,多吃甘的食物以养脾护肝。特别是肝阴虚的人,一定要少吃或者不吃酸味食物。酸味有收敛收摄作用,多吃酸味食物会抑制肝气的生发,导致脾胃的消化、吸收功能下降。春季多吃甘味食物可健脾胃,实现养脾的目的。健脾的食物有大枣、山药,可适当多吃。大枣可生吃又可熬粥,山药能健脾益气、滋肺养阴、补肾固精,既可熬粥喝,也可单独做菜。春季阳气上升,容易伤阴,因此也要注意养阴,多吃莲子、百合、山药、枸杞子等滋阴的食物。

春季气温变化大,冷热刺激会加速人体内的蛋白质分解,导致机体抵抗力降低,因此春季很容易感染疾病或者旧病复发。春天要保证摄入足够的蛋白质,如鸡蛋、鱼类、鸡肉和豆制品等可适当多吃。此外,春季多发口腔炎、口角炎、舌炎和某些皮肤病,这是因为冬季蔬菜和水果摄入不足,引起体内维生素和微量元素摄取不足,导致这些疾病的发生。春季草木复苏,蔬菜也成长起来,可适当多吃青菜,补充体内的维生素和微量元素,像小白菜、韭菜、油菜和西红柿等,还有一些常见的野菜,如荠菜、竹笋等也可做菜来吃。

春季肝气旺,肝气过旺会影响脾,出现脾胃虚弱的情形。因此春季不要过度吃一些干燥、辛辣的食物,应选择清淡饮食,少吃油腻、生冷及刺激性食物。春季可多喝养生粥,不管是早餐或晚餐,都可喝一些温肾壮阳、健脾和胃、益气养血的保健粥,如韭菜粳米粥、鸡肝粳米粥、猪肝粳米粥。

春季起居

春季要顺应自然生发的规律,早睡早起。早晨醒来后,可躺在床上伸一下懒腰,有利于阳气的生发。春天人容易觉得身体懈怠,如果清晨躺在床上舒展四肢,伸腰展腹,全身的肌肉都用力,并配合呼吸,就可起到行气活血、通畅经络关节、振奋精神的作用,能解乏、醒神,增加肢节的活力。起床以后可在庭院中散步以舒畅情志,感受阳气的生发。

在衣物添减方面,要注意气温的变化,不要急于换上单薄衣衫。特别是有心血管疾病的人,一定要随时添减衣物,避免倒春寒时气温过低,造成血管痉挛,加重病情。在穿衣方面,适宜"下厚上薄",体质虚弱的人要注意背部保暖,可时常穿个背心。春季着装不宜太紧,应穿较为宽松的衣物,以利于全身血液循环,保持气血通畅。

春季时居室要经常开窗通风,保持室内空气新鲜,减少室内寒湿气的积聚。

春季运动

春季户外气温渐渐升高,气候宜人,很适合户外锻炼。春季运动养生可恢复身体的"元气",调节冬季因缺乏运动造成的身体功能减弱。春季适宜进行一些节奏缓慢的运动,如散步、慢跑、做体操或打太极拳等。散步最好在空气新鲜,环境适宜的地方,不要在饭后立即出门散步,老年人不要空腹散步。每周散步 3 次,每次走 45～60 分钟最好,散步的行进速度可根据自身情况决定。

春季最适宜进行户外活动,锻炼身体还可踏青出游,去风景秀美的郊外春游。也可选择放风筝等活动。放风筝的时候人会不停跑动,还要控制风筝的飞翔,这种手、眼和四肢相配合的运动可调节气血,疏通经络。如果患有颈椎疾病,放风筝还能调节颈部肌肉和神经,有利于颈椎病的康复。放风筝应选择平坦、空旷的场地,不要选近湖泊、河流或地势陡峭、有高压电线的地方。

春季运动要注意气候变化,防风御寒,不要在刮风、起雾或阴雨的天气进行户外运动。每次运动前还应提前做准备工作,以免突然运动伤及身体。春季锻炼后不要随意脱换衣服,要擦干身上的汗,或者等汗少了再换。

春季气温虽然渐渐上升,但地温仍然很低,户外散步或运动时,最好不要在草地上随意走动,以免受寒,引发风湿性腰痛或关节炎。

锻炼的时候还要注意护膝,特别是老年人晨练的时候,一定要先活动一下膝关节。春季早晨比较寒冷,人体呈收缩状态,如果不先活动放松膝盖,一旦运动起来就很容易损伤膝关节。

春季养神

春季养肝,要防范情绪波动。春天气候多变,气温忽冷忽热不稳定,很容易引起人的情绪波动。春季人本身肝木旺,容易因恼怒等情绪伤肝,因此春季一定要切忌恼怒,保持身心舒畅、活泼,使肝气能正常地生发和调畅。

春季是抑郁症的高发时期,在春季保持良好心情可适当运动或外出旅游。日常生活中不要因为小事就烦闷,要努力做到不生气、不发怒、不着急、不烦躁郁闷,保证肝的舒畅条达。要减少抑郁情绪,可适当多看看喜剧,保持愉悦的心情。

调节情志还可适当改善家居环境,给家里摆放一些生命力旺盛的植物。春天是植物生长最快的季节,照顾家中的植物会让人感受到蓬勃的生命力,从而受到感染,改善心情。植物还能吸收空气中的大量尘埃,过滤放射性物质,消除噪声,对人体的生理功能也有改善和调节作用。可摆在室内的花卉有绿萝、吊篮、文竹、仙人球等,还可在空间较大的地方种上牵牛花、茑萝之类的攀援植物。

春季人很容易觉得困乏,情绪低落。春天由于气压低,气温多变,很容易引起人脑分泌的激素紊乱,造成抑郁、失眠,甚至爆发各种精神疾病。春困、情绪低落与天气、饮食、睡眠和运动不和谐都有关,有时也是亚健康的表现。春季要注意春困现象,及时缓解身体的困倦,保证精神状态的平稳。

如果春困比较严重,可多做深呼吸或有氧运动,多喝水,少吃油腻、热性的食物,尤其不要吃火锅。经常吃一些富含优质蛋白质的食物,还有胡萝卜、白菜、柑橘等富含维生素的食品,提升人的精力。

预防春困应注意睡眠,要早睡早起,提高夜间的睡眠质量。睡眠时间不宜过长,成年人保证每天8小时即可,中学生保证8～9小时,小一些的孩子9～10小时即可。早晨起床后可用冷水洗脸,刺激皮肤和大脑,促进血液循环,让精神迅速振作。

一般情况下,人出现情绪波动是正常的,在春季如果情绪不稳,要及时调节,排解忧愁、烦闷等不良情绪。可进行一些运动,转移注意力,也可听听音乐,参加一些集体活动,让情绪放松。春困或情绪不佳时可按摩太阳穴,出门晒晒太阳,进行有效的调节。

春季防病

气候由冬入春,人体要经历一个由冷到暖的适应过程。因为气候变化,人体的抵抗力和适应力都会减弱,而季节变换时节,也是细菌、病毒等微生物繁衍滋生的季节,春季容易爆发流行性传染病,一些冠心病患者还容易病情恶化。在春季,养生还需要增强体质,提高抗病能力。

春季多风,风邪是春季疾病外感因素中的主要因素,防风邪入侵是春季防病的重点。春季是春暖花开时节,各种花粉飘浮在空气中,最容易引发过敏,有过敏症状或特禀体质的人,必须预防过敏,尽量远离过敏原,减少出门时间,不要去花开繁茂的地方。特禀体质的人可在花开期来临前使用色甘酸吸入剂,预防花粉过敏。如果过敏了可用扑尔敏(氯苯那敏)、息斯敏(阿司咪唑)等药治疗,也可去医院请医生对症开药。

春季光照开始增强,对阳光过敏的人要做好防晒准备,就是健康人也要开始防晒,出门适当涂抹防晒剂,不要用含光感物质较多的化妆品,以免皮肤被紫外线和可见光损伤。要增强抵抗过敏的能力,可多吃富含维生素 A 的食物及新鲜蔬果,洗脸、洗澡时尽量不用热水、碱性肥皂和粗糙的毛巾。

春天人容易"上火",这是因为大多数地方春季多风少雨,人体内的水分容易通过出汗、呼吸而大量丢失。加上天气反复无常,人体的新陈代谢也会不稳定,容易功能失调,出现咽喉干燥疼痛、嘴唇干裂、大便干燥等"上火"症状。要预防上火,首先生活要有规律,注意劳逸结合,适当休息,多喝水,促进体内"致热物质"从尿液、汗液中排出。如果上火比较严重,可在医生指导下服用牛黄上清丸、三黄片、青果丸等清火药物,减轻上火症状。

春天气温上升,可开窗睡眠,但窗子不能开得太大,保证居室内的空气新鲜、流通就好。可在室内放置一些薄荷油或烧热米醋熏房间,以杀菌净化室内空气。饮食上少食肥甘厚味的食品,可多吃能够防止呼吸道感染的红皮萝卜。按揉足三里穴可防治感冒,春季可多按摩这个穴位。如果已经感冒,治疗时应以辛凉解表、清热解毒为原则,轻度感冒可用感冒清冲剂、板蓝根冲剂等。

春季好发流行性腮腺炎,尤其儿童和少年容易感染。这是一种由病毒引起,以腮腺肿痛为主要特征的疾病。家长要尽早做好防范,如果发现孩子耳垂下方肿大,伴有明显的痛感、张口困难、发烧、食欲下降等症状,要及时就医,以免延误治疗而诱发各种并发症。流行性腮腺炎诱发脑膜炎、胰腺炎、心肌炎、关节炎、甲状腺炎、脊髓炎、末梢神经炎等较为严重的疾病,家长一定不能忽视。

夏 季

根据传统历法，从立夏到立秋的前一天，是夏三月。夏季是一年四季中阳气最旺盛的季节，这个时候气候炎热而生机旺盛。夏季暑热邪气较盛，而人体的新陈代谢比较快，阳气外发，伏阴在内，气血运行也相应地旺盛起来。夏季以暑热为主，人在这种气候里最容易消耗阳气，因此，夏季的养生关键在于预防暑热之邪伤害人体。夏季人心火旺，肺气衰，养生应该主养心，兼养肺。夏季可从下面几个方面着手调理身体。

夏季饮食

五味中苦味属心，辛味属肺，所以夏天可多吃辛辣食物，一则刺激食欲，二则可利肺。夏季阳气在外，阴气内伏，人的消化功能弱，饮食上应选择清热解暑，健脾益气的食物，口味要清淡爽口，少吃一些油腻不易消化的东西。清淡饮食能清热、防暑、敛汗、补液，还能增进食欲。夏季新鲜蔬菜瓜果多，可适当多吃，既能满足所需的营养，又可预防中暑。主食可以粥为主，如绿豆粥、莲子粥、荷叶粥等都很适宜夏季食用。夏季饮食讲究清淡，但不是说不能吃荤腥，实际上夏季更应注意蛋白质的摄入，可食用虾、鱼、瘦肉、鸡肉、鸭肉、蛋、奶和豆制品等易被人体消化吸收的食物，补充蛋白质。同时，大量流汗会带走人体内大量无机盐，日常要及时地补充人体必需的矿物质，可多吃富含钙、钾、铁的食物，如桃、李等水果，还有青菜、大葱、芹菜、毛豆等蔬菜，以及动物内脏和牡蛎等。还要补充盐分和维生素，多吃西瓜、黄瓜、番茄、豆类，也可饮用果汁。

夏季心火旺，可适当多吃苦味食物。苦味食物中富含生物碱，有消暑清热、促进血液循环、舒张血管的作用，如苦瓜、苦菜、啤酒、茶等，夏天食用都可清心除烦，提神醒脑，还可增进食欲、健脾利胃。食用苦味食物要因人而异，老人和小孩的脾胃虚弱，不宜多食用苦味食物，患有脾胃虚寒、脘腹冷痛、大便溏泄的患者不能吃苦味食物，否则会加重病情。

夏季天热，人很容易出汗，汗是人体内的津液，随着汗液排出的往往还有人体内的电解质成分，如果不及时补充水分，可能造成体内代谢发生紊乱。因此，夏季还要科学饮水，保持人体内的水分平衡。

夏季饮水要多次少饮，不要等口渴了再喝水。如果感觉口渴，那说明人体已经处于缺水状态。喝水也不能一次喝太多，否则容易伤胃。吃饭的时候不要喝水，以免影响消化，加重食欲不振的现象。最解渴的饮品是水，可喝矿泉水，或泡绿茶喝。绿茶具有抗癌、坚固牙齿、保护毛细血管及提神的作用。绿茶还含有大量的钾，可补充体内流失的钾，提高耐热能力。因此，夏季喝绿茶不仅清热消暑，而且能解毒止渴。夏天还适宜喝酸梅汤和菊花茶，有利补水健脾，清热解暑。

夏季过于炎热时可适当喝点冷饮，帮助体内散热。不过，突然食用过冷的饮食会使胃肠温度突然下降,引起胃部不规则收缩,诱发腹痛、腹泻等疾病,肠胃功能不好的人不宜吃冷食,健康的人也不能多吃。

夏季饮食一定要讲究卫生,食物在夏季容易变质,最好能现做现吃,避免久放。生吃瓜果要洗净消毒,凉拌菜里可加蒜泥和醋,起到调味杀菌的作用。

夏季胃口大都不好,可少吃多餐,避免加重胃肠消化负担,又保证饮食充足,及时补充能量。

夏季起居

夏季居家时要保证居室清凉,早晚气温较低时可打开门窗,通风换气,中午室外气温升高,可将门窗紧闭,拉好窗帘,保持室内较低的温度。如果室内温度闷热,可去户外较凉爽的地方乘凉。

夏季白天长,黑夜短,暖热之气旺,人要保养阳气,应该晚睡早起。夏天中午气温特别高,晚上睡眠时间较短,可睡午觉以补充睡眠的不足。午睡可在午餐15～30分钟后睡,午睡时间也不宜太长,否则起来容易头晕脑胀,一般睡1小时左右即可。夏季午睡能预防冠心病、心梗等心脏疾病,对老人维护健康特别有益。

夏季人容易出汗,汗为心之液,如果出汗太多会伤心气。因此,夏天既要出汗以排出体内湿热之毒,也要控制出汗量,不能太过。为了调节人体内部的温度,在酷热的天气里,人的毛孔会自然打开,大量流汗,这时最容易受风湿等邪气侵袭。很多人不注意养生,天热的时候猛吹空调,结果造成手足麻木、面瘫等病,就是风寒入侵引起的病症。夏季天热,可自然出汗散热,穿衣要选择透气性好,比较薄的衣物,要经常换洗,以免皮肤感染。

夏季降温,还可用热除热,来降低体温。夏季大量出汗以后,可用温热毛巾擦脸擦身,及时清除留在皮肤表层的汗气。及时擦汗保持皮肤的透气性,能降低体温,不会伤及体内。夏天适宜洗温水澡,如果用冷水洗,反而会让皮肤收缩,洗完后更觉得热。温水能保证毛孔微开散热的状态,还能促进毛细血管扩张,有利机体排热。古人说"睡前洗脚,胜似补药",脚有第二心脏之称,人的脚上有许多重要穴位,而且还有人体五脏六腑的反射点,经常洗脚并按摩脚部,是非常有益健康的保健方式。夏季也一样,经常用热水泡泡脚,按摩一下足底的涌泉穴,可巩固元气,舒缓疲劳,促进睡眠。

夏季人体的消耗比较大,工作和学习都不宜太过疲劳,要防止长时间户外行动,保持居室内通风干燥,温度适宜。晚上睡觉时腹部最好盖上薄被,不要彻夜使用空调或风扇,空调温度也不宜调得太低。夏天不要光脚在湿地上行走,以免湿气从脚底部侵入身体。

夏季运动

尽管天气炎热,人容易出汗,夏季也还是不能懒惰,要适当运动,活动筋骨。夏季锻炼可避开高温时段,选择在凉爽的清晨或太阳降落的傍晚运动。游泳是非常适合夏季的运动项目,既能避暑,还能健身。如果选择散步、做操等其他运动,可在公园、河岸或庭院等有树有水的地方。

　　夏季运动量不宜过大,也不适宜剧烈运动,可进行温和运动,少许出汗,不要大运动量、大量出汗,以免损伤心阴。适合夏季的运动还有太极拳、八段锦、全养生操、散步、慢跑以及游泳等。

夏季养神

　　天气酷热,温度过高的话,人容易困倦烦躁,心神不安,一遇到不顺心的事情就容易发火恼怒。因此,夏天要懂得自我调节,从安定心神入手,保持良好的情绪和状态。

　　夏季情绪调节还可进行一些较为平和的娱乐活动,比如读书、听音乐,或者练字绘画等,这些需要静下心来的活动可让人心情平和,减少浮躁状态。古人说心静自然凉,时刻提醒自己保持平和心态,少想一些烦心事,少顾虑,或者练习一下静坐、冥想,都能让人内心平和,神清气静,自然就没有燥热的感觉了。夏季还可去风景宜人,气温适宜的地方旅游,消夏避暑,使心情舒畅。

　　夏季情绪养生,最忌讳脾气火暴,动不动就生气发火。中医讲因躁生热,一切发怒急躁的情绪都可导致心火过旺,诱发心脏疾病。夏季也不宜有大悲大喜的情绪波动,以免损害脏腑。因此,夏季注意养心,"心藏神",安静则神藏。

夏季防病

　　夏季是一年中最容易中暑的季节,很多人食无味、睡不香,身体抵抗力减弱。在突然受热的情况下会出现头晕、头痛、乏力,甚至恶心、呕吐等症状,这很可能是中暑。夏天预防中暑,要避免在强烈阳光下进行户外工作或运动,应避开一天中温度最高的午后时段,老年人、小孩或体弱患者应避免长时间在阳光下暴晒,出门最好穿浅色或素色的宽松衣服,戴上遮阳帽或打遮阳伞。要及时补充水分,降低体温。日常常备一些预防中暑的药物,如人丹、清凉油和风油精等。

　　如果发生中暑,应把患者抬到阴凉通风的地方,让其躺下休息,解开衣扣,用冷毛巾冷敷患者头和颈部,症状缓解后可送医院治疗。中暑的症状不同,可用不同的药物来防治。如仁丹可清暑祛湿,主治中暑引起的头昏、胸中郁闷、腹痛腹泻,也可用于晕车晕船、水土不服。藿香正气水能清暑解表,适用于暑天因寒所致的头昏、腹痛、呕吐、腹泻。无极丹可清热祛暑、镇静止吐。十滴水能清暑散寒,可用于中暑所致的头昏、恶心呕吐、胸闷腹泻等症。避瘟散能祛暑化浊、芳香开窍并止痛。

　　夏季还可冲泡一些消暑茶饮,如金银花有祛暑清热、解毒止痢的功效。菊花可消暑、平肝、利尿,有高血压的人十分适宜喝。荷叶能缓解中暑所致的心烦胸闷、头昏头痛,高血压患者很适宜泡饮。

　　日常防中暑还可多喝降温饮品,如山楂汤,用山楂片 30 g 和酸梅 15 g,加水煎,放入白菊花 15 g,烧开后捞出,加入适量白糖,当茶饮用。绿豆酸梅汤,用绿豆 50 g、酸梅 20 g,加水煮烂,加适量白糖,当茶饮用。西瓜翠衣汤,用西瓜的薄绿皮,洗净后切片,加水煎煮30分钟,去渣后加入适量白糖,当茶饮用。

　　夏季是肠道疾病高发的季节,而细菌性痢疾是夏天最常见的肠道传染病,它与苍蝇繁殖活动有关,还和人们吃生冷食品引起胃肠功能紊乱有关。要预防肠道疾病,夏天饮食要注意新鲜,吃的食物不宜搁置太久,剩饭剩菜也最好不要再吃。水果也要以新鲜为主,特别是西瓜,打开后最好放进冰箱保鲜,时间不要超过24小时。夏天食用卤菜时也要注意,要注意卫生,尽量少吃。夏季还要预防蚊虫传染疾病,做好防蚊虫叮咬。

长 夏

　　长夏是夏天最后一个月,即农历六月。长夏时气温很高,又容易下雨,形成了湿热的气候特征。这个季节天地间的阳气上升运动和下降运动基本均衡,天地间的阳气运动处于相对平稳的状态。长夏在五行中对应土,五脏中脾也对应土,因此长夏宜养脾。

　　长夏应该养脾的另一个原因是长夏时节,气候湿热,而脾是喜燥恶湿的脏器,如果长夏时节养护不当,脾脏很容易受损,进而导致人体的抵抗力下降。长夏的养生重点就在养脾防湿。

长夏饮食

　　脾胃是气血化生之源,是人体的后天之本,脾胃功能正常,人体健康才容易维护。在长夏时节,外界潮湿闷热,人体阳气浮盛于外,体内的脾胃阳气就会相对不足。因此,饮食上一定要维护脾胃的阳气,不要吃太多冰冷饮食,损伤胃阳,造成呕吐或腹泻等脾胃疾病。

　　长夏的饮食养生重点是清热祛湿,健脾和中,要做到饮食清淡易消化,少吃生冷食物。长夏湿热,人体也容易受热,日常饮食可适当吃些清热的食物,如冬瓜、小白菜、苦瓜、绿豆等,还有水果、蔬菜和豆类,如梨、西瓜、香蕉、苹果、猕猴桃、桃子、西红柿等。长夏要少吃油腻、易上火的食物。长夏时节,食物容易变质,尤其吃海鲜和烧烤时,一定要注意新鲜度,以免吃坏肚子,泄泻不止。胃寒或有轻度胃炎的人不能吃太多瓜果,冷饮最好不要吃,以免刺激肠胃,引起消化不良。很多人经过炎夏的消耗,入秋后消化功能逐渐下降,肠道抗病能力减弱,稍有不慎,就会发生腹泻,耗损元气。

　　天气湿热,人的胃口容易受影响,在准备饮食的时候可丰富食物种类,注意色、香、味、形、质的搭配,刺激食欲,让人一看就想吃。饮食还要有规律,定时吃,切忌饿到忍不住了才吃。

　　长夏可经常做一些祛湿健脾的饮食,如绿豆陈皮老鸭汤,用绿豆100 g、土茯苓30 g、陈皮少许、老鸭1只、猪肉150 g、生姜3片,加清水熬制。绿豆性味甘凉,能清热解毒、止渴消暑、利尿润肤;民间有"嫩鸭湿毒,老鸭滋阴"的说法,绿豆配上化气消滞祛湿的陈皮煲老鸭,不但口感清润可口,而且还有清暑热、益阴气的功效,是很好的夏季补养汤。

　　生地水蟹汤,用生地40 g、水蟹2～3只、蜜枣2个、生姜3片,蜜枣去核切块,水蟹宰净切块,加足量清水共同煲汤。生地味甘重于苦,能养阴清热,有较强的养阴补血功效,《本草经疏》谓"乃补上家之要药,益阴血之上品"。水蟹在夏末初秋时最肥美,生地煲水蟹,汤味清润可口,能清热滋阴、固肾益气。

除了煲汤,长夏还适宜多吃能祛湿健脾的粥。粥是最有利于养脾胃的食物,如果适当加入药草,祛湿健脾的功效会更强。长夏可熬茯苓粥,用茯苓粉 10 g、粳米 50 g,粳米淘洗干净,加水熬粥,先大火烧沸,再小火熬烂,加茯苓粉再煮,加少许盐和生姜粒,搅匀即可食用。每天早餐、晚餐都可食用。

冬瓜粥,用冬瓜 50 g、粳米 50 g,冬瓜洗净,带皮切小块,粳米淘好,放入砂锅中加水熬煮,大火烧沸,文火熬煮煮熟,加入冬瓜再煮。这个粥利水渗湿,也可早、午、晚随意食用。

砂仁粥,用砂仁 3 g、粳米 50 g,先将粳米淘净熬煮,煮熟后,调入砂仁细末,再煮沸 3～5 分钟即可。这个粥能升阳化湿,可早、晚趁温热时食用,也可少量分多次食用。

除了食物可健脾祛湿外,日常多饮药茶,也可起到健脾祛湿作用。长夏适宜饮用的茶有夏枯草茶,用夏枯草 30 g、红砂糖 10 g,用水煮沸,煎 1 分钟后,再闷泡 5 分钟。可放在保温瓶里当茶水喝,每天喝 1 剂,有清肝健脾利湿的作用。

柠檬茶,用鲜柠檬 25 g,或干柠檬 10 g,加鲜姜 2 片,用水煮沸,煎 3 分钟。放在茶杯里随时饮用,还可加水再泡,每日 1 剂,有祛暑化湿养胃的作用。

双花茶,用金银花 5 g、菊花 3 g、绿茶 3 g、红砂糖 10 g,用沸水冲泡。分 2～3 次饮用,可再泡,每日 1 剂,有清肝解毒利湿的功能。

长夏闷热,人容易出汗,日常饮水可多次少量地喝,也可用其他饮品代替水,多种方法补充水分。如早餐喝豆浆,午餐喝汤,晚餐喝粥,白天喝茶,睡前喝些牛奶,这都可以补充水分。脾胃不好的人,可自制凉茶或药粥调养,根据个人口味喜好适量加入莲子、枸杞子、麦冬、荷叶、丝瓜、大枣、山楂、砂仁等醒脾、益气、消食的中药,有益于脾胃功能的慢慢恢复。长夏时节要尽量少饮酒,酒主湿,喝多了会加重体内的湿气。

长夏时节也可用中药来进补,调节人体功能,祛湿健脾。湿为阴邪,容易伤人阳气,尤其是脾阳,长夏可选用一些药味平和或偏于凉性的益气滋阴中药进行补益,如生晒参、西洋参、百合、麦冬、女贞子、沙参、石斛等,温热性的补药,如人参、鹿茸等则不宜服用。

长夏起居

白天酷热,夜晚暑气迟迟不能消散,人在长夏酷热时节感觉难以入睡,而炎热的气候最容易伤气,让人头昏胸闷、心悸、口渴、恶心,甚至昏迷。如果睡眠不足,人体很容易免疫力降低。长夏时节可晚睡早起,晚上在 10～11 点入睡,早上 5 点半到 6 点半起床。中午应适当午睡,补充睡眠,提升人的精气神。午睡不宜太久,否则会头脑发晕,四肢无力,还会影响晚间的睡眠。午睡不但能提高下午的工作效率,还能改善脑部供血,增强体力和机体的防护能力,让人顺利地度过长夏。

不管是午睡还是晚上睡觉,都应防寒防风。有些人喜欢露宿室外,这个习惯并不好,如果室内太过闷热,影响睡眠,露宿时要特别注意保暖,切勿贪凉,睡在风口处,以免风邪入侵。午睡时要注意睡眠姿势,不要俯卧或伏睡,以免压迫胸部,影响呼吸,午睡时应尽量平卧或侧卧,睡时还要盖好腹部,尤其是肚脐,不能受凉。

长夏酷热,要防中暑,还要防寒气侵袭。经过春夏的季节变换,人体在长夏时期呈开放状态,阳气外浮,寒气最容易侵入体内。长时间吹空调可能让皮肤毛孔猛然收缩,冷热剧烈变化容易引起感冒,而空调会诱发风湿病,加重风湿症状。脾胃不好的人经常吹空调,可能会刺激胃部,导致胃胀或胃炎加重。

天气炎热,很多人为图一时痛快,喜欢用冷水洗澡,但老人、小孩以及体弱的人不宜用冷水洗澡,要用温水,否则身体可能受到强烈刺激,无法调节而致病。

长夏时节室外空气酷热,室内也容易潮热,用空调降温的同时,还要考虑除湿,降低室内的湿度。室内温度也不能调得太低,一般在25～28℃即可,与室外温差不能太大。

夏季可减少室外活动,在室外要避免烈日灼晒,并注意加强防护。外出时要涂抹防晒霜,戴上太阳镜、遮阳帽或打遮阳伞,以免紫外线对皮肤和眼睛造成损害。不要在烈日下待得太久,更不要在炎热的中午运动,以免中暑。

长夏运动

长夏湿热,与这个节令相应,人体出出汗反而有益健康。很多人害怕炎热,喜欢长时间待在空调房内,这样做不但会抑制自身气血的流通,还会减少人体对自然阳气的吸收。脾阳不运,湿从内生,经常待在空调环境下的人更容易受到暑湿伤害。在长夏时节,每天保证30分钟左右的运动,通透地出一身大汗,对身体很有好处。与运动相配合,每天补充足够的水分,通过运动将溶解了废物的汗液流出来,既能清理体内的毒素,又能养正气,可谓两全其美。

夏季适宜的运动为慢跑、散步,运动时间应在早晚气温较低时进行,地点可选择空气清新、绿化较好的公园等地方。运动的时候最好穿宽敞、透气性良好的运动服,让汗气能迅速发散。

长夏养神

中医认为心主神明,为君主之官,心不仅指心脏,还包括神经系统的功能。研究发现,高温天气会影响人体下丘脑的情绪调节中枢,给人的心理和情绪带来负面影响。长夏时节,湿气困脾,人的工作、学习效率下降,还易出现心情莫名变差、易烦躁、爱发脾气等现象。炎热的夏天如果情绪烦躁,突然发火容易伤"心",特别是老年人,因为发火可造成心肌缺血、心律失常、血压升高,甚至猝死的情况。

长夏酷暑情志养生的关键在养心、养性,以淡泊宁静的心态来对待长夏酷热。如果遇到不顺心的事,要学会冷处理,不要急躁发怒,先避开问题冷静一下,再来处理。其次,要以乐观平和的心态对待一切问题,让自己先心平气和,再跟人正常交往。《黄帝内经》里说夏季"更宜调息净心,常如冰雪在心,炎热亦于吾心少减。不可以热为热,更生热矣",就是这个道理。

长夏防病

张景岳说："长夏应脾而变化。"湿为长夏主气，人体的脾脏与之相应，中医认为"长夏防湿"，湿为阴邪，易伤人阳气，尤其是脾阳。由于脾脏喜燥而恶湿，一旦受损，则导致脾气不能正常运化，而使气机不畅。表现为消化吸收功能低下，可见脘腹胀满、食欲不振、口淡无味等。

长夏气候炎热，容易中暑为病。可用苦瓜、黄豆煲猪脚，或排骨鲜冬瓜汤，或西瓜翠衣煲水代茶饮。可以达到预防和治疗中暑的目的。如排骨鲜冬瓜汤，排骨 100 g 洗净切好，冬瓜连皮 100 g 切块，薏米 30 g 洗净。一起放煲内，加清水适量煲汤，汤成加油盐调味。喝汤，食肉、冬瓜、薏米。

长夏最容易发生胃肠道疾病、上呼吸道感染，如感冒发热、腹痛腹泻等，多由贪凉或进食生冷食品导致。饮食宜清淡不宜肥甘厚味，不可过食热性食物，以免助热；不要贪喝冰冻的饮料，最好喝温开水；不要喝太多凉茶，以免损伤胃气；西瓜、绿豆汤等都为解渴消暑之佳品。

秋　季

根据传统历法，从立秋到立冬的前一天，是秋三月。秋季天气开始转凉，天地间的阳气日渐衰弱，阴寒渐生，万物逐渐萧条。随着天气凉爽，人的心情和胃口也会逐渐好转。经过一个夏季的消耗，秋季需要开始补养，俗话说"一夏无病三分虚"，随着天气转凉，人容易出现倦怠、乏力的现象。秋季养生，人要与秋气相迎合，保持体内的阴精，不要让意志过分外驰。秋季不管做什么，都要有节制，不要过于劳累，以免损伤内脏。

秋季多风，天气变得干燥。秋在五行中属金，肺为金，因此秋季的养生重点是防燥邪，重养阴养肺。

秋季饮食

根据秋季干燥多风的特点，秋季饮食调养可遵循"养阴润燥"的原则，饮食应多吃养阴的食物，而且一定要注意养肺。

肺是人体重要的呼吸器官，是人体真气之源，肺气的盛衰关系到寿命的长短。《黄帝内经》说："逆秋气则太阴不收，肺气焦满。"秋季气候干燥，易伤及肺阴，因此，秋季饮食应该多吃一些滋阴润燥的食物，如银耳、芝麻、莲藕、核桃、菠菜、糯米、蜂蜜、鳖肉、乌骨鸡、猪肺、饴糖、鸭蛋、豆浆、橄榄、甘蔗和雪梨等。

秋季季节变化，加上蚊虫活动依然频繁，人很容易患胃肠疾病，出现腹泻等问题。秋季是瓜果成熟的季节，瓜果大都性寒，人吃多了会造成肠胃功能的紊乱。此外，秋季昼夜温差拉大，一不小心就可能腹部着凉，出现腹泻。因此，肠胃功能不好的人，在秋季一定要注意养胃，多吃一些温热容易消化的食物，还要注意腹部保暖，以免加重胃肠不适，甚至加重胃病。

秋季肺的功能偏旺，五味中辛味入肺，会加强肺的发散功能。秋季不宜多吃辛辣食物，否则肺气过盛,会伤及肝气,如葱、姜、蒜、韭菜和辣椒等,都不宜多吃。秋季脾胃不好的人可适当多吃些粥,如健脾养胃的粥,特别滋补身体,如百合莲子粥、杏仁川贝糯米粥、银耳冰糖糯米粥、黑芝麻粥等都是益胃生津的粥品,还可吃山楂粳米粥、白萝卜粳米粥、杏仁粳米粥、橘皮粳米粥、柿饼粳米粥、鸭梨粳米粥、兔肉粳米粥等。

秋季天气逐渐凉爽,人的胃口开始变好,这时可适当进补,强健身体。俗话说"秋季进补,冬令打虎",秋天如果进补得当,到了冬天人的身体就容易强壮。秋季进补要根据身体状况进行,不能滥补。中医讲究虚则补之,但虚证又分为阴虚、阳虚、气虚、血虚等,要对症分别进补。秋季食补,身体健康的人要以滋阴润燥为主,可早晚喝一些健身汤,渗湿健脾、滋阴防燥。秋季可多喝百合冬瓜汤、山楂排骨汤、鲤鱼山楂汤、鲢鱼头汤、鳝鱼汤、赤豆鲫鱼汤、鸭架豆腐汤、枸杞叶豆腐汤、平菇豆腐汤、平菇鸡蛋汤、冬菇紫菜汤等。

秋季进补,不宜吃太多高脂肪食物,可多吃点鱼肉补充蛋白质。秋季鱼类肥美,味道好,营养价值高,像常见的草鱼、鲤鱼、鲫鱼、青鱼都可常吃,还有泥鳅、带鱼等。鱼肉除了富含蛋白质,还有丰富的维生素 D、钙、磷等微量元素,多吃还能预防骨质疏松症。

秋季养阴防燥,要注意体内水分的补充。秋季可多喝一些茶饮,既补充水分,又有保健养生功效。如萝卜茶,用白萝卜 100 g、茶叶 5 g,将白萝卜洗净切片煮烂,略加点食盐调味,冲泡茶叶 5 分钟后,把茶水倒入萝卜汁内服用。这个茶有清热化痰、理气开胃的作用,适用于咳嗽痰多、胃口不佳的人。菊花茶,用菊花、枸杞子、桑叶、果干等,加入清水煎煮后代茶饮用。这个茶可明目清肝、清热解郁,特别适合经常使用电脑的人饮用。枸杞茶,用枸杞子、桑葚子、桂圆等加水煎煮 30 分钟,代茶饮用。这个茶有补肝、益肾、明目的作用,秋季饮用对视力下降都有很好的辅助治疗作用。橘红茶,用橘红 3～6 g、绿茶 5 g,开水冲泡再放到锅内隔水蒸 20 分钟,每日 1 剂可随时饮用。这个茶有润肺消痰、理气止咳的作用,适用于秋季咳嗽痰多,黏而咳痰不爽的人。茅根银花茶,用银花 15 g、白茅根 25 g,加水煮沸,以适量冰糖调味。这个茶能清热解毒、疏利咽喉,可治疗病毒性感冒、急慢性扁桃体炎和牙周炎。银耳茶,用银耳 20 g、茶叶 5 g、冰糖 20 g,将银耳洗净加水与冰糖炖熟,再冲茶叶泡 5 分钟,将茶水加入银耳汤中食用。这个茶能滋阴降火、润肺止咳,适合阴虚咳嗽的人服用。

老人在秋季要特别注重饮食调养,保证营养均衡,以提高身体素质,这样才能安然度过冬季,延长自身寿命。老年人最好不要随便进补,一些保健品长期服用往往会给身体造成负担,反而损害健康。要进补可采用食补,多吃有营养的食物,饮食多样化即可。日常的红薯、洋葱、萝卜、山药、胡桃、花生、红枣和扁豆等食物都有较高的营养价值,老年人应该多吃容易消化吸收的食物。

老年人容易便秘,长期便秘对身体损害很大,秋季养生,还要注意防止大便干燥,最好能定时大便,保证肠道通畅。

秋季起居

秋季主燥,尚有夏天的暑热之气,俗称"秋老虎"。但秋凉会逐渐加重,秋季一定要留意防止受凉。经过一个夏季的耗费后，人体各组织系统都处在相对缺水的状态，如果受风着凉，很容易引发头痛、鼻塞等症状，有时还会有胃痛、关节痛的情况，甚至旧病复发。老年人和体质较弱的人应变能力和适应能力都较弱，秋季要特别防范突如其来的天气变化。

秋季应早睡早起，睡觉时头向西卧较好。深秋时节气候渐冷，很多人喜欢终日关闭门窗或夜间蒙头大睡，这都不利于健康，要在光照较好，空气清新的时段开窗通风，夜间保持室内空气流通。晚上睡觉要露头睡眠，以免被子里的污浊空气对呼吸系统不利。秋天早起可舒畅阳气，还可减少血栓的形成。醒来可多躺几分钟，舒展活动一下全身再起床。

秋季气候不稳，早晚温差大，要及时添减衣物，防止受凉而伤及肺部。秋季养生提倡"秋冻"，也就是说秋季添衣不宜太快太厚，适当冻一冻对身体有好处。添衣太快或太多可能会加重出汗情况，损伤阴津。适当寒冷的刺激可提高大脑的兴奋度，增加皮肤的血流量，加快皮肤代谢，增强机体耐寒的能力，可避免伤风的发生。不过，老人、小孩等生理功能差，抵抗力弱的人则要注意保暖，特别是腹背部的保暖。

秋季阳气渐弱，人体阳气也开始收敛，这时要开始减少性生活，蓄养阴精。特别是过了40岁的中年人，身体的阳气开始减弱，更不能在秋季透支精力，损害精气，否则会损害身体，加速衰老。

秋季的水温、气温与人体温度比较接近，可适当洗洗冷水澡。这时水温对人体的刺激较小，而冷水澡可提高身体对寒冷的适应力，减少因着凉而引发的感冒、支气管炎和肺炎等病。冷水浴还能促进皮肤与内脏间的血液循环，起到预防血管硬化的作用，可预防冠心病及高血压。

秋季运动

秋季气候适宜，是运动强身的最佳时机。可在秋季开展多样的运动，锻炼身体素质，提高身体的抗病能力。秋季应多接地气，经常在田野、公园间散步，有助于养阴。

秋季选择运动可注重耐寒锻炼，以应对即将到来的冬寒。早操、慢跑、快步走等都可提高人体对疾病的抵抗力。爬山、打太极拳、游泳等可增强人体的心肺功能。室内运动可选择练习八段锦、全养生操，有助于人体血液循环，润滑关节，还可内外调节身体，促进身体的排毒功能。经常做弹跳运动可刺激淋巴系统排毒，还可缓解紧张的情绪，降低血液中的胆固醇，改善呼吸系统。秋季也可以进行跳绳和踢毽等运动。

秋季天高气爽，去登山也是非常适合的一项运动。登山是一项集运动与休闲为一体的养生运动，既可锻炼身体，又能调节情绪。登山的过程中，心跳和血液循环加快，肺活量增加，内脏器官和身体各个部位的功能都会得到一定的锻炼。登高还有助于缓解神经衰弱、高血压、冠心病、慢性胃炎、气管炎和盆腔炎等慢性疾病的症状。秋季野外景色宜人，登高望远，最能舒畅人的情志，陶冶性情，对烦躁、抑郁等负面情绪有很好的调节作用。

秋季运动要注意一些禁忌，不可太过。首先早晚气温较低，去户外锻炼要注意气温变化，不要穿太热或太凉，以免影响运动效果。在锻炼前要先活动身体，秋季气温降低，血管、肌肉也都呈收缩状态,如果突然运动可能造成肌肉、肌腱、韧带或关节的损伤。秋季锻炼时要避免大汗淋漓,更不能在流汗后逗留在冷风中,否则可能伤阴,或着凉发病。

秋季是老年人需要特别注意保养的季节。在秋季,老人可坚持尽己所能多做一些运动,如扫地、浇花,或者登楼、做操,有可能的话打打太极拳,多在户外散步、慢跑,还可跳交谊舞,以达到通血脉、利关节、丰肌肉,延缓各脏腑器官衰老的目的。

秋季养神

进入秋季以后,天气干燥,植物开始枯黄凋落,种种景象让人难免倍感凄凉。受环境影响,很多人情绪低落,特别是老年人,很容易沉默寡言,意志消沉,严重的还可能患上抑郁症。在秋季一定还要注意精神的调养。

秋季精神调养可顺应季节特点,以"收"为主,做到精神内敛,心神宁静。《黄帝内经》说,"使志安宁,以缓秋刑,收敛神气,使秋气平,无外其志,使肺气清,此秋气之应",就是对秋季情志养生的一个概括。秋季要精神内敛,做到心神宁静,首先要清心寡欲,把注意力放在自己的内心追求,少计较身外之事,更不能斤斤计较,凡事必争。其次,心神宁静还需要保持积极乐观的情绪,多做一些自己喜欢的事情,经常锻炼,或者外出秋游,登高赏景,让自己的心情开阔。还可在家练习静坐或打太极拳,收敛心神,保持内心宁静。经常欣赏轻松愉悦的影片和音乐,也可让人抛开烦恼,避免悲伤的情绪。

秋季防病

夏季酷热,经过漫长的夏季后,人的体力和精力消耗都较大,一进入秋季,人的体质相对较弱,加上秋季气候干燥,气温多变,人很容易感染一些疾病。因此,秋季养生一定要重视预防疾病。

秋季预防疾病,可服用一些药物滋补身体,提高身体的抗病能力。秋季用药应该以滋润为主,忌耗散,辅以补养气血。常用的药物有沙参、西洋参、芡实、玉竹、麦冬、天冬、百合、胡麻仁、女贞子、干地黄等。自己熬药比较麻烦,还可选用一些中成药,如黄精糖浆、雪蛤参精、复方蜂乳、复方胎盘片、生脉饮、人参健脾丸、玉灵膏等,都可少量服用,以达到养生目的。

秋季跟春季类似,气候变化很容易引起人体不适,俗话说"春困秋乏",秋乏就是为补偿夏季人体过度消耗的保护性反应。秋乏常常表现为乏力、倦怠、精神不振,总感觉想睡觉。预防秋乏的最好办法是适当运动,进行体育锻炼,但不可太过,最好循序渐进,慢慢加大运动量。此外,要保证充足的睡眠,也可减少秋乏症状。

秋季是感冒多发季节,预防感冒要先防寒、防风,特别是老年人要注意,一定要根据气温变化适当增减衣服,不要捂出汗,也不要被寒风吹。

夏秋季节蚊子多,而蚊子最容易传播疟疾,疟原虫寄生在人体肝细胞和红细胞中,导致感染疟疾,表现出发冷、发抖症状,持续几分钟后又开始发热,体温最高可到40℃。发热时患者会出汗,体温又逐渐下降,如此反复。疟疾患者常感无力、疲乏、头晕,不想吃东西,严重的话还可能昏迷、说胡话、脖子僵硬，甚至危及生命。秋季要继续防蚊虫叮咬，还要保持居室周围干净卫生，减少蚊子滋生，避免感染。

哮喘属于过敏性疾病，它的发作多跟季节有关。很多哮喘患者都在每年夏末秋初开始发作，到仲秋时节发展到高峰，进入冬季后逐渐平稳。秋季是预防哮喘的季节，有哮喘的患者要尽量避开过敏原，如枸树、蓖麻和蒿草等植物花粉。要经常清理居室，保证居室干净整洁，避免霉菌孢子或螨虫引发过敏。还有一些灰尘粉末也会刺激呼吸道，引发哮喘，如棉尘、山药粉等，也应远离。预防哮喘还可在三伏天的时候进行贴药，增强机体的抗病能力，进入秋季哮喘也就不会发作了。

秋季气候干燥，是呼吸道疾病的高发期，有慢性咽炎的人也要积极防治。慢性咽炎的主要症状为咽部干燥、疼痛，多由阴虚、虚火上灼所致。进入秋季，可用一些滋阴清热，清利咽喉的药来防治，如用麦冬 3 g、甘草 1.5 g、金银花 3 g、乌梅 3 g、青果 3 g，用开水泡茶喝，可预防咽炎发作。

秋季还是心脑血管疾病的多发季节，据统计，秋末冬初脑血栓、脑溢血的发病率远远高于其他季节。这是因为天气变凉，人体开始调节，皮肤和皮下组织血管收缩，周围血管阻力增大，血压就相应升高。寒冷还会引起冠状动脉痉挛，影响心脏血液供应，诱发心绞痛或心肌梗死。很多患有此类疾病的患者，身体调节能力比一般人弱，因此特别容易在秋末发病。有此类疾病的患者要坚持服药，另外进行力所能及的运动，注意保暖，预防感冒，就可避免心脑血管疾病暴发，或加重病情。

跟心脑血管疾病类似，深秋时节还是中风高发季节，低气温使体表血管弹性降低，周围阻力增加，人体交感神经兴奋，肾上腺皮质激素分泌增加，这会引起小动脉收缩、血压升高，脑血管就极容易破裂。寒冷还能使血液纤维蛋白浓度增加，引起血液黏稠，导致血栓形成。如果往常有高血压、糖尿病、冠心病等疾病的患者，除了积极治疗外，一定要在深秋时节注意身体是否不适，如果突然眩晕、剧烈头痛，或出现视物不清、肢体麻木的现象，应及时去医院检查治疗，避免发生意外。

冬季

根据历法，冬季从立冬开始到立春的前一天，称为冬三月。冬季是一年当中最冷的季节，也是天地间阳气最弱的季节。这个季节草木枯零，动物隐匿，一切生命活动都不活跃。跟季节相应，冬季养生的重点就在藏，要养阴固阳，好好补养身体。冬季五行属水，肾与之相应，冬季也是养肾的季节。

冬季饮食

冬季肾经旺盛，肾与五味中的咸对应。冬季不能吃太咸的东西，如果咸味东西吃多了，会让本来就偏亢的肾水更加旺盛。水克火，肾水太旺则伤心，会让心脏承担比较重的负担。冬季可适当多吃苦味食物，补益心脏，如槟榔、橘子、猪肝、羊肝、大头菜、莴苣等都适宜养心。

冬季饮食应以温热松软为主，黏硬、生冷的食物多属阴，冬季吃这类食物很容易损伤脾胃的阳气。在冬天，早晨可喝粥，晚上可少吃来养胃。

冬季是藏养的季节，饮食上没有什么大的禁忌，要保证饮食均衡。中医认为肾之精分先天之精和后天之精，后天之精全靠后天的水谷精微供养。冬季是充实肾经的季节，因此饮食一定要均衡，要能给身体提供充分的营养。根据现代养生理论，营养元素包括蛋白质、脂肪、碳水化合物以及维生素、微量元素等。冬季除了补充足够的蛋白质、脂肪和碳水化合物等人体必需的营养外，可适当多摄取一些矿物质，以及维生素，特别是补充维生素 C。冬季饮食要以粮食为主，肉、菜为辅，如羊肉、鹅肉、鸭肉都适宜冬季吃，还可多吃一点花生、核桃、栗子、芝麻等富含植物油的食物，可适当吃点瓜果、豆类，如大豆、萝卜、红薯等。

冬季补肠胃，可从喝汤喝粥开始，如花生红枣汤、小麦粥、芝麻粥、萝卜粥、茯苓粥等。下面再介绍几种养生粥，特别适合冬季熬煮来喝。

番薯粥，用番薯 50 g，洗净切成小块，粳米 50 g，加适量水同煮成粥，可早晚食用。据《纲目拾遗》记载，番薯可"补中、和血、肥五脏"，番薯能滋补五脏，又健脾胃，和气血，多吃可收到润肤悦色的功效。

燕麦粥，燕麦，性味甘平，是一种富含高蛋白的食品，用燕麦熬粥喝可补虚健脾，对保持皮肤弹性和抑制老年斑的形成有显著功效。

脊肉粥，用猪脊肉 50 g，洗净切小块，先用少许油炒，与粳米 50 g，加适量水同煮成粥，熬好后加少许食盐调味，可以在早晚空腹食用。猪肉富含维生素 C、维生素 B_1、维生素 B_2，可补肾液，充胃汁，滋肝阴，润肌肤，利二便，止消渴。经常吃脊肉粥可强健身体，还有防皱除皱的作用。

胡桃粥，用胡桃 5 个，取仁捣碎，与粳米 50 g 同煮成粥，可加少许红糖拌匀，早晚空腹食用。这个粥能通过补骨而益肺健脾，润燥生津，使气血充盛，肌肤润泽，形体健美，乌须黑发。常食此粥不仅能润肤，还能排石，但大便溏薄的人不宜食用。

冬季要藏，可适当进补。古人说"三九补一冬，来年无病痛"，冬季进补能提高人体免疫力，促进人体新陈代谢，改善肢冷畏寒的现象。冬令进补可以调节体内的代谢功能，把营养物质转化成能量，并贮存在体内，这有助于阳气的升发，也可为第二年的健康打下基础。冬季进补可用药材，也可食补。不过选用药材时最好能向专家咨询，根据身体状况选择药物，以免适得其反，给身体造成损害。肠胃不好的人在进补时不要用过于滋腻辛辣的药物或食材，进补可考虑健脾补肾。

冬季天亮得晚，人起床后身体需要一段时间才能进入正常运作。冬天早饭可稍微吃晚一点，给身体留出足够的恢复时间。起床后可先喝杯温水，做点晨练的准备再吃早饭。

冬季饮品也要以温为主，尽量少喝性寒凉的饮料。茶类中，冬天最适合喝红茶。红茶甘温，可养人体的阳气。红茶中含有丰富的蛋白质和糖，能生热温中，增强抗寒能力，还可助消化、去油腻，是预防流感的好饮品。在一些地方，有给红茶中加糖、奶、芝麻一同饮用的习惯，这既能生热暖腹，又可增添营养、强身健体，冬季不妨常喝。

冬天气候干燥，如果感觉口干舌燥的话，可喝一杯乌龙茶。乌龙茶是半发酵茶，色泽青褐，属于青茶。乌龙茶既有绿茶的清香，又有红茶的醇香，温热适中，有润肤、润喉、生津、清除体内积热的作用，很适合冬天干燥时喝。乌龙茶对蛋白质及脂肪有较好的分解作用，冬天可多吃富含蛋白质和脂肪的食物，经常喝一杯乌龙茶可防止肝脏脂肪堆积，有减肥降脂作用。

冬季气候寒冷，人的情绪容易低落，喝花茶可有效改善抑郁情绪，减少烦躁状态。花茶包括金银花茶、桂花茶、茉莉花茶、玫瑰花茶等，可根据个人喜好和花茶的功效来选择。茉莉花茶可清热解毒、健脾安神，有防止胃痛的良好效果。金银花茶可以提神解渴，对咽喉肿痛有较为理想的疗效，可预防流感。桂花茶能止咳化痰，有通气和胃的作用，适合肠胃功能较弱的人饮用。玫瑰花茶可活血化瘀，具有美颜功效。

冬季天冷，很多人喜欢吃辛辣食物，或者喝酒御寒。但辛辣食物容易导致内热，喝酒太多容易产生湿热，都有损身体的阴精，因此，冬天不宜吃太多辛辣食物，不能喝太多酒。

冬季起居

冬季气候寒冷，夜间尤其严重，而且天黑得早，天亮得晚，古人主张"早卧晚起"，就是顺应冬天的这一特点，早睡养阳气，晚起固阴精，这种作息习惯是最有利于身体健康的。

睡觉时间不足或过长，都可导致精神萎靡和人体困倦，影响人体正常的代谢功能。早睡晚起能保证充足的睡眠，有利于维持体内的阴阳平衡。冬天起床，最好等太阳出来以后再起来。

津液属于阴液，如果流失过多会损害阴精，因此，冬天不宜大量出汗。冬季日常养生，最重要的是保暖，特别是脚和腰部的保暖。冬天人都喜欢温暖，但保暖也不可太过，更不能导致出汗，否则容易着凉或体虚。冬季穿衣不宜太厚，室内也不能太热，要以适宜为主。

冬季天冷，很多人习惯经常门窗紧闭，这其实是不利于健康的。长久关闭门窗，可造成室内二氧化碳浓度过高，加上人的活动以及汗水的分解产物等，室内空气很容易受到污染。长久待在空气污浊的室内，人会出现头昏、疲劳、恶心和食欲不振等现象。因此，冬季要时常开窗通风，更新室内空气。冬季室内温度也不能过高，以免造成身体过度发散，不利于养阴。

冬天人体汗液分泌少，皮肤偏干，不适宜经常洗澡。洗澡的时候还应注意保暖，不要因受寒而伤风感冒，诱发呼吸道疾病。

冬季宜保精气，肾藏精，精气充实则髓满血盈，人就精力充沛，体魄坚实，思维敏捷。性生活是耗费精气的行为，冬季要清心寡欲，精气内守，慎房事，少进行性活动。

冬季运动

冬季尽管气候严寒，有些地方还经常有雾霾或风雪天气，不宜进行户外运动，但在天气晴和的日子，还是应该进行适当的运动，锻炼身体。

冬季不适宜进行剧烈运动，可选择跳舞、散步、打太极拳、八段锦、全养生操等较缓和的运动。锻炼时间可避开气温较低的清晨和晚上。清晨室内外温差大，过早出门锻炼容易感染风寒。特别是有心脑血管疾病的人,突然从温暖环境进入寒冷环境,会引起血管猛然收缩,血压升高,加重心脏负担,引起身体不适。冬季锻炼最好等太阳出来以后,气温回升再出去锻炼。

冬季养生可经常锻炼脚板,保持脚的清洁干燥,勤洗勤换袜子,坚持用温热水洗脚,睡前按摩和刺激双脚穴位,调节经络。每天可坚持步行半小时以上,活动双脚,促进血液循环。

冬季养神

冬季气候寒冷,而且夜长日短,冬季养生重点在于养藏,"神藏于内",是有积极意义的。要使"神藏于内",首先要加强道德修养,少私寡欲。孔子早就提出"仁者寿""大德必得其寿",这是很有道理的。从生理上来讲,道德高尚、性格豁达、心理宁静,有利于气血和谐,神志安定,人体生理功能有规律地进行,精神饱满,形体健壮,这说明养德可以养气、养神。

"神藏于内",还要调摄不良情绪,有所节制。遇到不顺心的事、不高兴的事,甚至是悲观、愤怒等不良的情绪刺激,要遇事节怒,宠辱不惊,都是节制法在调摄精神中的运用。此外,亦可采取疏泄法,就是把积聚、抑郁在心中的不良情绪,通过适当的方式宣达、发泄出去,以尽快恢复心理平衡。

冬季精神调养除了要做到"神藏"外,还要防止季节性情感失调症,在冬天不要因枯木衰草、万物凋零而导致抑郁不欢、情绪低落,要做到愉快、乐观、豁达。

冬季防病

冬季不是细菌、病毒的活跃期,但寒冷干燥的自然环境会诱发和加重很多慢性病,特别是老年人的一些疾病,容易在冬季恶化。如心肌梗死、中风、高血压、风湿病,以及慢性支气管炎、哮喘等,都容易在冬季加重。冬季应做好这类疾病的防范,避免病情加重。有慢性病的患者在冬季应特别注意防寒保暖,避免感冒。遇到骤然降温或大风等恶劣天气,患者最好不要出门,出门则应戴好帽子和口罩。有慢性病的患者,还应随身准备好急救药品,以防万一。

身体健康的人应坚持锻炼,提高御寒和抗病的能力,并注意保暖,积极预防呼吸道疾病。冬季抗病,日常可多喝白开水,保证体内水分充足。冬季气候干燥,人体容易缺水,特别容易感染呼吸道疾病,经常喝水可利尿排毒,清除体内毒素。冬季感冒大都因为受寒,可常喝枣姜茶以增强抗寒能力,减少感冒和其他疾病。枣姜茶用大枣 10 枚、生姜 5 片煎茶,每晚喝一次。

冬季还可坚持用冷水洗脸,经常用冷水洗脸可促进面部血液循环,增强耐寒、抗病能力。冬季床头可常放柑橘或薄荷油,起到清新空气、预防疾病的作用。柑橘性温,常吃可化痰止咳,柑橘散发的强烈气味可预防上呼吸道疾病。薄荷油挥发的气体可以治疗头痛。冬桑叶和秋菊有清目醒脑、治疗感冒的作用,用桑叶和菊花作枕芯,晚上睡觉时枕着可让人头脑清新,入睡迅速,还能防治感冒。

第六章
五脏养生

人们通常用"五脏六腑服服贴贴"来形容身体很舒适、很享受的状态，可见这五脏六腑是多么重要。它们是生命的基础，决定生命状态的关键。全养生中的"全"，说的是养生的根本。在"全养生"理论看来，人是一个完整的、复杂的结构体，养生不能只通过某一部分进行，而需要从全局、整体角度来考虑。人体以五脏为中心，以四肢躯干为外围。五脏在内与六腑、五体、五官九窍、四肢百骸相关联，在外与四时、六气密不可分。五脏养生是"全养生"理论的一个重要部分，掌握了五脏养生的要点，才能掌握全养生"全"的特点。

脏腑的健康程度决定着我们的健康水平。五脏养生就是通过对五脏六腑的调理保养，促进脏腑功能，维护脏腑健康，从而实现养生目的。在这一章，我们将讲解五脏六腑的功能，了解五脏六腑的运作，以及与五脏六腑息息相关的五官七窍，介绍调理养护五脏六腑的具体方法，为维护健康奠定坚实的基础。

五 脏

人的生命全靠五脏六腑正常运作，五脏出了问题，人体健康就会面临很大的挑战。全养生提倡五脏养生，是从人体内部功能入手，全面维护健康和生命。

五脏是指人体内心、肺、肝、脾、肾五个脏器，中医认为五脏是生化和储藏精、气、血、津液和神的主要器官，而精、气、神等又是人体生命活动的根本。五脏独立运行，又互有关联，只有五脏功能协调，人才能保持健康。

关于五脏养生，古人有很多论述，现代也总结了大量经验。人以五脏为中心，内联六腑、四肢百骸，外与自然界的五时、五气等构成有机整体。无论是何种方法的保健，最终都要落实到五脏的养护上。只有五脏功能正常，人才能健康，这就是五脏养生的意义。

心

中医学认为,"心为君主之官",意思是心是人体的统领,是像君主一样的器官。《素问·灵兰秘典论》说"心者,君主之官也,神明出焉",可见古人认为人的思维也从心出。所谓"心者,五脏六腑之大主也""主明则下安,主不明则十二官危,使道闭塞而不通,形乃大伤",说明心脏在五脏六腑中的重要作用,如果心脏不安,人体各个器官都会受影响,甚至形体都大受损伤。清代医学家尤乘就告诫人们,心神过于躁动,神不内守,人的脏腑就必然受扰,耗伤气血,轻则招致疾病,重则催人衰老,减短寿命,因此"疗身不如疗心",养心是养生的一大要务。

心是主管血脉的器官,它可推动血液遍布全身,给其他脏器及全身带去必要的营养。面部是血脉最为丰富的部位,心脏功能好不好,我们可从面部的色泽上看出来。如果心脏健康,心血充盈,那么人的面部就会红润光泽,气色很好。相反,如果心气不足,心血缺乏,那么面部就会供血不足,皮肤得不到滋养,脸色就会苍白晦滞或萎黄无华。

心在五行中对应的是火,对应的节气为夏季,五情为喜,五味为苦,五色为赤色。养心的本质是养神,养心是整个养生的灵魂,非常重要。养心应注意以下要点。

一保持心平气和。喜过伤心,过度的喜悦会扰乱心神,损伤心脏,因此"养心莫善于寡欲,目无妄视,耳无妄听,口无妄言,心无妄动,贪嗔痴爱,是非人我,一切放下,未事不可先迎,遇事不可过忧,既事不可留住,听其自然,应以自然,信其自去,忿怒恐惧,好乐忧患,皆得其正"。

二养心要睡子午觉。所谓子午觉,即晚上 11 点以前就要入睡,中午 11 点至下午 1 点,天地阴阳交合的时候,要适当午睡。强调子午觉,夜半子时阴气最盛,阳气最弱;中午午时,阳气最盛,阴气最弱。也就是说,子时和午时,阴阳最不平衡之时,以睡眠来调节阴阳的偏盛偏衰,以平为期。

三多吃苦味食物。苦味入心,夏季适当吃些苦味的食物,如苦瓜等,苦味食物可降心火。

养心可多喝柏子仁茶、菊楂决明茶等药茶。柏子仁茶是用柏子仁 10 g,炒香之后捣碎,后用开水浸泡 5 分钟,再加入适量的白糖调味,有养心安神、润肠通便的作用,特别适合于中老年人心气不足、心悸失眠、大便秘结等症状。菊楂决明茶用菊花 5 g、山楂 10 g、决明子 10 g,开水煎煮去渣,可加适量白糖调味,经常饮用有降血压、降血脂,强心明目的作用,比较适合高血压、高血脂及冠心病患者饮用。

龙眼肉粥、小麦粥、酸枣仁粥十分适合养心。龙眼粥用龙眼肉 10 g、大枣 5 枚、粳米 50 g,熬煮成粥,有养心安神,健脾补血的作用,适合于心血不足所致的心悸心慌、失眠健忘、贫血等人群。小麦粥可用浮小麦 20 g、粳米 50 g、大枣 5 枚,熬煮成粥,有养心神、养胃健脾、止虚汗等作用,可用于心气不足所致的心悸不安、失眠等人群。酸枣仁粥用打碎的酸枣仁 10 g、粳米 50 g,熬煮成粥,有养阴宁心、补肝安神的作用,适合于心肝血虚所致的心烦失眠、心悸、怔忡、体虚自汗等病症。

蜂王浆有益于心脏,可用于心脾虚损所致的神疲乏力、心慌气短、失眠健忘、躯体衰弱等症。

四善用情志、调息、按摩等传统养生法。

情志养心，要保持良好的心情。心情开朗可促进血液流动，舒缓心血管的压力，促进心脏健康。每天散步半小时也有助于心脏的泵血功能，可有效保护心脏，延缓衰老。

静神调息法可养心，具体操作为：端坐在位，挺胸收腹，下颌微微内收。将右手放在左胸的心前区，双目闭合，让精神进入到宁静状态。慢慢调节呼吸，尽量让呼吸速度缓慢而深沉，然后右手根据呼吸速度顺时针轻摩心脏。一呼一吸为一息，一息按摩心脏 1 圈，每分钟按摩 16 圈。这种方法可运行气血，营养心脏。

晚上睡觉前，可按摩劳宫、涌泉穴，以交通心肾，水火既济，心即安然。

肺

肺是主统一身之气的器官，《素问·五脏生成》中说："诸气者，皆属于肺。"人体一身之气都归属于肺，受肺的统领，凡元气、宗气、卫气和营气等，都需要通过肺的呼吸得以敷布，人体各脏腑的气以及经络、营卫等保护健康的气，都需要肺的调节来实现其升降出入。

肺在五行中对应的是金，对应的节气为秋季，五情为悲，五味为辛，五色为白色。古人说"七情之客，皆气主之"，气对人体情绪也有影响，而肺又是气的主宰。因此，养气是养肺的关键和要旨。养肺应注意以下要点。

一肺在五行属金，对应的季节为秋季。秋季气候干燥，养肺要避免燥邪侵袭。悲属金，秋天草木开始枯萎，很容易引人感时伤月，心情抑郁，而过度的悲伤会造成肺脏损伤，所以秋季也要避免受环境影响而心情不佳。

养肺最重要的是及时补充水分，特别秋冬季节每天多喝水 500 ml，保持肺脏与呼吸道的正常湿润度。如果是季节太干燥，但身体又不宜大量喝水的人，可间接补水，把水"摄"入呼吸道，也即将暖水倒入杯中，用鼻子对准杯口吸入水蒸气，每次呼吸 10 分钟，每天 2～3 次就可以了。

随着工业污染和城市汽车排放量的增加，现在的大气质量大大降低，空气中的各类污染物被吸入呼吸道和肺部可引起各种疾病，如支气管炎、肺炎，严重的话还可引起中毒，甚至癌变。因此，养肺还要关注空气质量，选择适宜的时节做呼吸运动。长时间待在室内的话，要经常开窗通风，保证室内空气的清新。有条件的话可选择空气清新的地方，每天早晚主动咳嗽，清除呼吸道及肺部的污染物，减少肺部损害。

大多数白色食物都有益肺脏，它们性偏平、凉，能健肺爽声，有促进胃肠蠕动，加强新陈代谢，保护肺部健康的作用。适宜养肺的食物有甘蔗、秋梨、百合、萝卜、蜂蜜、黑芝麻、核桃、松子、豆浆、豆腐等，这些食物都有滋养润肺的功效，日常可多食养肺。此外，还有一些养生汤对养肺很有功效，如百合蜂蜜汤，即用新鲜的百合 50 g，先泡洗干净，然后与蜂蜜 30 g 一起煎汤，每天服用一次，可起到润肺止咳、润肠通便的作用。还有川贝炖梨，即用新鲜梨子 2 个、川贝 5 g，川贝打粉，加水共同炖熟，经常食用可滋阴清热、化痰止咳。还有百合小米粥，即用百合 5 g、小米 50 g，共同煮粥食用，一天一次，可以收到温润补肺的功效。

很多食材、药材均有养肺功效,如南沙参、北沙参、五味子、麦冬、石斛、冬虫夏草、燕窝等,都有养肺功能。

二运动养肺,可练习呼吸。练呼吸是指练习深呼吸来清理肺部废气,保持肺部健康。每天清早起床后,选择空气清新的地方尽力大口大口深度呼吸,吸入清气,呼出浊气。呼吸要用鼻呼吸,深长而缓慢,每次深吸气 3～5 秒,屏息 1 秒,然后再慢慢呼气 3～5 秒,屏息 1 秒。每天练习一两次,每次可练习 5～15 分钟。

健步走也可增加肺活量,增强横膈肌肉的强度,提升肺部功能,同时排出体内的废气,缓和慢性肺气肿和支气管炎的症状。健步走最好以每小时 5 km 左右的步速进行,每次健步走可控制在 1 小时以内,以感觉微微喘气为度,不要太过劳累。健步走时可选择公园等草木茂盛,坡度较缓的空旷地带。行走时应配合均匀的深呼吸,摆动双臂,大步快速向前。

运动养肺还可选择慢跑、爬山、跳绳、踢毽、舞剑等运动量较和缓的运动。经常锻炼可激发人体的御寒能力,并预防感冒的发生。

三情志养生要克悲,保持良好的心情。经常大笑或唱歌不但能调节情绪,而且能伸展胸肌,扩张胸廓,增加肺活量,消除疲劳,解除抑郁,去掉烦恼,时常唱唱歌或看一些开心的节目,对养肺很有好处。

四善用按摩等保养法。按摩养肺可选择摩鼻,先用冷水清洗鼻腔,然后按摩鼻子,如点压迎香穴、鼻通穴,或用双手大拇指上下摩擦鼻梁的两侧,也可按住鼻孔一侧,用另一侧鼻孔通气。这样按摩可增强鼻腔功能,保护呼吸道。可捶背健肺,采取端坐姿势,腰背自然伸直,双目微闭放松,两手握成空拳,适当用力地反捶脊背的中央及两侧,同时进行叩齿,吞咽口中津液。捶背时,先从下向上,再从上往下,先捶背部中间部位,再捶背部两侧,各捶 8 遍。捶背可以健肺养肺,预防感冒。

肝

肝是人体最大的解毒器官,也是储血器官,古人说"肝为血海",即是此意。肝可调节全身的血流量和气机,保持气血平和。肝脏功能不好,人的周身气血运行不畅,脸色容易发青,皮肤干燥暗淡。肝瘀可导致脸上长色斑,特别是眼角下颧骨部位,对称长斑,被称为肝斑。

肝在五行对应的是木,对应的节气为春季,五情为怒,五味为酸,五色为青色。养肝应注意以下要点。

一养肝要戒怒,保持情绪的平和。肝喜条达,怒伤肝,情志养生一定要戒怒。清代医学家尤乘在《养生说》里讲愤怒可阻塞气机导致肝气不畅,经常发怒的人容易患上各种肝病。比如发怒导致气机上逆,会引发呕血、飧泄、目暗等症状,甚至使人中风。保持良好的心情对肝脏十分重要,一定要学会制怒,不要轻易生气,即使生气也不要超过 3 分钟。

二养肝要养成良好的作息规律和饮食习惯。夜晚的睡眠过程是人体自我修复的过程,也是肝脏休养调整的过程,经常熬夜睡眠不足,会降低人体的抵抗力,影响肝脏的自我修复。研究发现,已经感染肝炎病毒的人如果熬夜就会加重病情。养肝,应改变晚上熬夜的习惯,每晚在 11 点前入睡,保证每天 7～8 小时的充足睡眠。

不吃早餐和暴饮暴食也容易损害肝脏,按时吃早餐有助于中和胃酸和保护肝脏,可减少胰腺炎、胆结石等疾病的发生。

三养肝要少吃药,多吃绿色食物。肝脏负有解毒功能,吃药是非常伤肝的。"是药三分毒",药物在发挥治疗作用的同时,也需要肝脏来进行解毒,经常吃药会加重肝脏负担,损伤肝脏。药物性肝炎就是服用过多药物而引发的肝脏疾病。

日常多吃绿色食物有益肝脏,如空心菜、荠菜、包菜、韭菜和海藻等。大蒜、百合也对肝脏有帮助,患有肝病的人可煮熟吃。

养护肝脏一定要均衡饮食,少吃油炸食品,少饮酒,不要增加肝脏负担,保持正常的体重,避免脂肪肝。

四适当运动,按摩养肝。养肝可多做伸展运动,舒展腰身,让身体气机顺畅。做伸展运动时可做腿部、腰部和全身的拉伸运动,比如蹬直双腿,尽力低头弯腰若干次,这个动作既能拉伸腿部,也能舒展腰背。还可双腿站直,十指相交扣握,掌心向上,尽力伸直上举于头顶正中,拉直身体,然后分别向左右两侧伸拉,可舒展身体两侧。

按摩胸胁可促进肝气的疏泄条达,把双手搓热,然后沿着乳房下胸胁反复摩擦,直到胸胁发热,像灌进温水一般。还可用热水泡手,促进指关节的柔软灵活。

按摩养肝要穴,亦可调节肝气,如按摩太冲穴。太冲穴位于足背侧,在第 1、第 2 跖骨结合部之前的凹陷处。太冲穴是人体足厥阴肝经上的重要穴位,是肝经的原穴,经常按摩刺激,能调动肝经的元气,保护肝脏功能的正常。

脾

脾主运化,起运化布输的作用。人每天的饮食都要靠脾进行运化,再把食物中的营养精华输布全身。所以古人说脾是"后天之本,气血生化之源"。如果脾脏好,人就气血旺盛,皮肤柔润有光泽,富有弹性;如果脾不好,会没有胃口,吃饭不香,身体气血津液不足,脸部得不到滋润,脸色暗淡无光。

脾在五行中对应的是土,对应的节令为长夏,五情为忧思,五味为甘,五色为黄色。养脾应注意以下要点。

一忧思伤脾,养脾不能太过思虑。应多进行脑部放松活动,缓解紧张的情绪,避免思虑过度或忧心忡忡。静坐、冥想的方法可缓解思虑。

二脾怕湿热,健脾应除湿清热,保持居室干燥,饮食应清淡。不要经常待在潮湿的地方,遇到湿气大、阴雨天时,不要经常开窗,可对室内进行定期除湿。在寒冷季节,特别是阴雨潮冷的时节,要注意保暖,不要受凉,以免湿气内侵。长夏时节多雨,暑气又未散,最容易伤脾,饮食宜淡,"多甘多苦",适当吃一些甜味食物和苦味食物。

三养脾可通过饮食、药物祛除体内湿气。脾虚的人应多吃补脾益气的食物,如粳米、籼米、薏米、红枣、栗子、山药、香菇和马铃薯等。脾不好的人要避免多吃寒性食物,以免损害脾气,如苦瓜、冬瓜、莴笋、柿子、西瓜和绿豆等，鸭肉、牡蛎和牛奶也不宜多吃。

饮食调理湿气可吃小米、赤小豆和鲫鱼，小米有除湿、健脾、镇静的作用；《药性论》里说赤小豆"通气，健脾胃"；鲫鱼可健脾补虚，三者合食有健脾去湿、消肿利湿的功效。

养脾要适当节食。清代养生家尤乘说"欲不可过，过则湿而不健，食不可过，过则壅滞而难化。因谷气胜元气，其人肥而不寿，故宜'常令欲少'，少吃禽兽肉，茹素则心清而肠胃厚"，就是这个意思。

在秋冬季节，脾胃虚寒的人可吃补脾养胃粥，能很好调节脾脏功能。具体做法为：薏米20 g、淮山药 15 g、红枣 2 枚、莲子 10 g、枸杞子 10 g、百合 10 g、桂圆肉 10 g、糯米 50 g。食材清洗准备好后先浸泡半天，放入砂锅用大火煮开，然后小火煲 1 小时，熬成后放温就可食用。这个粥特别适合脾胃虚寒，有呕吐、腹泻症状的人食用。

还有一种小米黄豆粥，用黄豆 10 g、小米 30 g、白糖 2 g，或葱花少许熬成。先将小米洗干净，加水浸泡，黄豆洗净。锅置火上，加入适量的水，加入小米，大火煮开后加入黄豆，改为小火熬煮，一直煮至豆熟，加入白糖即可，也可添加少许葱花调味。这个粥具有健脾养胃、止泻的功效。

四点按足三里以健脾和胃。调理脾胃最简单的按摩方法是把双手叠加放在肚脐上，以肚脐为中心顺时针摩揉腹部 32 次。可经常点按足三里穴，在膝眼直下 3 寸处，用拇指按压 32 次。还可点揉中脘穴、内关穴来健脾，内关穴位于腕掌侧、腕横纹中央上约 2 拇指的地方，中脘穴位于肚脐上方 4 指处，摩胃脘部 32 次。

肾

肾为先天之本，是生命之根。一个人的成长、衰老和寿命长短都与先天的肾精有关。肾精充盈的人健康长寿，而肾精不足的人很容易未老先衰。从外在表现来看，肾脏精气不足的人容颜晦暗、鬓发斑白、齿摇发落，呈现出衰老的状态。明代医学家张景岳说："五脏为人身之本，肾为五脏之本。故欲长寿，须补肾。"

肾在五行中对应的是水，对应的节气为冬季，五情为恐，五味为咸，五色为黑色。因此，冬季是藏养肾精的好时节，养肾应注意以下要点。

一保持情绪平和，避免过度惊恐，日常起居避免劳欲。清代医学家尤乘认为"肾藏精之理，主张寡情欲，节房事"，过度的体力劳动和性生活会伤血伤精，损耗精气，因此，一定要有度，有节制，不能太过。充足的睡眠可促进气血的生化，对肾精起到保养作用，应避免熬夜，保证睡眠充足。

二养肾应从保养下肢开始。肾经起于足底，而足部非常容易受到寒气的侵袭，养肾要保证下肢不受寒。冬季天气寒冷，寒气容易从脚底侵袭人体，因此应特别注意足部保暖，夏天天热也不要让脚受寒，晚上睡觉时不要双脚正对空调或电扇，不要光脚在潮湿的地方行走。

保健足部，可用热水泡脚。冬天寒冷时节，晚上 7～9 点是最适宜泡脚的时段。这个时辰肾经气血最衰，如果用热水泡脚可改善身体的血液循环，达到滋养肾、肝的目的。泡脚时水温以 40℃为宜,每次泡 15～30 分钟即可。

三适当吃咸味食物以养肾。咸入肾,吃咸味食物有益肾脏,但不宜过度,因为盐分要通过肾脏代谢,如果食物过咸反而会加重肾脏负担。可多吃黑色食物养肾,如黑豆、黑芝麻、黑木耳、黑桑果、蓝莓、黑枣等。

肾不好的人,可吃黑米红枣粥,用黑米 50 g、红枣 5 枚、枸杞子 5 g、白糖 5 g。先把黑米淘洗干净,红枣洗净去核,枸杞子洗净备用。材料准备好以后,置锅火上,加足量清水,放入黑米,大火煮沸后转小火熬成粥,最后加入枸杞子、红枣,再煮 5 分钟,用白糖调味即可食用。这个粥可补肾养肾、健脾益胃,改善消化不良。

久坐或精神高度紧张、睡眠质量不好,都可损耗肾气,可吃莲子芡实粥。用糯米 50 g、芡实 15 g、莲子 15 g、冰糖 10 g,先将糯米、芡实洗干净,用冷水浸泡 3 小时,莲子洗净,用冷水浸泡到回软。捞出糯米、芡实,沥干水分,再捞出莲子,除去莲心备用。锅置火上,加足量的水,放入糯米、莲子和芡实,用大火煮开,改小火熬煮成粥,然后放冰糖调味,稍焖片刻,即可食用。这个粥有安神养心、补肾健脾的功效,很适合上班族或工作高度紧张的人喝。

山药枸杞粥适合补肾,有消除疲劳、补血明目的作用。用粳米 50 g、山药 15 g、枸杞子 10 g 和白糖适量。将粳米洗净,山药去皮洗净切成小块,放入锅中加水熬煮,先大火烧滚,然后用文火熬煮 30 分钟成粥状即可。

四善用传统养肾法。传统养生法里,吞津液可养肾。古人认为肾主骨,而牙为骨之余,牙齿好坏可反映肾的好坏,而叩齿有健肾的功效。因此,每天清晨洗漱后,闭目静坐,舌尖轻舐上腭,等口中津液充满后,鼓漱 32 下,然后分三次咽下津液,再配合叩齿 32 次,有很好的养肾功效。养肾还要注意,有尿意的时候千万不要忍,如果经常憋尿,积存的小便会成为水浊之气,侵害肾脏。

按摩养肾,首先可按摩腰眼穴,位于第 4 腰椎脊突左右各 3.5 寸处。按摩时先选择舒适的姿势坐好,然后两脚自然分开与肩同宽,放松身体,将两手掌对搓生热,然后用手掌揉搓腰眼穴。在按摩时应注意调整呼吸,尽可能呼吸得深一些,以助增强肾的功能。

按摩涌泉穴。涌泉穴被认为是补肾固元的"长寿穴",它是人体足少阴肾经上的穴位。涌泉穴位于脚底中线前 1/3 交点处,取穴时可脚掌屈趾,脚底前凹陷处即是。《黄帝内经》说"肾出于涌泉,涌泉者足心也",意思是肾经之气犹如源泉之水,来源于足下,经常按摩涌泉穴可使人肾精充足,精力充沛,耳聪目明,腰膝壮实不软,行走有力。古人有歌诀说"三里涌泉穴,长寿妙中诀。睡前按百次,健脾益精血。能益气精神,呵护三宝物。识得其中趣,寿星随手摘",可见按摩涌泉穴的益处。

按摩太溪穴。太溪穴是肾经的原穴,古人认为它是汇聚肾经元气的"长江",所以也称太溪穴为"回阳九穴之一",认为它具有回阳救逆的功效。经常按摩刺激太溪穴可提高肾功能,每次按摩穴位 1 分钟即可,按揉到穴位有酸胀的、麻麻的感觉。在每天肾经的流注时间,即下午 5～7 点按摩太溪穴效果更好。

按摩关元穴。古人认为关元穴是封藏一身真元的穴位,而元气是维持生命活力的基本物质与原动力。按摩刺激关元穴可将人体元气关在体内不让它泄漏，从而保持生命活力。

八段锦的最后一个动作是"背后七颠百病消"，垫脚的动作可以锻炼脚底的肾经，起到保养肾脏的功效。首先正常站立，脚与肩同宽，然后抬起脚跟再放下，腿要绷直，每次做数十次，坚持做就会有效果。

六 腑

人体内与五脏相辅相成发挥生理功能的还有六腑。六腑包括胆、胃、小肠、大肠、膀胱和三焦六个器官。腑，古代也写作"府"，有库府的意思，因此六腑与五脏略有不同，五脏是内实的器官，而六腑则是中空的、可盛放物品、有出有入的器官。六腑里的前五个器官是人体解剖实有的，而三焦则是根据生理病理现象的联系而建立起来的一个功能系统，是上、中、下三焦的统称。古人认为三焦是指胸腹腔的一个大腑，医学家张景岳说："三焦者，确有一腑，盖脏腑之外，躯壳之内，包罗诸脏，一腔之大腑也。"因此，也有人认为三焦的功能实际上是对五脏六腑全部功能的总概括。一般把横膈以上的部分归为上焦，包括心与肺；横膈以下到脐为中焦，包括脾、胃；脐以下至二阴为下焦，包括肝、肾、大小肠、膀胱等器官。

六腑的主要生理功能是受纳、腐熟水谷，消化胃部食物，然后传入小肠泌别清浊，汲取营养物质，传化精华，最后在大肠形成粪便，将糟粕排出体外。根据六腑的功能来看，六腑养生要以和降通畅为主，确保各脏腑的受盛、传化功能正常。

胆

六腑之一的胆附在肝之短叶，与肝相连，是呈中空的囊状器官。胆的主要生理功能是贮存和排泄胆汁。胆汁实际是由肝化生分泌，在肝内生成的一种汁液，胆汁生成后流入胆囊，由胆囊贮存，身体需要时再调出使用。胆汁又称为精汁，因此，胆也被称为"中精之府"。

胆汁是黄绿色液体，味苦，有促进食物消化吸收的作用，特别是脂肪类食物的消化，胆汁起很大的作用。胆汁的排泄必须依赖肝的疏泄功能进行调节和控制，肝的疏泄功能正常，胆汁的排泄就畅达，脾胃的运化功能也就健旺。如果肝气郁结，胆汁排泄不利，就会影响脾胃的消化功能，最常见的症状有胸胁胀满、食欲不振，或大便失调；如果肝的疏泄太过，胆气上逆，人就出现口苦、呕吐黄绿苦水的症状；如果湿热蕴结肝胆，胆汁不循常道，外溢肌肤，人就呈现黄疸症状；此外，胆汁长久排泄不畅，还会导致砂石瘀积，形成胆结石。

古人认为胆主决断，胆具有判断事物，并做出决定的作用，因此有胆大之说。很多胆有问题，胆气不足的人，大都易惊善恐，遇事犹豫不决。胆的这个功能对防御和消除某些精神刺激的不良影响有重要作用，它可以维持和控制气血的正常运行，确保各脏腑之间的协调。肝胆相互依附，互为表里，肝主谋虑，胆主决断，所以肝胆相互协调，就能共同调节精神思维活动的正常，也能抵御外邪侵害五脏六腑。

　　胆出问题多是不良生活习惯的结果,最常见的胆病为胆囊炎和胆结石。经常不吃早餐容易导致胆结石,因为早晨空腹会使胆汁中胆酸含量减少,胆汁浓缩,在胆囊中形成结石。晚饭后常躺着看电视、报刊,或者饭后很快睡觉,晚餐摄入太多高脂肪等,都会使胃中的食物消化和排空变慢,食物不断刺激引起胆汁大量分泌,身体仰卧或半仰卧时胆汁引流不畅,易在胆管内瘀积而形成结石。经常吃甜食,过量的糖分会刺激胰岛素的分泌,使糖原和脂肪合成增加,同时胆固醇合成与积累也增加,造成胆汁内胆固醇增加,也容易导致结石。

　　日常护胆应注意下面几点。

　　一饮食方面应限制高胆固醇食物,多吃植物纤维、富含维生素的食物;饮食以温热为宜,这有利于胆管平滑肌的松弛,减少胆汁排泄;少量多次喝水能够有效地加快血液循环,促进胆汁排出,有利于消炎排石。

　　二起居方面,要遵循胆经运行时间。胆经是人体循行线路最长的一条经脉,胆经的当令时间在子时,也就是夜里 11 点到凌晨 1 点,这个时间要及时入睡,保证阳气的生发,保护胆囊健康。肝胆在夜间需要休息,因此,晚餐不要吃太多、太晚、太丰盛,不要吃油腻的食物。

　　三晚上睡觉前可以拍打胆经进行保养。胆经在人体的侧面,拍的时候从臀部开始一直往下,每天晚上睡觉前拍打 32 下即可。

　　中老年人要特别留意胆病,尤其是胆结石。根据调查,患胆石症以中老年人居多,女性患病率是男性的 2 倍。因此,中老年人一定要注意生活习惯,起居有常,科学饮食,保证充足的睡眠,避免胆结石。

胃

　　胃位于横膈下,上接食管,下通小肠,胃的上口为贲门,下口为幽门,中医把胃分为上、中、下三部分,即上脘、中脘、下脘,因此胃也被称为胃脘。胃与脾在生理上关系密切,病理方面也常互相影响,中医在诊病时常脾胃并论,治疗上也常脾胃并治。脾喜燥恶湿,胃喜润恶燥,脾主升,胃主降,在生理功能上,胃为水谷之海,主消化,脾为胃行其津液,主运化,两者燥湿相济,升降协调,互相为用,共同完成水谷的消化、吸收和转输的任务。胃气以下行为顺,如果胃气不降,反而上逆,人就会出现呃逆、呕吐症状。

　　胃的主要功能是受纳、腐熟水谷,也就是接受和容纳各种食物,然后把食物进行初步消化,形成食糜,再下传于小肠,因此胃有"太仓""水谷之海"的称谓。因为胃的受纳和腐熟作用为脾的运化功能提供了物质基础,中医就常把脾胃同称为"后天之本,气血生化之源",把脾胃的功能概括为"胃气"。

　　人体的后天营养都靠脾胃消化输布,人的健康也就与"胃气"密切相关,中医常把"胃气"的强弱作为判断疾病轻重、预后的一个重要依据,治疗也会注重"保胃气"。如果胃的受纳、腐熟功能失常,那么就会出现胃脘胀痛、嗳气酸腐、纳呆厌食或容易饥饿等症状。胃气大伤的话饮食就很难进,疾病的好转希望就小,一旦胃气败绝,就会有生命危险,因此,中医有"人有胃气则生,无胃气则死"的说法。

胃主通降，即胃气以通畅下降为顺。饮食物进入胃以后，经过胃的腐熟后向下传到小肠，做进一步消化吸收，一部分由脾转输，另一部分下传大肠，化为糟粕排出体外，这一系列的过程靠的就是胃气的"通降"作用。胃主通降也就是胃能够将食糜下传小肠、大肠，并排出糟粕的作用。

一旦胃失通降，人不但会食欲下降，还会因浊气上逆而出现口臭、脘腹胀满疼痛，或嗳气、呃逆、大便秘结，甚至恶心、呕吐等。胃的保养应当做到：

一注重饮食规律。一天三顿饭要定时定量，不要吃太饱，更不能饿一顿饱一顿，或者暴饮暴食。胃消化功能不好的人，吃一点就会觉得饱，过一会儿又会感觉饿，还经常有胃胀的感觉，这类人在饮食上硬的和纤维丰富的东西要少吃，可少吃多餐，在感觉到饥饿时稍微补充一点食物，不要过多。三餐可选择温、软、淡、素、鲜的食物，难以消化、较有韧性的食物要少吃，如糯米、红薯等。胃不好的人饭前可喝汤，入睡前两三个小时内不要吃东西。米含酸较多，小麦粉则有养胃的作用，胃不好的人可少吃米饭，多吃面条或馒头，如果熬粥，可放一点点苏打，以中和胃酸。蔬菜水果可为人体提供必要的维生素和纤维素，不能不吃，吃的时候可煮软一点。瓜果可适当多吃，木瓜适合养胃，但胃酸较多的人不能多吃。

二胃不能受寒，要特别注意保暖。受寒凉，可引起胃气上逆，因此一定要注意胃部的保暖。患有慢性胃炎的人尤其需要保暖胃部，适时增添衣服，晚上睡觉盖好被子，防止腹部着凉而引发胃痛或加重病情。夏天较热时，睡觉也应盖住腹部，避免胃部受凉。如果胃受寒疼痛，可喝姜红糖水缓解疼痛，或用暖水袋捂一捂胃部。

三避免思虑过度伤及脾胃。思伤脾，不良情绪可影响脾胃的功能，养胃要保持愉悦的精神和稳定的情绪，避免紧张、焦虑和恼怒等不良情绪的刺激。同时要注意劳逸结合，不能过度疲惫，伤及胃部。

四适度运动促进胃的消化功能。运动帮助消化，提高脾胃功能，如散步、慢跑都有利于胃的保养。经常活动脚趾头，也有益于胃的保健。有胃病的人饭后不要立即运动，也不要立刻开始工作，最好休息一下，等胃部的食物消化得差不多了再做运动，或者开始干活。

胃不好的人要注重调养，不能急于求成。胃病是一种慢性病，不可能在短时期内治好，通过吃药等方法可暂时治愈一些症状，但若不保养，极易复发。有胃病的人不要急于吃药，更不要长期吃药，而应当养成良好的饮食和生活习惯，调养胃功能。

小肠、大肠

小肠和大肠都是中空的管状器官，小肠位于腹中，上端通过幽门与胃相连，下端通过阑门与大肠连接，小肠呈迂曲回环叠积状安于腹部。大肠上与小肠连接，下与肛门相接，呈回环叠积的形状绕腹部一圈。

小肠主要发挥受盛、化物的功能，当胃对食物进行初步的消化后，形成食糜并下行送进小肠，由小肠容纳。这些食糜在小肠内停留，进一步被消化吸收，最终转为精微物质。化物就是指消化、变化，把水谷化为精微物质。如果小肠的受盛、化物功能失调，人就出现腹胀、腹痛的症状，或者腹泻、便溏。小肠的另一个功能是分泌和区别清浊。清，指水谷的精微；浊，指食物残渣。也就是说小肠的另一个功能是把食物里有益的精微物质从食物中提取出来，与食物残渣进行区分。

中医认为，心与小肠互为表里。心为君主之官，因此心是不受邪的，如果心脏出了问题，很可能就先表现在小肠经上。有些人每到下午 2 点多就会胸闷心慌，检查却又查不出心脏有问题，这其实就是心脏问题反映在小肠经上。小肠属于阳，外边很敏感的地方出了问题，里边的心脏肯定就出问题了。因此，如果未时出现脸红、胸闷等现象，就要注意心脏健康了。

大肠的主要功能是传化糟粕。传化就是传导和变化的意思。当小肠把食物中的精微物质提取之后，食物残渣就下传进大肠，大肠会对这些食物残渣进行进一步的传导变化，吸收其中多余的水分，让残渣变成粪便，最后由肛门排出体外。大肠"传导之官"的称谓，就是因这个功能而来的。大肠的传导变化作用，是胃降浊功能的延伸，它与脾的升清、肺的宣降，以及肾的气化功能都密切相关。如果大肠传导失司，可导致排便异常，如大肠湿热，气机阻滞，就会腹痛腹泻、里急后重，出现痢疾、脓血症状；如果大肠实热，那么肠液干枯就会便秘；如果大肠虚寒，就会水谷杂下，肠鸣泄泻。

小肠将食物中的精华吸收，经过脾的布输，食物精华就会发挥滋养肌体的作用。大肠把食物残渣变成粪便，并将这些无用的糟粕排出体外，可见小肠、大肠承担着人体纳精微去糟粕的重任，小肠、大肠不健康会直接影响人体对营养物质的吸收，对小肠与大肠的保养不容忽视。

一可按时令养小肠。未时是指下午 1～3 点，这段时间手太阳小肠经最旺，是小肠经当值时段。小肠有分清浊的功能，把水液归于膀胱，糟粕送入大肠，食物精华再输送给脾，以保证人体所需。在完成这些工作之前，需要胃把初步消化的食糜送进来，因此，午餐最好中午 1 点以前吃完，这才有利于小肠发挥作用，吸收营养。

如果小肠的吸收功能不好，要尽量吃暖软的食物，不要吃太过生冷坚硬的食物。很多人讲求"补"身体，喜欢吃营养价值很高的食物，例如高蛋白、高脂肪食物，但吸收能力差的话，吃再多也是浪费，不起作用。

二大肠保养一定要注重通畅。大肠通畅有利于体内毒素的排出，要注意保持大便通畅，可多吃纤维素丰富的蔬菜，如番薯叶、芹菜等，以及瓜果，还应保证充足的水分。

三揉腹功有助小肠与大肠的保健。饭后轻摩胃腹部有助消化，不仅可以养生，而且可以调和气血，增加腹肌和肠平滑肌的血流量，增加胃肠内壁肌肉的张力以及淋巴系统的功能，让胃肠等脏器的分泌功能活跃，改善大小肠的蠕动，从而加强对食物的消化、吸收和排泄，能有效防止和消除便秘，对高血压、冠心病、肺心病、糖尿病、肾炎等疾病也有良好的辅助治疗效果。

按揉腹部最好选择在夜间入睡前和起床前进行。按摩前排空小便，仰卧，双膝屈曲，身体放松。用左手按在腹部，手心对着肚脐，右手叠放在左手上，先按照顺时针方向绕脐按揉 32 次，再逆时针方向按揉 32 次。也可先用右手按顺时针方向绕脐揉腹，次数可多可少，用力要适度，再换左手按逆时针方向按摩。揉腹不宜在过饱或过饥的时候进行，另外如有胃肠穿孔或腹部炎症也不建议揉腹。揉腹必须持之以恒，才能取得良好的健身效果。

膀胱

膀胱是位于小腹部的中空囊状器官，它上有输尿管与肾相通，下有尿道开口于前阴。膀胱的主要作用是贮存和排泄尿液。中医认为，尿液为津液所化，是依赖于肾的气化作用而形成的，当尿液形成以后就通过输尿管下输于膀胱，在膀胱内贮存。肾与膀胱为表里，它们经络相通，一为水脏，一为水腑，共同维持人体内水液代谢的平衡。肾可以调节膀胱的开合，当尿液积累到一定量的时候，就可通过尿道排出体外。在中医里，膀胱的气化功能要发挥，需要以肾的气化作用为生理基础，如果人体肾阳不足，就可影响膀胱的功能，如果肾和膀胱的气化功能失常，膀胱开合就会失司，出现小便不利，或癃闭，或尿频、尿急、尿痛，甚至出现尿失禁。

膀胱是人体废液的排放通道，膀胱排尿功能正常，体内的有害物质才排得畅快，身体也才健康。日常保养膀胱可注意以下几点。

一要多饮水，少喝咖啡和饮料。水是人体最需要的液体，肾脏是过滤有害物质的一个藏器，饮水量的多少可直接影响膀胱内尿液的浓度。饮水量少的人膀胱中尿液少，肾脏排出的有害物质进入膀胱后，得不到稀释，就可对膀胱造成伤害，一些高浓度的致癌物质会对膀胱黏膜造成强烈刺激，导致癌变。临床上很多膀胱癌患者都有平时不喜欢饮水、饮茶的习惯。此外，饮水少，尿液少，排尿间隔时间必然会延长，这也给一些细菌滞留膀胱大量繁殖创造了条件，很容易引发膀胱炎之类的疾病。

咖啡、酒中所含的咖啡因和酒精对膀胱有刺激作用，因此不宜多喝，而可乐等饮品有大量添加剂，多喝也对肾及膀胱不利。

二保养膀胱一定不能憋尿，憋尿对膀胱和肾脏都有害。现代人生活忙碌，常常会不由自主地憋尿，时间长了很容易造成膀胱感应系统的迟钝，引发各种膀胱疾病。最好在日常养成定时排尿的习惯，晚上睡觉前要排空膀胱，早晨起来也一定要先排除一夜的积尿。排尿时不要故意用力，匆忙排尿，这不利于膀胱的充分排空。另外还要坚持每天定时大便，避免便秘而影响排尿。

如果尿液长时间不能排泄，对女性的盆腔也会形成不良刺激，长期憋尿容易使盆腔器官功能紊乱，降低女性抵抗力。女性可做规律的盆底肌肉锻炼，增加盆底肌肉的张力，提高排尿能力，保护盆腔。盆底肌肉的锻炼以收缩锻炼耻尾肌为主，可练习收缩肛门的动作，每次持续3秒钟为1次有效收缩，每天可不定时进行锻炼。

三可通过饮食和运动保养膀胱。甘蓝、卷心菜等十字花科的蔬菜富含异硫代氰酸盐，这种物质有抗癌功效，而且甘蓝所含的化合物可滋养膀胱，经常吃甘蓝能有效降低膀胱癌的发生。黑木耳对膀胱结石和肾结石有化解作用，它所含的发酵素和植物碱具有促进消化道与泌尿道各种腺体分泌的特性，还能协同这些分泌物催化结石，滑润管道，使结石排出，如果有肾结石、胆结石的人可多吃黑木耳。

经常参加户外运动，锻炼背部可促进膀胱经的畅通，有利于膀胱保养。如跑步、登山都可锻炼到膀胱经，也可原地站立，双脚分开与肩平齐，进行抬后脚跟的练习。在使劲抬后脚跟时可拉伸整个背部的经脉，锻炼到膀胱经。晚上睡觉前躺在床上用力蹬腿、蹬脚后跟也有这样的作用。

三焦

三焦是六腑中最大的腑，它有名无实，因此有"孤腑"之称。三焦分为上焦、中焦和下焦，包括了人体胸腹的所有部位。

在中医学里，三焦的生理功能包括两个方面：一是主持诸气，总司人体的气化活动。三焦为人体元气通行的道路，元气发源于肾，必须通过三焦输布全身，才能发挥它激发、推动各脏腑器官功能活动的作用，才能维持人体生命活动的正常进行。元气是组织气化活动的原动力，而三焦通行元气又关系到全身气化功能是否能够正常进行。因此，三焦"主持诸气"，总司人体的"气化活动"。二是三焦为人体水液运行的道路，具有疏通水道，运行水液的作用。人体水液的代谢，有赖于各脏腑的共同作用来完成，但必须以三焦水道的通畅为条件才能正常进行。如果三焦水道不利，那么肺、脾、肾等调节水液代谢的脏器就很难发挥出应有的作用。《素问·灵兰秘典论》说，"三焦者，决渎之官，水道出焉"，就是对三焦运行水液功能的概括。三焦有病，往往会影响水液代谢，很多疾病都跟三焦有关，如尿闭、水肿，还有腹水、悬饮等症，都属于三焦病变或三焦壅塞的结果。

心包与三焦经络相通，互为表里，热病中的湿热合邪，稽留三焦，会出现胸闷身重、尿少便溏的症状，如果不及时制止它的发展，温热病邪就会由气分入营分，由三焦内陷心包，出现昏迷、谵语等重症。

三焦调养重点在于保证三焦通畅，调理可从两方面入手。

一通过饮食调理。日常可多吃面食、大米，这些主食味甘、性平，可入脾经、胃经、大肠经、小肠经、膀胱经，其余各经也都适用，因此对三焦经也有益处。

二采用传统养生功法。传统养生法里的六字诀，其中"嘻"字诀可调理三焦。练习时采用顺腹式呼吸，先呼后吸，呼气时读"嘻"字，同时收腹敛臀，做提肛动作。练习时可配合两臂动作，两臂从体侧慢慢抬起，手心向下到腕与肩平齐时，以肘为轴外旋小臂，转而手心向上，随即曲肘指尖向上，不要超过眉毛，再向内划弧，两手心转向下，像按球一样从胸部慢慢落到腹前，两臂自然下垂。"嘻"字的口型要两唇微启，有嬉笑的感觉，要怡然自得。

八段锦中的"两手托天理三焦"，也可练习以调理三焦。具体做法为：自然站立，双脚分开与肩平齐，双手在小腹前交叉，然后翻掌向上好像托天一样。手掌上翻到头顶之后左右手分开，再向下环抱还原到最初姿势。练习时呼吸要配合动作，不要做得太快，两手做一遍与一吸一呼刚好相应，呼气结束应停留片刻，再做下一遍。

六腑各部分既分工又协作，共同完成饮食的受纳、消化、吸收和排泄过程，因此，六腑养生要考虑六腑的协调性，一定要注重六腑的通畅。《黄帝内经》说"六腑者，传化物而不藏，故实而不能满也"，可见六腑要有实物在其中，又不能太过实满，一定要保持通畅，不能让水谷在体内久留。六腑一定"以通为用""以降为顺"。

六腑要"通"，要泻而不藏，人才健康，如果不能做到"泻而不藏"，必定会导致水谷与糟粕停滞或积聚，引发各种疾病。六腑病多为实证，治疗六腑病的重要方法就是"通"。

保持六腑通畅，首先要大小便通畅，日常不要憋尿、憋大便，有了尿意或便意应及时排泄，清空脏腑。每天早起空腹喝一碗或两碗热的紫菜汤对便秘有疗效，老年人还可吃奶蜜葱汁，有治疗便秘的功效。生吃红萝卜、白萝卜或胡萝卜可治大便干燥、便秘，大便不畅的人可尝试一下。

总之，五脏六腑的调节不能急，要持之以恒，把保养落实到日常生活当中来，饮食、起居以及运动都要考虑进去，这才能保证五脏六腑的安宁，保证身体的健康。

官 窍

《庄子·应帝王》说，"人皆有七窍，以食、听、视、息"，是说人的七窍有吃东西、听声音、看事物和呼吸的作用。中医学把"耳、目、鼻、口、舌"归为五官，再加上尿道口和肛门，就成为七窍。我们所说的窍实质是指人体与外界相通的孔窍。

五官与五行对应，五官也与五脏相对应，如果人体五脏有了问题，就会反映在五官上。五官与五脏的对应分别为目对应肝，鼻对应肺，口对应脾，舌对应心，耳对应肾。

眼目，是视觉器官，目五行属木，与肝脏对应，肝脏有了问题，眼睛就会有所反映。如肝火太盛的人，会出现目赤肿痛的情况，有肝胆问题的人，眼底会偏黄等。

鼻是嗅觉器官，它主嗅觉，也是呼吸的门户。鼻在五行属金，与肺对应。鼻子对吸入的空气起净化、湿润和加温作用，有利于肺的健康。鼻病可影响肺及其他器官，肺病也能影响到鼻。

舌是味觉器官，位于口腔内，具有协助咀嚼、吞咽和辅助发音的作用。舌在五行属火，对应心脏，中医可以从舌质看出心脏以及其他脏腑的情况，如舌质鲜红是热甚，心火上炎舌尖会赤红，舌红而出血则是热积伤心等。

口是消化管道的开口，它承担着咀嚼和吞咽的功能，是我们消化饮食的第一步。口在五行属土，对应的是脾脏。口唇内有丰富的微细血管，正常情况下呈红色，当机体缺氧时，口唇的颜色会变紫，中医称为发绀。脾脏的情况也会反映到口，如脾虚的人会口唇发白，脾有热积则唇焦而干等。

耳是听觉器官，位于头颅两侧。五行上耳属水，与肾脏对应，如果肾不好，就会表现在听力方面，例如肾虚可能造成耳鸣、耳聋等症。也有人认为耳为脑之苗，耳朵的情况可反映大脑的健康。

除了五窍与五脏对应外，人体的肛门和尿道也与内脏相应。如肛门是消化道的排泄口，它的主要功能是排便，与脾脏相联系。如脾热可出现肛门刺痒、大便干燥的情况，脾虚中气下陷，便会出现脱肛等问题。

尿道是排尿的管道，与膀胱相连。膀胱有热可引起尿道的烧灼感，也有中医认为肾开窍于尿道，因此尿道也与肾有关。

五官七窍与五脏六腑相连，对五官七窍进行保健不仅能耳聪目明，让容貌呈现健康状态，而且对五脏六腑有助益作用。

眼

眼睛可通过饮食调理来保护健康。

一些黄绿色食物富含叶黄素和玉米黄素，这两种物质可在眼睛后部的光敏感组织中积累，防止眼睛被紫外线困扰，还能防止眼睛的功能性退变。这类食物有胡萝卜、玉米、西红柿、西兰花和猕猴桃等。其次，补充足够的蛋白质对眼睛来讲也很重要，可多吃瘦肉、禽类肉，还有鱼虾、奶类、蛋类和豆类等富含蛋白质的食物。

维生素 A 对眼睛十分重要，缺乏维生素 A 时，眼睛对黑暗环境的适应能力会减退，严重时还可能患上夜盲症。每天摄入足够的维生素 A 可预防夜盲症，还可以预防和治疗干眼病。补充维生素 A 可多吃猪肝或羊肝等动物肝脏，还有富含维生素 A 的胡萝卜、苋菜、菠菜、韭菜、青椒以及水果中的橘子、杏和柿子等。

维生素 C 是组成眼球水晶体的成分之一，如果缺乏维生素 C 容易患水晶体浑浊的白内障。多吃富含维生素 C 的食物，如青椒、黄瓜、小白菜、菜花、鲜枣、生梨和橘子等有益眼目健康。

现在手机、电脑普及，人们几乎每时每刻都要盯着荧幕，工作、交流、休闲娱乐，都离不开手机和电脑。在用眼时一定要切记不能"目不转睛"，不能长时间盯着荧幕。一般而言，用眼 40 分钟至 1 个小时，就应该让眼睛休息至少 5～10 分钟。最好的放松方式是远眺，可调节眼睛的聚焦能力，也可做眼保健操。在用眼过程中时不时地眨动眼睛可减少眼目干燥的情况。

如果是上班族，需要长时间对着电脑工作，保护眼目除了上面提到的几点外，还应保持良好的坐姿，双眼平视或轻度向下注视荧光屏。这个姿势可以减轻颈部肌肉的紧张，也能把眼球暴露于空气中的面积减小到最小。工作前要调整荧光屏与眼睛的距离，最好保持在 50～70 cm，荧光屏可略低于眼水平位置 10～20 cm，呈 15～20 度的下视角。这个角度和距离可降低对屈光的需求，减少眼球疲劳的概率。办公室内不要吹太久的空调，要避免座位上有气流吹过，适当增加空气湿度有利于眼健康。

养护眼睛还要养成良好的用眼习惯。如不在光线暗弱及直射阳光下看书、写字，不躺着或乘车、走路时看书，还有不熬夜，保证充足的睡眠。在夏季，要防止过度的紫外线伤害眼睛，出门可戴上太阳镜。最有利于眼睛的运动是打乒乓球，在打乒乓球时，人的眼睛会随快速运动的乒乓球转动，起到调节、放松眼睛的作用，还能延缓老视，预防近视。

传统保养眼目的方法比较多，在此我们做一些简单的介绍。

·**熨目法**·清晨起床，先将双手互相摩擦，等手心搓热后用手掌熨帖双眼，反复 3 次。然后再用示、中指轻轻按压眼球,或按压眼球四周。

·**运目法**·挺胸站立,两脚分开与肩同宽,头稍微上仰。瞪大双眼,保持头部不动,尽量让眼球不停地转动,先从右向左转 8 次,再从左向右转 8 次。休息片刻,放松一下眼部肌肉,再重复运动,每次可做 3 遍。早晨在空气良好的环境里进行这项运动,能起到醒脑明目的作用。

·**吐气法**·采用坐姿,坐下时腰背挺直,用鼻子慢慢吸气,吸到最大限度时,用右手捏住鼻孔,紧闭双眼,然后用口慢慢地吐气。

·**低头法**·身体采取下蹲姿势,用双手攀住两脚的五趾,稍微用力向上扳,用力时头尽量下低。这个动作有助于五脏六腑的精气上升,可起到营养耳目的作用。

·**折指法**·把小指向内折弯,再向后掰伸,可坚持每天早晚各做 1 遍,每遍进行 32 次,并用拇指和示指揉捏小指外侧的基部 32 次。这个方法能养脑明目,对白内障和其他眼病都有一定的疗效。

鼻

鼻子的日常保养没有眼目的保养那么复杂,但一定要记住以下几个要点。

一要杜绝不良的生活习惯。有些人喜欢没事就用手指挖鼻孔,这样子既不雅观,也会损伤鼻腔,使鼻毛脱落,引起黏膜损伤或血管破裂,挖鼻孔还可能造成鼻腔感染,严重时甚至可危害到大脑健康。

二要尽量避免呼吸到刺激性气体或灰尘。刺激性气体和灰尘会对鼻腔造成不良刺激,影响鼻黏膜的功能,造成嗅觉障碍或引发鼻腔疾病。过分干燥和污浊的空气会导致鼻子的抗菌能力下降,极有可能患上鼻窦炎。鼻腔的温度一般在 32℃ 左右,过热或过冷的空气都会对鼻黏膜造成伤害。在寒冷天气或雾霾天,最好戴上口罩,保护鼻子和肺部。

三谨慎擤鼻涕,可经常清理鼻腔。人在感冒以后,会有鼻塞或者流鼻涕等症状,这时清理鼻涕时尤需注意,不能用力过猛,也不能同时猛擤两边鼻翼,可柔和地先擤一侧鼻孔,再擤另外一侧。这个方法可防止鼻涕进入咽鼓管和鼓室,避免急性中耳炎。

可多用清水或淡盐水清洗鼻腔。方法是用手掌心捧起一些水,低头用鼻子轻轻吸入,再擤出来,反复几次即可。这个方法既能清除鼻腔内的废物,起到保健作用,也有助于鼻炎的康复。

四练习按摩鼻部,可促进鼻子的健康。我们在此介绍几种传统的鼻部按摩方法。

·**出自《内功图说》的健鼻功**·此功有润肺健鼻,预防感冒和鼻病的作用,能健身强体。功法的练习步骤为:两手拇指擦热,揩擦鼻头 32 次,然后静心意守,排除杂念。双目注视鼻端,默数呼吸次数 3～5 分钟。晚上睡觉前,俯卧在床上,膝部弯曲使足心向上,用鼻深吸清气 4 次,呼气 4 次,最后恢复正常呼吸。

·**擦全鼻**·能有效改善鼻黏膜的血液循环,增强鼻子对天气变化的适应能力,预防感冒和呼吸道其他疾患。抹全鼻时用两手示指或用右手拇、示指指腹放在鼻两侧,从目内眦的晴明穴下开始,从鼻根、鼻梁、鼻翼到鼻下孔旁的迎香穴上下搓擦,擦动时要用力均匀,可搓擦 32 次。经常擦鼻两侧可使鼻腔的血流通畅,温度增高,让呼吸更有益于肺部。感冒或是鼻塞,有呼吸系统疾病的人可天天擦全鼻,有助于疾病的康复,还能增强免疫功能,减少患病机会。

· **捏擦鼻根** · 鼻根又名下极,就是我们说的鼻山根。捏擦鼻根时先用拇指与示指轻轻捏起鼻根放松一下,然后用示指快速来回擦鼻根,大约 32 次,鼻根略红就可停止。这个方法也适合戴眼镜的人放松鼻部,疏通鼻部的血液循环。中医理论还认为鼻山根可与心相应,心主神明,如果白天思虑太过,晚上睡不着时可捏擦鼻山根处,助益入眠。

经络中的手足阳明大肠经、胃经和手太阳小肠经等都经过鼻,因此按摩鼻部除了有预防感冒和鼻炎的作用,还能促进经络的气血运行和阴阳调和,有助于全身健康。

口舌

口舌的保养重点在口内,也就是口腔的保养,口腔保养的重点又在牙齿和舌。古人早就注意到牙齿的重要性,认为牙与肾的好坏紧密联系。

保护牙齿最重要的是保持口腔的清洁。现在刷牙已经成为人们的日常习惯,但很多人未必掌握了正确的刷牙方法。刷牙应该是从小就养成的习惯,小孩牙齿长全以后就可以培养刷牙了,不要等乳牙换恒牙时再培养。儿童牙刷要选择小而软的毛,不能用毛硬的刷子,刷牙时用水平方式横刷就可以,不要刷太用力,时间太长。成年人刷牙要用竖刷法,刷上牙外面时,由上向下旋转刷;刷下牙外面时,由下向上旋转刷;上下牙咬合后可上下来回刷。刷内面时,上牙由上向下拉动刷,下牙由下向上提拉刷,这样才能把牙缝间的残渣或牙菌斑刷掉,同时还能按摩牙龈。每次刷牙持续 3 分钟,才能有效抑制口腔里的细菌。如有可能,睡觉前再用牙线清理一下齿缝,护牙效果会更好。

除刷牙外,日常多漱口对口腔的清洁保护十分有益。饭后或吃东西以后都可漱口,剔牙或用牙线后也可通过漱口清洁口腔。日常用淡盐水漱口可收到消炎的效果,用茶水漱口对牙齿很有好处,可预防龋齿,还能预防牙龈炎。

日常使用牙齿,也要注意,不要总用一侧咀嚼,经常用一侧牙齿咀嚼,会导致一边牙齿磨损严重,另一边却因用得少而积攒牙结石,引发牙周疾病,有时还会导致两侧脸大小不一,有损美观。不能用牙咬过硬的东西,虽然人的咬合力非常大,但也不要轻易去咬硬物,如咬核桃、开酒瓶盖等,这都可能伤到牙的根本。

在生活方面,要养成健康的生活习惯,起居有规律,戒烟少酒,少吃刺激性食物、辛辣油腻食物,多喝水,多吃蔬果,保持良好的情绪,有利口腔卫生,还能减少口疮的发生。

传统的牙齿保健法就是叩齿。经常叩齿可增强牙齿支撑组织的健康,刺激唾液分泌,维护牙齿健康。叩齿时应双唇紧闭,上下牙齿相互碰击,用力要适中、均匀。可先叩后面的白齿,再叩门齿。刚开始叩齿不宜太多,每次 32 下即可,然后逐渐增加。长期坚持叩牙不仅有益牙齿的坚固,而且对巩固肾气也有帮助。

我们还可按摩牙龈来进行牙齿的保健。按摩牙龈可促进牙周组织的血液循环,增强牙齿支持组织的代谢功能,从而增加牙齿的抗病能力。按摩前将手洗净,将示指伸入口腔,压在唇颊面和舌面的牙龈上,由前向后,再由后向前地旋转揉动,如此来回 32 次,依次按摩到牙龈的各个侧面。

咀嚼锻炼可锻炼咀嚼肌、腭骨和牙槽骨,增强牙齿支持组织的健康,还可刺激唾液分泌,起到口腔自洁的作用。日常可吃一些较硬而粗糙的食物,富含纤维成分的食物,如干果、豆类和芹菜等,这类食物都需要充分咀嚼,而这个咀嚼过程就是对牙齿的咀嚼锻炼。

除了口腔内需要保养外,我们的唇部也需要好好保养。唇部保养最重要的是保湿,如果嘴唇太干,很容易皮肤开裂而渗血。日常可用一些性质温和的润唇膏保湿,多喝水,保证体内充足的水分也很重要。

耳

耳是听觉器官,但它并不是一个孤立的器官,而是与全身经络及五脏六腑都存在紧密的联系。《黄帝内经》说"耳者,宗脉之所聚之地",现代研究认为耳郭是全身脏腑器官的缩影,人体各器官组织在耳郭局部都存在相应的刺激点,如果器官组织发生病变,耳上的这个特定部位就会产生一定的变化和反应,刺激这个点的时候,就可诊断和治疗体内相应部位的疾病。这与我国传统的针灸穴位学说不谋而合。有经验的医学专家可通过耳部皮肤的颜色深浅变化,有无凹凸变形、结节或脱屑,毛细血管是否充盈等协助诊断,准确率也相当高。比如某些冠心病患者的耳垂处有一条斜形的皱痕,这个皱痕被称为"冠心病沟"。耳垂对血管缺血很敏感,一旦冠状动脉硬化引起冠心病,耳垂皮肤组织就会发生萎缩变化,就出现了这条斜线状的皱痕。通过这条皱痕诊断冠心病,准确率可达 90%。

中医认为耳在五脏中与肾相关,说"肾主藏精,开窍于耳",耳是"肾"的外部表现,"耳坚者肾坚,耳薄不坚者肾脆",就是说耳郭较长,耳垂组织丰满的人,一般都肾气盛健。同样,经常按摩双耳,可起到健肾壮腰、延年益寿的作用。

耳的重要功能是听,保护听力十分有益于耳的健康。在听力保护方面,我们要从日常的一些行为着手。首先可锻炼平衡能力,因为听力跟平衡能力有一定的联系,听力不好,平衡也很难掌握。锻炼平衡可倒着走、走猫步或单腿站立,这种反常规的运动可刺激人体平衡反应,实现对平衡能力的锻炼。其次,噪声对耳的损害特别大,可造成听力急剧减退,甚至引发噪声性耳聋。噪声还会伤及其他脏腑功能,因此日常要远离噪声。家中临街的窗户最好安装隔音玻璃,窗前多摆一些绿色植物,以起到隔音作用。

很多人喜欢挖耳朵,以为这样可清理耳内的垃圾,这其实是个不太好的习惯,特别是喜欢用耳勺等硬物用力挖,很容易碰伤耳道,引起耳内感染发炎,还可能碰到耳膜,造成听力损伤。如果耳内感觉瘙痒难受,可用棉签蘸一些酒精或甘油轻擦耳道,也可内服维生素 B、维生素 C 和鱼肝油等保健品。

很多药物的毒副作用会伤害听力,如庆大霉素、链霉素、卡那霉素、新霉素等,在治疗疾病时一定要慎重用药,以免引发耳中毒,损害听力。

耳的保健可采用耳部的按摩。下面介绍几种常见的耳部按摩方法,经常练习有助于保护听力,还能促进脏腑的健康。

·**提拉耳尖**·用双手的拇指、示指捏耳朵的上部,先揉捏此处,然后再注上提揪,每次8～16下,直到感觉耳朵充血发热。耳尖有神门穴位、肝阳穴和风溪穴等穴位,也是盆腔、内外生殖器、足部、踝、膝、胯关节等部位的刺激点,按摩会对这些部位产生良好刺激。

·**下拉耳垂**·先将耳垂搓热,然后向下拉耳垂8～16次,使耳垂发热发烫。耳垂处有头、额、眼、舌、牙、面颊等穴位。

·**按压耳蜗**·先按压外耳道开口边的凹陷处,这里有心、肺、气管和三焦等穴,按压8～16下,感觉此处发热、发烫后再按压上边的凹陷处,这里有脾、胃、肝、胆、大肠、小肠、肾和膀胱等穴,来回摩擦按压8～16次,可刺激脏腑功能。

·**推耳根**·将中指放在耳前,示指放在耳后,沿下耳根向上耳根推,两个手指均匀用力向上推,推32次左右。推后耳部会感觉发热,面部、头部也会有明显发热的感觉,这种按摩可健脑,对头痛、头昏、神经衰弱、耳鸣等都有非常好的疗效,同时具有美容效果。

按摩完耳部之后,如果用十指干梳头,还可刺激头部的经络,增加脑部血液循环,降低血压,有效治疗和预防脑动脉硬化、脑血栓。

耳部的很多问题与肝、肾有关,例如耳鸣。要想听力好,必须注意肝、肾的调理,要熄肝火,多补肾,保持轻松愉快的良好心境。

肛门

一般情况下人们不会觉得肛门需要做保健,可肛门一旦出了问题,却令人痛苦不堪。肛门最常见的疾病有肛裂和痔疮,其中痔疮最为普遍。痔有突起的意思,在肛门内外突起的柔软"肿物"就是痔疮。这块突起是肛门直肠局部的静脉丛曲张、扩大的结果。有些人患上痔疮,大便时会出血,严重的话还可能大量出血。患上痔疮后会觉得肛门瘙痒疼痛,坐立不安。

肛门既然是人体的"出口",就需要每天都排大便,长期便秘、腹泻或者有不良如厕习惯,都可能造成痔疮。如大便久蹲厕所、排便时过度用力,可能造成腹压增加;大便过度挤压、摩擦肛门,造成血液回流困难,引起局部的慢性感染,时间长了肛门周边的血管变脆,失去弹性,就会出现痔疮。

保养肛门:一注意饮食。可多吃新鲜蔬菜、水果,少吃辛辣的食物。要多喝水,尤其是早上喝一杯温开水对预防便秘很有帮助。不要随意改变饮食习惯,要养成大便规律的习惯。大便时不要看书或翻手机,大便的时间不宜过长,长时间坐在马桶上,容易造成肛周血液循环不畅,引发肛裂或痔疮。大便时不能用力过猛,要缓慢用力,经常便秘的人更要注意,以免干硬的粪块撑破肛门。

二经常变换姿势。久坐、久站或久行等活动都会加重肛门下垂,引起痔疮。如果保持某种姿势久了,可以随时转换成其他姿势,如坐久了就起来走动走动,站久了可蹲下或坐下休息一会儿。

三采用传统养生法养护肛门。唐代孙思邈在《枕中方》中规劝人们"谷道宜常撮",民间谚语有"日撮谷道一百遍,治病消疾又延年"的说法。通俗来讲,撮谷道就是收缩肛门,也就是提肛运动。提肛运动可采用坐、卧、站等姿势,提肛时要思想集中,吸气收腹,同时用意念有意识地向上收提肛门,然后屏住呼吸并保持收提肛门2~3秒,再慢慢呼气放松肛门。如此反复做32次,每天可做1~2次。提肛运动可以增强肛周血液循环,预防盆腔静脉瘀血,还能运动锻炼整个盆腔肌肉,增强肛门直肠局部的抗病力,促进伤口的愈合,是适合各个年龄段的健身法。

有条件的话,每天用温水清洗肛门或坐浴,可促进局部血液循环,预防痔疮的发生。

尿道

尿道是体内尿液的排出口,尿道最容易出现的疾病是尿道炎。导致尿道炎的原因比较多,如长期憋尿,使用药物不当,破坏人体内的免疫环境,使致病菌形成耐药性,都可出现尿道炎。尿道与生殖系统接近,男性的尿道具有排精功能,属于生殖器的一部分。因此,不洁的性生活也可能导致尿道感染。一些不良的生活习惯,比如手淫、过度的性生活和抽烟饮酒、穿过紧的内裤,都可能引发尿道炎。长时间骑自行车、骑马,或者因病长时间留置导尿管、尿道异物等,都会降低尿道黏膜的抵抗力,受到感染而引起尿道炎。

尿道的保健应从卫生方面入手,养成良好的卫生习惯对于预防尿道炎非常重要。女性日常要保持外阴部的清洁,可每天用温开水清洗下身,要勤换内裤,不穿尼龙及腈纶类化纤内裤。例假期间要勤换卫生巾,保证私处干爽透气。男女双方进行性生活时要注意房事卫生,避免不必要的感染。

日常不憋尿,与尿道相关部分有疾病时应及时治疗。还要保持轻松愉快的心情,避免紧张情绪,以免免疫力降低,引起尿道感染。还可经常进行体育锻炼,增强体质,提高耐受各种刺激的能力和抵抗能力。

第七章
体质养生

"世界上没有完全相同的两片树叶"，这是德国哲学家莱布尼茨说的。同样，作为食物链条顶端的人类，我们每个人都是不同的。

"全养生"提倡全面养生，提倡基础性养生，同时也注重每个人的特殊性，个性化调理进行体质养生，体现以人为本"因人制宜"的养生思想。

每一个人都拥有不同的身体状况，即使同龄人，甚至同一个家庭里长大的孩子，也会在身心状态方面存在差异。古人很早就意识到这一点，因此对不同的人进行了分类，提出"五行人"的概念。在此基础上，中医学提出了体质学说，指出不同的体质，需要不同的诊治和调养。就如人不能踏进同一条河流，人的体质也是在不断变化中的，随年龄的增长及生活习惯会发生变化。并且很多人的体质不是单一的，而是存在混合类型，在辨别体质时要注意找准主要体质特征，进行有效养生。我们不能武断下定论说具有某种体质就是有病的人，只能说这个人的体质状况有患上某种疾病的倾向，如能正确调理，进行保健，可避免疾病的发生。

体质养生，就是根据体质理论，针对不同体质的人采用相应的养生方法，弥补不足，调节有余，使身体维持在最佳的平衡状态。这一章将介绍平人体质，也即健康人的体质类型，同时也介绍了9种偏颇体质，为不同体质的人提供相应的调养方法。

平 和 质

人们对身体有个简单的误解，就是认为只要没病，就是身体健康，这其实并不准确。没病也许是身体还没有呈现出疾病症状，但身体已经存在不平衡的因素，这些不平衡会造成不同的体质，具有患病的倾向。在所有体质里，真正称得上健康的是平和体质。所谓平和体质，就是身体没有偏颇,没有失衡状态。

体质特点

正常情况下平和体质的人精力充沛,脏腑功能状态良好,身体强健结实,很少有不适感觉,对环境的适应力也非常强。从体力的消耗和恢复看,这类人稍有疲劳,只要休息得当,就会迅速恢复,他们心态良好,性格随和,对各类社会压力也有很好的耐受力。

平和体质的人在人群中约占 32.75%,算比较高的比例,这其中男性比女性多,年轻人比老年人多。

症状体征

从形体方面来看,平和体质的人体态适中,面色红润,他们目光有神,嗅觉通利,大都肤色润泽光亮,少有瘢痕瘀点。平和体质的人很少患病,患大病、重病的比例也较低,但平和体质不容易维持,常常会随着生活习惯或人生境遇的变化而变化,演变成其他类型的体质。所以,如果我们想拥有健康的平和体质,就一定要善加保养,避免身体演变为其他易患疾病的体质。

相比于其他体质,平和体质是最容易保养的,因为身体状态好,消化吸收也良好。平和体质的禁忌比较少,如果我们能从日常生活方面入手,认真保养,那么长时间拥有平和体质并不是什么难事。

食疗

平和体质的人适宜食养,而不宜用药补。在古人看来,药也是毒,是治病疗疾的毒物,而食物才是真正滋养身体的东西。平和体质的人体内阴阳平和,没有偏颇,如果用药物调理纠正,反而会破坏人体本来的阴阳平衡,引起身体变化。平和体质的人只要注重膳食合理,每天吃够主食和必要的附加食品就行。

在饮食上,平和体质的人没有什么禁忌,日常最好粗细粮食搭配,荤素搭配,做到营养均衡。平和体质的人日常饮食一定要避免单一重复,可多吃五谷杂粮、蔬菜瓜果、奶制品和豆制品,补充足够的维生素和蛋白质,至于肉蛋类以及油腻或辛辣食品则不宜多吃。饮食安排上,要注重早餐和午餐,早餐要吃得营养,蛋白质、淀粉、维生素都可补充,午饭则要吃饱,要让早晨的消耗得到补充,下午的能量也充足。晚餐则吃少一点,早一点,最好不要晚上加餐。吃饭要有规律,切记过饥或过饱,更不能暴饮暴食。饮食以温热最佳,过冷过烫或不干净的食物都会损害健康。

平和体质的人在养生时最应该顺应自然节令,饮食也是,最好顺着季节特点来吃,多吃当季的瓜果蔬菜,少吃反季节食物。如春季可多食绿色蔬菜以养肝,如荠菜、菠菜、芹菜、春笋等。夏季可多吃新鲜果蔬,如西瓜、黄瓜、番茄、桃子等,一些清凉生津的食品如鲜芦根、绿豆、冬瓜、苦瓜、生菜、豆芽等也可酌情食用,清热去暑。长夏暑湿期,可吃茯苓、薏苡仁、扁豆、藿香、山药、莲子、丝瓜等利湿健脾的食物,抵御暑湿之气,这个时节最好不要吃滋腻难消化的食物。秋天气候干燥,可多吃寒温偏性不明显的平性食物。同时,多吃濡润滋阴的食物可保护阴津,如沙参、麦冬、阿胶和甘草等,还可和蜂蜜润肺,减弱燥热对肺的伤害。冬天则可多用温补性食物以保养健康,如羊肉等。

起居

平和体质的人要养成良好的生活习惯,作息规律,戒烟限酒。吸烟有害健康已经成为人类的共识,但很多人仍然以各种借口抽烟,损害身体,这实在不可取。饮酒也是一样,适量饮酒对血液循环有促进作用,但身体内过量的酒精可麻醉神经,损害肝脏,导致肝硬化等疾病。因此,戒烟限酒,不暴饮暴食,做到起居有常是最有利于平和体质的。

有动有静,有劳作有休息,这是平和体质养生的关键。对平和体质的人来讲,偶尔熬夜损伤不大,但如果长期熬夜就不行了。平和体质的人一定要保证充分的睡眠,因为在深度睡眠中,人体细胞可进行自我修复,机体排出人体内的毒素,让人体功能得到全面恢复。因此睡眠是最好的休息,人的一生有 1/3 的时间都在睡眠,而这 1/3 的时间保证了另外 2/3 的时间有足够的精力去做事。夜间 11 点到凌晨 3 点是睡眠的最佳时间,这段时间一定要保证睡眠。

一年四季交替,天地间寒暑变化的时节是最容易引发疾病的时候,这些特殊时节平和体质的人要注意顺应自然的四时变化,顺应自然规律,保持自身的阴阳平衡。现在各种降温保暖设备都很普及,许多人冬天穿得单薄,夏天又贪图凉快,衣着暴露,这容易让身体受寒邪侵袭,损害人体的阴阳平衡。因此,该保暖的时候要穿暖和,该凉爽的时候要穿清爽,但不要一味贪凉。

动形

平和体质的人在运动方面也没有太多禁忌,完全可根据个人爱好和身体耐受程度来选择喜欢的运动项目。选择运动时应考虑到整个身体,最好能锻炼到身体的各个部位。适当运动可促进血液循环,加强脏腑的功能,对身体各器官的代谢、运行和营养吸收都有不可忽视的作用,但如果运动过量,造成身体损伤就不好了。有些人盲目相信运动的作用,每天进行大量运动,结果肌肉拉伤或关节损坏,引发一些炎症,反而得不偿失。古人一再强调适度,适可而止,在运动方面,我们尤其要注意适量。

最好的运动是有氧运动,特别年龄偏大的人,应减少剧烈运动而选择一些动作和缓,运动量适中的运动,比如散步、打太极拳、练习八段锦等。

调情

很多疾病的出现都跟情绪有关,平和体质的人一般心态都很好,但如果长期心理失衡,情绪不稳,平和体质的人也会患病。中医理论认为"怒伤肝、喜伤心、思伤脾、恐伤肾、忧伤肺",人的情绪会对五脏造成损害,因此生活中一定要避免情绪极度波动。如果碰到一些不顺心的事,要及时调理,适当宣泄,保持情绪的安稳平和。日常要有乐观精神,对生活有信心,充满生活乐趣,不要受抱怨、焦虑等负面情绪的影响。

培养高尚的兴趣爱好对平和体质的人来说很有好处,因为专心于陶冶情操的兴趣爱好对精神调养非常有益。平常下下棋、养养花草,或者学习弹琴、绘画,都可放松情绪,陶冶情操。

另外平和体质的人,可经常按摩涌泉穴、足三里穴等,有保健作用。

总之,饮食全面,起居有常,顺应自然,是平和体质最自然、最简易,也最有效果的养生原则,一定要在日常生活中坚持下去。

气 虚 质

"气"是传统中医常见的概念,它被认为是生命的一个要素,也是维持生命的关键。在中医学里,气是人体促进生命运作的基本动力,它由肾中的精气、脾胃运化吸收的水谷之气和肺吸纳的清气共同组成。气在内推动血的运行,保证人体正常的代谢,在外可形成保护层,抵御各种外邪的侵袭。气就像树根一样,只有根深才能叶茂,人体气充足,身体才结实硬朗。

体质特点

人的胖瘦跟气血有关系,很多人身体肥胖跟气虚有关,不一定因为饮食。人如果气血平衡,体内的气运行顺畅,饮食以后,气行血运,就把该吸收的营养物质吸收了,该排泄的废物排泄了,该气化的气化掉,人就会不胖不瘦,保持均衡。如果气虚,当体内的气运动不畅,饮食中的营养物质没法吸收运化,堆积起来,废物排泄不畅,该气化的没有气化掉,体内的营养物质转换成脂肪,人自然就胖。很多胖子经常气短,尤其一运动,就气喘吁吁,感到疲惫,从性格来看,气虚的人大都内向,不喜欢冒险,有保守倾向。这就是气虚的特征。当然,气虚不限于胖子,很多瘦人也气虚。

症状体征

气虚最明显的特征是元气不足,气虚的人容易感觉疲乏,时常精神不振,气短懒言,很容易出汗。气虚的人说话声音低弱,给人"没有底气"的感觉,肌肉也松软不实,没有力气。从口舌来看,气虚的人舌面淡红,舌边有齿痕。气虚的人多不耐风、寒、暑、湿等环境,容易患感冒、内脏下垂等病,而且一旦得病,康复也比较缓慢。

造成气虚的原因很多,有先天不足的因素,也有后天失调的因素,比如营养不良,或久病未愈,都会耗气太过,特别是做过大手术的人,特别容易气虚。劳累过度,年老体弱都可能导致气虚。

气属于人体精气的范畴,人体精气分藏于五脏,气虚的话,五脏也可能出现功能弱化,从消化系统到心血管系统,都出现问题,临床上气虚就包括肺气虚、心气虚、脾气虚和肾气虚等证。气虚跟"亚健康"十分相似,都有五脏功能低下,但又没有明确疾病的现象。

食疗

气虚的人适宜食补,可多吃性平温补,健脾益气的食物。脾胃消化形成的精微物质是后天之气的一大来源,气虚的人不宜吃生冷性凉的食物,最好吃一些容易消化的食物,辛辣食物有破气耗气的作用,也应少吃。

补气的食物很多,谷物里的粳米性平,味甘,能补中益气。有人把粳米粥誉为贫人之参汤,意思是粳米粥可补气,一般人家吃不起人参之类的名贵药材,就可用粳米汤来代替。此外小米、黄豆也可补气。肉类当中,牛肉、鸡肉可补中益气。牛肉可益气血、补脾胃、强筋骨,鸡肉有温中、益气、补精和养血的作用,无论是气虚、血虚还是肾虚的人都可以吃。鱼类当中,鲢鱼性温,能入脾、肺而补气;鳝鱼味甘,有补虚损、益气力、强筋骨的作用;鳜鱼有补气血、益脾胃的作用。

水果中补气的食物有樱桃、葡萄等。《滇南本草》中说樱桃治一切虚证,能大补元气。樱桃既能补气又能补血,还能补脾补肾,樱桃当季时可适当多吃。葡萄味甘酸,可补气血,古代医药文献认为葡萄可健脾胃、益肝肾、强筋骨,如《滇南本草》说葡萄大补气血;《神农本草经》说它益气倍力;《随息居饮食谱》则说葡萄补气,滋肾液,益肝阴,强筋骨。如果气虚伴有肾虚、肺虚和脾虚,可适当多吃葡萄。

蔬菜中的南瓜、胡萝卜和山药都是补气食物,凡是气虚体质或久病气虚的人,可经常食用,或熬粥,或做菜吃,都有补益效果。用山药和粳米熬成粥,是补中益气的佳品,很适合气虚的人日常食用。

气虚比较严重的人可选择中药材来补养,其中人参是补气的佳品。人参性温,味甘微苦,《药性论》中说它可补五脏气不足,《医学启源》认为它可治脾胃阳气不足及肺气促,短气、少气。气虚兼有阳虚、脾虚或肺虚的人,最适合食用人参来补益。党参、太子参与人参有相同的功效,也可用来补气。西洋参性偏凉,有养肺阴和降虚火的作用,如果气虚而兼有肺阴不足的人可冲服或泡茶饮用。黄芪是民间常用的补气药材,不少医书称黄芪能补一身之气。黄芪与党参、太子参或人参同服,补气的效果会更好,气虚严重的话可用这几种药材煲药膳食用。如用黄芪炖鸡汤,就适合气虚容易自汗的人食用。

气虚体质的人应尽量少吃或不吃空心菜、槟榔和生萝卜等耗气食物,以免加重气虚症状。

起居

气虚体质是非常娇嫩的,不可太过劳累,不可过多忧虑,可以说天生是个"金贵命"。气虚体质的人大都经不起过于沉重的生活负担和生活压力。

气虚体质绝对不可熬夜,所居之处要避免虚邪贼风。屋内通风的时候,门窗都要敞开,反之保暖时就一定要门窗都关闭严密。坐卧休息的地方,要避开门缝、窗缝,因为如果被门缝、窗缝吹进来的风侵扰,那么将会演变成疾病困苦。尤其要提醒大家的是,休息睡眠的时候,一定要避免直接吹风。

动形

气虚的人一定要避免劳累,做事应劳逸结合,不能透支体力。人体的气要运行才能生生不息,气虚体质的人可适当运动,让身体产生热量,促进气血活跃。气虚体质的人适合较柔和的传统健身项目,如气功、八段锦等。八段锦里面的"两手攀足固肾腰"和"攒拳怒目增气力"都有益气血畅通,可多做几遍。气虚的人容易脏腑下坠,可采用提肛法防止脏器下垂。

调情

气虚体质的人容易感觉疲劳,情绪不振,因此日常应保持乐观向上的心态,不要过度劳神。可多欣赏一些节奏明快的音乐,像笛子曲《喜相逢》等。

另外,气虚体质的人还可利用穴位保健改善体质。按摩气海、关元两穴可调节气虚。气海位于下腹部正中线上,在脐中下 1.5 寸处;关元位于下腹部正中线上,脐下 3 寸处。可用掌根按摩穴位,还可用艾条进行温和灸,以起到温阳益气的作用。

血 虚 质

血是人体内至关重要的物质,血液承担着输送营养能量的作用,它在血脉中循行,外可到皮肉筋骨,内可达脏腑器官,人体所有部分都靠血液输送的养分而正常运行。血液亏虚,血的营养和滋润作用就减弱,人体健康就会出现问题。

造成血虚的原因主要有三种:

一是失血过多。女人较男人更容易出现血虚体质就跟失血过多有关,有些女性因月经不调,月经量过多,时间一长导致瘀血内阻,脉络不通,一方面容易再出血,另一方面会影响新血的生成,加重血虚。如果是外伤大量失血,也会造成血虚,严重的话会气随血亡而脱,大气下陷出现气短不足以息,或气息将停,危在旦夕。外科救急常用输血的方法,就是为了避免这种情况。

二是饮食不节。经常暴饮暴食,或饥饱不调,造成脾胃损伤,还有的人嗜食偏食,营养不良,这都会导致脾胃不能正常化生水谷精微,而脾胃化生的水谷精微正是气血的来源,如果脾胃不健,水谷精微不足,也会导致血虚。

三是慢性消耗。人如果劳作过度或者患有大病、久病,过于消耗精气也会伤血,还有的人突然大汗、呕吐下利,耗伤阳气阴液,连带损伤气血。那些经常劳力劳心的人很容易血虚,就是耗费太过的结果。

体质特点

血虚可造成脏腑失于濡养和血不载气两方面的病证。人体内脏,包括心脏本身都需要血液供应的能量来濡养,如果血不足就会引起各脏腑的问题。中医认为心主血,肝藏血,人体血虚就主要表现在心、肝二脏器上。心血不足的人常心悸怔忡、失眠多梦等。肝血不足的人容易眩晕耳鸣、两目干涩、视物不清，表现于外则面色无华、皮肤干燥、头发枯焦。这种血虚需要补心兼补肝，补肝时还要滋肾，因为肝为肾之子，心为肝之子，都是互有牵连影响的脏器。

中医认为血为气之母，气赖血以附，血载气以行，人如果血虚，也难免会有气虚症状，因此一些血虚的人还会出现少气懒言、疲倦乏力、神气不足、面色惨白无光、气短自汗、缺乏生命活力的情况。

症状体征

如何判断自己血虚，可从身体的感受和某些部位的变化来观察。如果经常四肢发麻，或者睡觉起来胳膊发麻，很可能是血虚，或身体血液循环不畅。人体有几个部位毛细血管丰富，查看这几个部位的颜色也可判断是否血虚。一是舌头，如果舌色淡白，很可能有血虚情况。二是翻看眼睑，用手指轻轻拨开下眼皮，如果眼睑颜色淡白，没有血色，那很可能血虚，要注意调理。三是观察指甲，健康人的指甲呈粉红色，如果按紧指甲，然后放开，指甲会从白色迅速变为粉红色，如果放开后白色消失缓慢，或者日常指甲颜色就淡白，那很可能血虚，血液不足。

调理血虚体质，脾胃是关键，因为脾为"后天之本"，是血液的生化之源，要补血就需要健运脾胃，保证脾胃运化功能的正常。脾胃好，身体营养充足，那么血液自然就会源源不断地生成、补充，血气自然渐旺。其次，气血关系密切，气依赖血而行，血则靠气来推动，如果气的功能减退，人体化生血液的功能也会减退，因此补血的同时也要补气，益气以生血。正如清代李中梓《医宗必读》说："血气俱要，而补气在补血之先；阴阳并需，而养阳在滋阴之上。"另外《温病条辨》也说："善治血者，不求之有形之血，而求之无形之气。"《景岳全书》也强调"有形之血难以速生，无形之气所当急固"，都表明要养血应先养气。另外，血为阴液，易生滋腻，容易瘀阻血脉，而导致新血不生，所以补血时不能盲目地补，还应配合活血之法，让血活起来，以免血瘀。

调理血虚体质可用药调理，如健脾和胃以生血可用四君子汤、四物汤、当归补血汤等，益气生血可用归脾汤、当归补血汤等。常用的补气药有人参、党参、黄芪、白术、黄精、山药和大枣等，可配当归、白芍、阿胶和熟地等养血之药。中医认为肾藏精，精能生髓，髓能化血，因此补血也可补肾，补肾以填精，精髓足，血自然旺。治血虚常用的补肾药有菟丝子饮、仁仙丹。补肾药比较多，如鹿茸、鹿角胶、阿胶、龟板胶、淫羊藿、补骨脂、巴戟天、锁阳、菟丝子、附子、首乌、熟地、肉桂、枸杞子、紫河车等，这些药性各有强弱，选择时一定要慎重，根据自身情况来选。祛瘀生血也可用药，常用的方剂有桃红四物汤、补阳还五汤、血府逐瘀汤等，日常也可选用一些当归、川芎、丹参、三七、丹皮和香附等活血化瘀药。

中医认为，不管内伤七情或外感六淫，郁久均可化火，而火热之气最易耗血伤阴。另外，如果褒淫内陷，下及肝肾，还可造成精髓亏乏，导致生血无源。这两种情况也可造成血虚，要补血需先清热解毒，常用的方剂有犀角地黄汤、三黄石膏汤、茵陈蒿汤、五味消毒饮、清营汤、清瘟败毒饮等。这些方剂也常用于急性再生障碍性贫血、急性白血病、溶血性贫血等症。常用的清热解毒药有蒲公英、银花、连翘、板蓝根、大青叶、黄连、白花蛇舌草、黄芩、黄柏、紫花地丁、大黄、紫草、茵陈和半枝莲等。

食疗

血虚的人还要注意饮食调养,平常可多吃补血养血的食物,如菠菜、花生、莲藕、黑木耳等,还有鸡肉、猪肉、羊肉和海参等肉类和海鲜,水果可多吃桑椹、葡萄、红枣、桂圆等。做一些适合补血的饮食食用,也是不错的办法,如熬仙人粥,是用粳米 50 g、制首乌 15 g、红枣 3 枚,加适量红糖熬制。要先煮制首乌,去渣取液,然后同粳米、红枣煮成粥,煮好后加红糖,即可食用。还有黄豆炖猪肝,用黄豆 50 g、猪肝 50 g 炖熟。先煮黄豆到八成熟,放入猪肝一起煮熟,每天分 2 次吃,连吃 3 周效果比较好。还有兔肝煲,用兔肝 1 具、枸杞子 20 g、女贞子 20 g,水煮食用。血虚的人还可把猪肝捣成泥状,煮熟再吃,经常食用也可补血。

起居

传统中医学认为"久视伤血",因此血虚体质的人要注意眼睛的休息和保养,不要长时间用眼,耗损身体的气血。

另外,血虚体质的人一定要注意不可劳心过度,要养成午睡和早睡早起的好习惯,睡前不要再考虑烦心的事情,以保证睡眠的质量。

动形

血虚体质的人不宜大量运动,但可通过气功、太极拳等运动量不大又简单的运动来调理,促进血液活动性,减少血瘀。可做全养生操之擦四肢法,上肢内侧由上往下,外侧由下往上;下肢外侧由上往下,内侧由下往上至腹股沟,有促进四肢气血流通的作用。

调情

在情志方面,血虚的人要戒怒,应时常保持平和愉快的心境,以免上火伤血。血虚体质的人容易精神不振、失眠、健忘或注意力不集中,因此,调理时也要以凝聚心神,保持平和为主。血虚的人,当烦闷不安、情绪不佳时,可以听一听音乐,欣赏一下戏剧,观赏一场幽默的相声或哑剧,能使精神振奋。

另外,血虚体质的人,可以经常点按血海穴,每次 1～3 分钟,或艾灸血海穴,有养血补血的效果。

阴 虚 质

中医讲阴阳,人体分阴阳,阴阳平衡的状态才是身体健康的状态。阴在人体内主要指体内的体液,包括血液、唾液、泪水、精液和内分泌等物质,阴虚就是这些阴液不足,不能制阳而出现的症状。

体质特点

阴虚体质的成因可分为先天因素和后天因素。先天原因在胎儿孕育时,如果父母气血不足,或者父母年纪很大才怀上孩子,都可能造成孩子先天阴虚。早产也可造成孩子先天阴虚,准备做父母的人一定要注意这些。后天因素是造成大多数人阴虚的主要原因,这些因素可能是后天失养,如喜欢吃辛辣煎炸干燥的食物,对体内阴液耗损过多,导致阴虚;经常熬夜也导致阴虚,因为晚上正是养阴的时候,如果睡太晚或睡不好,都容易导致阴虚。性生活过度也会造成阴虚,肾精是阴液的根本,而过度的性生活会耗损肾精,造成肾虚。

从生活习惯来讲,喜欢抽烟喝酒的人容易阴虚,因为烟是燥热之物,对肺阴有直接的损害,酒精亦会伤肝肾之阴。从情绪来讲,经常生气的人容易阴虚,《黄帝内经》里讲"暴怒伤阴",就是说愤怒和生气等情绪会损耗肾阴,造成阴虚。血液属于阴液的一种,如果人生了大病,特别是出血性疾病,也会因血液耗损而阴虚,这也是形成阴虚体质的一个原因。现代人工作和生活压力大,起居常常没有规律,也容易积劳成疾而阴虚。

症状体征

阴虚体质的人一般形体偏瘦,从舌质来看,颜色发红,口水比较少,这类人性情急躁,外向好动,遇事容易急躁,不够冷静。阴虚的人易患虚劳、失眠等症,平常容易睡不安稳。阴虚体质的人耐冬不耐夏,受不了热、暑和燥邪的侵袭。阴虚的人常出现上火的特征,如口燥咽干、鼻子发干、手足心热、大便干燥。阴虚的人喜欢喝冷饮,可是越喝上火的症状越明显。

调理阴虚体质,我们需要把握一个大原则,那就是滋补肾阴,壮水制火。既然阴虚是因为体内津液不足,不能控制体内的火,才表现出上火、体热的症状,那么我们要解决阴虚的根本方法,也就是滋补肾阴,使体内的阴液充足。阴液足,自然就能制火,上火、体热的症状也就可以消失。历代医家主张"壮水之主,以制阳光",就是这个意思。治疗阴虚常用的药有六味地黄丸和大补阴丸,都是滋补肾阴,壮水制火的药。

调理阴虚体质在滋阴的同时还可清热。我们说阴虚体质经常表现出内热、上火的特征,阴虚是根本,内热、上火是表现,我们在治本的时候可兼顾治标,因此滋阴的同时可清热。滋阴时如果能保血、养血也可改善阴虚状况,因为血可生津,血足那么津液不足的问题就可得到改善。养阴一定要兼顾理气健脾,特别是用药调理的话,一定要注意。大多数的滋阴药都性柔而腻,服用过多容易伤脾阳,引起消化不良,腹胀腹泻,因此在养阴时要考虑到这种影响,适当健脾理气,保证养阴又不伤脾胃。

食疗

《养老寿亲书》里说"善治病者,不如善慎疾;善治药者,不如善治食",食养对阴虚的人来说,是非常好的选择。阴虚的人在日常饮食上可多吃一些滋补肾阴的食物,滋阴潜阳,改善阴虚的状况。滋补肾阴的食物有百合、豆腐、芝麻、糯米、绿豆和蜂蜜等,海产品中的雪蛤、螃蟹、牡蛎、蛤蜊、乌贼、龟、鳖、海参、鲍鱼、海蜇等都是滋阴食物,另外牛奶、鸭肉、猪皮、枸杞子、银耳以及水果里的甘蔗、桃子等食物也可滋阴。阴虚比较严重的人可适当用药膳来调理,饮食也要忌口,不吃辛辣食物,不贪吃荔枝、龙眼、樱桃等水果以及葵花籽、大枣、核桃、栗子等干果。阴虚体质的人不宜喝咖啡、浓茶,最好也不要喝酒。

阴虚体质的人可食用的食疗方有:蜂蜜银耳蒸百合,这个方子可养阴生津润燥,适合那些经常感到咽干口燥,皮肤干燥的阴虚体质者。莲子百合煲瘦肉,用去心莲子和百合同煲瘦肉,经常食用有养阴清热、益气安神的功效,适合那些经常感觉虚烦失眠多梦的阴虚体质者。

起居

饮食调理阴虚之外,注意日常起居也对阴虚调理有帮助。首先阴虚体质的人要保证充足的睡眠,不能熬夜。阴虚的人要尽力避免工作紧张、高温酷暑等环境,以免加重阴虚程度。性生活过度会伤阴,因此阴虚体质的人一定要节制房事,惜阴保精。

阴虚体质的人最好居住在环境安静的地方,可睡好"子午觉",中午也休息片刻。衣着方面,阴虚的人应选择蚕丝等清凉柔和的衣物。

按季节养生来讲,秋冬季节是一个收藏的季节,适宜养阴,因此,阴虚的人在天气转凉以后一定要注意保护阴精,节欲静心,养藏阴液。阴虚体质的人形体消瘦,容易上火,因为缺乏津液滋润,容易皮肤干燥,在秋冬时节还要注意护养皮肤,保持肌肤滋润,可减少因干燥引发的皮肤瘙痒。

动形

阴虚体质的人由于体内的精、血、津、液等阴液亏少,运动时容易出现口渴干燥、面色潮红、小便减少等现象,而且出汗本身就是阴液流失,因此剧烈运动对阴虚体质的人来讲不合适,特别在炎热的夏天或闷热环境中,阴虚的人都不宜做大量运动而流汗。阴虚体质的人可选择一些运动强度小,动静结合的运动锻炼身体,如传统的太极拳、八段锦和气功等,练习时也应选择环境适宜安静的地方。锻炼中一定要控制出汗量,及时补充水分。阴虚体质的人还可练习"六字诀"中的"嘘"字功,涵养肝气。做八段锦运动时,练完整套动作后,可将"摇头摆尾去心火"和"两手攀足固肾腰"加做1~3遍。

调情

阴虚体质的人性情一般偏于急躁,外向好动,容易心烦,容易生气发怒。阴虚体质者如果精神过度紧张或者生气发火,会引发体内化火,暗耗阴血,加重阴虚质。因此,阴虚体质的人要善于调摄精神,学会安神定志,舒缓情志。对待人生当中的喜忧苦乐,要能坦然面对,接受生活的顺逆,保持稳定的心态。与人交往,阴虚体质的人要善于控制情绪,培养自己的耐性,减少与他人的争执,更不要轻易动怒。阴虚体质的人不适宜参加竞争胜负的活动,可参加一些修身养性的集体活动,如练习书法、绘画,与朋友结伴出游,到一些环境清新凉爽的地方涵养阴液,如海边、湖边或山林茂密的地方。

如果选用穴位保健法,阴虚体质的人可选取太溪穴、三阴交穴进行按摩养生。太溪位于足内侧,内踝后方,在内踝尖与跟腱之间的凹陷处;三阴交位于小腿内侧,在足内踝尖上 3 寸,胫骨内侧缘后方。按摩时用指揉的方法,用大拇指或中指指腹按压穴位,做轻柔的环旋活动,按揉 2～3 分钟,以穴位感到酸胀为度,每天可操作 1～2 次。

阳 虚 质

阳虚体质是跟阴虚完全不同的体质,两者在表现方面有相反的症状。机体阳气虚衰,功能减退或衰弱,代谢活动减退,机体反应性低下,出现阳热不足的病理现象。

体质特点

阳虚体质的人,大都畏寒怕冷,手足经常冰凉不温,即使进行大量运动,身体也不一定热起来。在形体上这类人肌肉松软不实,精神不振,性格上也多沉静、内向。阳虚的人喜欢吃温热饮食,不喜欢吃凉的东西。

症状体征

阳虚体质的人大便会出现完谷不化,就是说大便中夹杂未消化食物。由于阳气不足,所以身体细胞的生命活动衰弱,多会萎靡懒动。舌体胖大,并且受到牙齿挤压会出现齿痕。阳气不足,不能鼓动脉管,故而会出现脉象沉细无力的症状。

阳虚体质跟先天阳气不足有关,但大部分人的阳虚都跟后天调养不当有关。形成阳虚体质的原因可分为内、外两类,从内因方面讲,肾阳虚和情绪不佳是造成阳虚体质的主要原因,外因则比较多,而且大都涉及生活习惯,比如年轻人喜欢吃冷饮,包括冰激凌、冰汽水、冰镇啤酒,还有冰水果等,这些冷饮冷食可直接降低胃的温度,增加体内寒气,损伤阳气。经常熬夜不但伤阴也伤阳,所以时常熬夜的人也容易阳虚。大量出汗损伤阳气,如果不当的运动造成大量流汗,也可能导致阳虚。还有,一些日常不注意的小习惯、小行为都可能伤阳,如冬天光脚穿凉鞋,寒气钻进涌泉穴可导致阳虚;夏天本来是发散的季节,汗毛孔都呈微扩状态,如果经常待在空调房间,冷气封闭毛孔,水液迷途伤肾阳,或寒气侵入肌体,导致阳虚。夏天最要避忌的是在冷气下进行性生活,这是最容易导致阳虚的举动。另外,滥用抗生素,或者不当地清热解毒也会压制阳气,造成阳虚,特别是女性,为了美容吃一些排毒养颜的药物,很容易损伤阳气。吃太多反季节果蔬也可能造成阳虚,比如冬天吃西瓜、黄瓜等寒凉的瓜果,就容易损耗阳气。

阳虚体质的人要调理,要先温阳。温阳可通过药物来实现,例如服用一些补阳的药物,如肾阳虚可服用金匮肾气丸来调理。温阳药大多具有类性激素作用,它们的功效除了壮肾阳、益精髓、强筋骨外,对小便清长、畏寒肢冷的肾阳虚患者最有效果。

食疗

阳虚体质的饮食调理以温补为主,日常可多吃一些有壮阳效果的食物。肉类当中羊肉、鸡肉都有温补功效,河虾、海虾、海参等水产品也具有温阳作用。此外,核桃仁、蜂王浆、雄蚕蛾等都是甘温性的食物,有助阳作用,平时可适当多吃。蔬菜当中韭菜、番茄、小茴香和胡萝卜等温阳,水果荔枝、龙眼等属于性温,可适当多吃。

四季之中夏天阳气最盛,可在夏季养阳。如果是阳虚严重的人,在夏季的三伏天,每伏可吃一次羊肉附子汤,配合天地阳旺之时,来强壮自身的阳气。阿胶具有补血功能,也可壮阳,每天可少量吃一点,改善手脚冰凉的状态。

下面介绍几种能温补阳气的食疗方子,阳虚的人可日常食用,调节身体。

当归生姜羊肉汤

用当归 20 g、生姜 30 g,洗干净后用清水浸泡,切片备用。将羊肉 500 g 剔去筋膜,放入开水锅中焯一下,除去血水后捞出,切片备用。

加足量清水,把当归、生姜、羊肉等放入砂锅中,旺火烧沸后撇去浮沫,加料酒、食盐,改用小火炖到羊肉熟烂即成。

这是汉代张仲景的名方,有温中补血,祛寒止痛的功效,特别适合冬天食用。

韭菜炒胡桃仁

用胡桃仁 30 g、韭菜 100 g。胡桃仁用开水浸泡去皮,沥干备用,韭菜清洗干净,切成寸段备用。

用麻油起锅,烧至七成热时,加入胡桃仁,炸到颜色焦黄,然后加入韭菜、食盐,翻炒到熟即可。

这道菜可补肾助阳、温暖腰膝,适用于肾阳不足、腰膝冷痛的人。

鹿角胶奶

用牛奶 150 ml、鹿角胶 10 g。先将牛奶放入锅中加热,煮沸前兑入鹿角胶,煮沸后转小火缓慢加热,用筷子不停搅拌,使胶体烊化。等到鹿角胶完全烊化停火,晾温后加入 30 ml 蜂蜜,搅拌均匀,可分上午、下午两次服用。

双参鹿茸蜜膏

用鹿茸片 10 g、丹参 200 g、红参 20 g、白蜜 1 500 g。先将鹿茸用米酒浸泡后烘干,红参慢火烘干,一起研成细末;然后熬丹参,取汁去渣,倒入白蜜炼稠;再加入鹿茸红参粉,浓缩成膏。

这个膏具有补益精血、延年益寿的功效，适合阳气亏虚、气短乏力、畏寒肢冷、心跳缓慢、头晕目眩的人服用。每次 1 匙口服，每天 2 次。

阳虚的人还可泡鹿茸酒、雪莲酒饮用，调理阳虚。鹿茸酒用鹿茸 5 g，泡进于 500 ml 白酒中，浸泡 20 天以上即可饮用，每天服用 20 ml 即可。这个药酒有壮元阳、益精髓、补气血、强筋骨的作用，适合于精血不足、头晕眼花等肾阳虚的人服用。雪莲酒是用雪莲花 15 g，泡进于 200 ml 的白酒或黄酒中，7 天后即可饮用，每天 2 次，每次饮用 10 ml。这个药酒有补肾壮阳、调经的作用，适合肾阳不足而引起的畏寒肢冷、关节冷痛、阳痿或月经不调等。

阳虚体质的人在饮食上要忌口，不能吃生冷、苦寒或黏腻的食物，像瓜果蔬菜当中的蚕豆、紫菜、芹菜、苦瓜、冬瓜、香蕉、柿子、甘蔗和梨等，水产品里的田螺、海带、螃蟹等，还有绿豆也不宜多吃。阳虚体质的人喝茶最好喝红茶，不要喝绿茶。

起居

生活起居方面，阳虚体质的人适宜居住在温和干燥的地方，不要在阴暗、潮湿、寒冷的环境下久留。房间的色调亦采用暖色调，不要用蓝色等冷色装饰。平时要注意腰部、背部和下肢的保暖。白天要进行一定的运动，避免打盹瞌睡，晚上睡觉前少喝水，最好在睡之前排净小便，保证晚上睡眠安稳。阳虚的人可每天用热水泡脚，用 40℃ 左右的热水，水漫过脚踝，每次浸泡 20 分钟左右，以感到全身发热，微微出汗为宜。可在水中加入一些温阳活血的草药，如藏红花、艾草、生姜粉等，促进血液循环。泡脚的同时可揉搓双脚，效果会更好。晚上睡觉前可揉搓脚心、手心，改善肢体末端的微循环状况，让手脚温暖起来再入睡。

动形

阳虚体质的人不适宜剧烈运动，因为大量出汗反而会发泄阳气。可进行一些和缓的有氧运动，如快步走、慢跑、跳绳，练习八段锦或太极拳等，每次运动要让全身活动起来，促进血液循环，但不要运动过度、大量出汗。练习八段锦时，可在完成整套动作后，将"五劳七伤往后瞧"和"两手攀足固肾腰"加做 1～3 遍。运动时应选择阳光充足，环境优美的地方，避免在大风、大寒、大雪等环境下锻炼。阳虚体质的人还适合进行日光浴和空气浴，多晒太阳，多在户外呼吸新鲜空气对涵养阳气很有好处。

调情

阳虚体质的人容易情绪低落，产生悲观心理，所以在精神上也可进行适当调养。日常要保持积极向上的心态，对生活中不利的事件要多从好的方面想，及时调节消极情绪。如果心情不好，可听一听有鼓舞作用的音乐，像《黄河大合唱》这样激昂、高亢的音乐，对情绪调节很有效果。多参加一些能让人开心的活动，排除忧悲，避免惊恐，保持良好的情绪。

另外，阳虚体质的人可选取关元穴和命门穴进行艾灸。艾灸时可采用温和灸，用点燃的艾条或借助温灸盒，进行温灸，每次 10 分钟，每周 1 次。也可采用掌根按揉法，用掌根着力于穴位,做轻柔的环旋活动,每次按揉 2～3 分钟,每天 1～2 次。保健时还可配合摩擦腰肾,温肾助阳,方法是用手掌鱼际、掌根或拳背摩擦两侧腰骶部,每次操作约 10 分钟,以皮肤温热为度,每天 1 次。

气 郁 质

气郁和气虚是不同的两种体质,虽两者有一定联系,但在本质上存在很大差别。气郁体质跟人的心理和情绪关系密切,跟身体的气是否充足关系不大。很多气郁体质的人情绪低落,其体质与情志失调有关。

在中医理论中,人得病的病因有七情,七情过极,刺激过于持久,一旦超过人体的调节能力,就会导致情志失调。七情中的"悲、忧、恼、怒"最容易引发疾病,也是导致身体气郁的一大原因。

恼怒伤肝,肝失条达,气失疏泄,就会导致肝气郁结。气郁时间长了就会化火,成为火郁;气滞血瘀,则形成血郁。此外,忧思过度则伤脾,脾失健运人体内就会蕴湿、生痰、化热,引发身体种种不适。不管是肝气郁结,还是脾气郁结,都属于气郁,可导致气郁体质。

气郁与先天的身体状况有一定关系,如果天生肝旺,或者体质偏弱,后天加上情志刺激,就会肝郁抑脾,饮食减少,生化乏源,时间长了容易气血不足,心脾失养,形成气郁质。《杂病源流犀烛·诸郁源流》说:"诸郁,脏气病也,其源本于思虑过深,更兼脏气弱,故六郁之病生焉。"

体质特点

女性在更年期非常容易气郁,出现更年期的症状,有些女性经常感觉悲伤欲哭,或精神恍惚,不能自主,有的女性烦躁不安,脾气火爆。这些症状都跟肝气不畅有关,而肝藏魂,肺藏魄,魂魄喜动不喜静,一旦燥邪入里,就会魂魄不安,让人出现抑郁症状。

症状体征

气郁体质的人大都形体偏瘦,舌色淡红,舌苔薄白,从性格来看则内向或性格不稳定,敏感多虑。气郁体质的人往往神情抑郁,情感脆弱,闷闷不乐。有气郁体质的女性易患脏躁,出现精神忧郁、哭笑无常、呵欠频作的症状,容易患抑郁症、失眠、更年期综合征和经前期紧张综合征。气郁体质的男性容易患勃起功能障碍症。气郁体质的人对精神刺激适应能力差,一有什么情况就会精神紧张,情绪不稳,他们也不适应阴雨天气,碰到天气变化情绪会更低落、抑郁。

气是人体生命运动的根本和动力,气推动血运行,维持机体的生理功能,长期气郁则血液循环不畅,会引发一系列问题。气郁在先,郁滞为本,所以气郁质的人要调理身体,必须先疏通气机,而气郁体质跟心理精神因素有关,因此也可从精神入手进行调养。

食疗

在饮食上，气郁体质的人因身体气机郁结，体内各种循环不舒畅，所以可多吃一些理气解郁，具有调理脾胃功能的食物，如谷物中的大麦、荞麦、高粱、刀豆，果蔬中的萝卜、蘑菇、苦瓜、洋葱等，饮品则可选择菊花、玫瑰茶或茉莉花，或用茉莉花、菊花、玫瑰花配伍泡成三花茶，这三味花都有行气解郁的功效，日常可多饮用。

气郁体质的人不能多吃收敛酸涩的食物，如酸枣、李子、柠檬、乌梅、杨桃、石榴、青梅、杨梅、草莓等水果，蔬菜中的南瓜也不宜多吃。气郁体质的人可多吃豆豉，少吃泡菜、冰冷食品，如雪糕、冰激凌、冰冻饮料等。

酒有疏肝理气的功效，少量饮酒能活动血脉，提高情绪，改善气郁体质，因此，有气郁的人可少量饮酒，以葡萄酒最为适宜。

适合气郁体质的养生粥有百合莲子汤、甘麦大枣粥和黄花菜瘦肉汤。百合莲子汤用干百合 50 g、干莲子 50 g、冰糖适量，将百合、莲子浸泡后，放到锅中，加清水大火煮沸，再加入冰糖，用文火熬 30 分钟。这个汤能安神养心，健脾和胃，对疏通肝气很有帮助。甘麦大枣粥，用小麦 50 g，大枣 10 枚，甘草 15 g，先煎甘草，煮沸后去掉甘草渣，然后加入小麦和大枣，共同熬煮成粥，吃的时候最好空腹。这个粥有益气安神的功效，适合女性脏器燥热，精神恍惚，时常悲伤欲哭，不能自持的情况。如果失眠盗汗、舌头发红，也可喝这个粥。黄花菜瘦肉汤，先用水焯一下黄花菜，然后与瘦猪肉、生姜共同熬汤，熬好后加入适量油盐即可，这个汤具有疏肝解郁的功效。

如果要用药调理气郁体质，可选用香附、川楝子、乌药、小茴香、青皮、郁金等疏肝理气解郁的药。方剂可用柴胡疏肝饮；气滞痰郁的人，可用半夏厚朴汤；心神失养可用甘麦大枣汤，养心安神；心肾阴虚的可用补心丹合六味地黄丸，滋养心肾；如果气郁引起了血瘀，则可加活血化瘀的药物。

起居

日常起居，气郁体质的人最好不要单独生活，要多跟朋友往来，跟亲人保持密切关系。要注意生活环境的调适，居室应保持安静，不要吵闹喧哗，光线可暗一点，避免强烈光线的刺激。气郁体质的人应劳逸结合，早睡早起，保证有充足的睡眠时间。

动形

体育锻炼可缓解压力，还能促进气血运行，因此气郁体质的人要多参加体育锻炼，多出去旅游散心。选择运动方式时，气郁体质的人可练习气功，锻炼呼吸吐纳的方法，开导欲滞之气，让身心舒畅。气郁体质的人还可多参加群体性的体育运动项目，如打篮球、踢足球等，既跟人有交流，运动量又比较大，容易宣泄郁积在体内的情绪。此外，跑步、游泳和爬山等运动也很适合气郁体质。

调情

气郁体质的人缺乏与外界的良好沟通,忧思郁怒、精神苦闷又是导致气血郁结的原因所在,因此,一定要善于精神调养,学会调节自己的精神状态。学会适当发泄不良情绪,缓解心理压力,改善心境,克服自身敏感多疑的心理特点,用积极乐观的生活态度来看待身边的人和事,这对气郁体质的人来讲是非常重要的。有气郁倾向的人,可多跟家人和朋友交流,经常走出家门,参与社会活动,主动寻求快乐,挖掘生活乐趣。例如参加一些积极健康的文娱活动,多看看喜剧、滑稽剧的表演,或者听一场让人精神奋进的音乐会,看一些富有鼓励和激励意义的影视剧,最好不要看悲剧或苦情剧,以免加重负面情绪的影响。生活上一定要不计名利得失,开阔胸襟,不患得患失,而应知足常乐。

另外,气郁体质的人可按摩太冲穴。太冲位于足背侧,在第 1 跖骨间隙的后方凹陷处。按摩采用指擦法,搓擦穴位 1 分钟,以感到酸胀为度,每天 2 次,可起到疏肝解郁的作用。

血　瘀　质

血瘀体质与血虚不同,血虚可能伴随血瘀,但血瘀的人不一定血虚。血瘀主要指体内血液循环不良,导致人体内的营养运输和代谢功能变差。血瘀与气郁有类似的地方,都是体内气血不畅造成的。血瘀体质更多表现在血行欠佳,而气郁主要在气机不畅。血瘀体质与气血的瘀滞有关,因此,调节血瘀体质的根本在活血化瘀。

体质特点

伴随着血瘀,常常会有一些心血管方面的疾病出现,如心脏病、高血压等;久病必瘀,各种痛症大多属于瘀,不通则痛,通则不痛,如腰痛、肩痛、关节痛等;女性则会有痛经或闭经问题。

症状体征

血瘀体质的人肤色往往不好,脸色灰暗,没有光泽,肤质比较粗糙,还经常有皮屑,皮肤干燥严重的会像鱼鳞一样层层叠叠。血瘀的人容易长斑,口唇颜色暗淡,尤以嘴唇边缘的颜色深暗,非常明显。血瘀的人舌质青紫或有瘀点,舌下静脉突出、明显,这都是因为血液循环不畅,局部缺血而形成的。血瘀体质的人容易掉头发,性情急躁,比较健忘,不耐寒邪侵袭,比较怕冷,女性血瘀也会有手脚冰凉的现象。

血瘀体质基本是后天造成的,很少有先天原因。与生活习惯和情绪有关,不爱运动,或者经常生闷气,抑郁寡欢的人最容易血瘀。不运动或经常生闷气,人体容易气滞,而气是推动血液流动的动力,气滞则血流不畅,容易瘀积,久而久之就形成了血瘀体质。在生活上不注意,夏天贪凉,经常吃冰冷食物,穿着较少,经常吹空调,都可导致体寒。血得热则行,受寒则凝,体寒血液自然凝结不畅，造成血瘀。另外人如果思虑太过，思多则气结，忧思伤脾，脾胃中焦枢纽不能运转，也会造成气滞血瘀。喜欢吃油腻食物的人容易血瘀，因为油腻食物不好消化，容易生痰生湿，痰湿阻滞气血，造成身体血瘀。

食疗

饮食调理方面，血瘀体质者可多吃活血的食物，如蘑菇、香菇、金针菇、莲藕、魔芋、洋葱等，水果则有菠萝、山楂、刺梨，日常多吃桃仁、油菜、黑大豆，也能活血祛瘀。血瘀体质的人可适当饮酒，每天喝点葡萄酒会很有帮助，调味也可多食醋。血瘀体质的人忌食收涩、寒凉、冰冻食物，如乌梅、柿子、苦瓜、花生米、石榴等都不能多吃，高脂肪、高胆固醇等油腻食物也不能多吃，如蛋黄、虾、猪头肉、奶酪等，多吃的话会增加血液黏稠度，加重血瘀情况。

食疗可熬黑豆川芎粥，用中药川芎和黑豆、大米一起熬煮，有活血祛瘀的功效。还有红花三七蒸老母鸡，用老母鸡肉加参三七、红花和陈皮等中药熬煮，有活血行气的功效，适合于血瘀体质患有胸痹、痛证的人食用。

如果选择药物调理，可选活血化瘀的药材，如田七、藏红花、地黄、丹参、川芎、当归、鸡内金、五加皮、地榆、续断等中药。常用于治疗血瘀的方子有复元活血汤和血府逐瘀汤等。

起居

日常起居方面，血瘀体质的人可住在温暖舒适的房间里，不要长期在阴暗、寒冷的环境中工作和生活。血瘀体质的人穿衣应宽松，避免衣服太紧而阻碍血液循环，还要注意保暖，保持大便的通畅。血瘀体质的人千万不要贪图安逸，而要多运动，最好不要长时间坐着不动，应该经常在阳光充足的地方进行户外活动。

动形

选择运动时，血瘀体质的人可多做有益于促进气血运行的项目，如跳舞、慢跑、打太极拳、练习八段锦。练习八段锦的时候，血瘀体质的人在练完整套动作后，可将"左右开弓似射雕"和"背后七颠百病消"加做1～3遍，可促进全身血液流动。不求大强度、大负荷的运动，贵在持之以恒就会收到效果。

调情

血瘀体质的人容易情绪低落，而苦闷、忧郁等负面情绪会加重血瘀倾向。因此，血瘀体质的人一定要注意培养乐观精神，时常保持良好的情绪状态。中医认为情绪会对人体产生影响，愉悦的精神可促进全身气血和畅，时常保持心情快乐，有利于血瘀体质的改善。血瘀体质的人一定要克服浮躁的情绪，要善于控制自己的脾气，遇事应沉着、冷静，避免情绪抑郁。

另外，血瘀体质的人可选期门穴、血海穴进行按摩调理。期门位于胸部，乳头直下方第6肋间隙，胸前正中线旁开4寸处。血海定位时要屈膝，在大腿内侧，髌底内侧端上2寸，股四头肌内侧头的隆起处即是此穴。按摩时用指揉法,用大拇指或中指指腹按压穴位,做轻柔的环旋运动,按揉2～3分钟,以穴位感到酸胀为度,每天按摩1～2次。

痰 湿 质

痰湿体质的"痰"并非人们所看到的痰,而是指人体津液在体内的异常积留,导致身体出现某些病症的病理性产物。中医所讲的致病"六淫"中有"湿"就可造成人体津液聚停而形成痰湿。

体质特点

痰湿体质的人形体大都偏肥胖,腹部松软肥满,面部皮肤油脂较多,经常多汗且黏,口黏苔腻,如果痰湿较为严重,还会有胸闷、痰多、大便黏腻的情况。从性格来看,痰湿体质的人性格温和、稳重,善于忍耐。痰湿体质的人最容易患糖尿病、中风、胸痹等病,对潮湿的气候和环境适应力差。

症状体征

人体内痰湿蕴集的地方不同,痰湿的症状就表现不同,需要辨证区别,不同对待。痰湿蕴肺的人,会咳嗽反复发作,痰多黏腻或稠厚成块,痰色白或带灰色,吃甜腻的食物症状会加重。痰湿蕴肺的人经常会感到身体倦怠,舌苔呈白腻状,治疗要以燥湿化痰、温肺降逆为主,可用二陈平胃散等中药方。痰湿中阻的人会感到腹部郁结不畅,一吃东西就加重,胸闷、身重困倦、头晕目眩、恶心呕吐、吃东西不消化、口淡不渴、大便正常或不实、舌苔厚腻,需燥湿化痰、理气和中。痰湿蒙窍的人主要表现在头部,经常会头重昏蒙、胸闷恶心、呕吐痰涎、吃得不多、时常感觉睡不醒、困乏,调理时要燥湿化痰、健脾和胃、平肝熄风,可用半夏白术天麻汤治疗。

食疗

从根本上来讲,痰湿体质跟脾虚关系最为密切,预防痰湿体质或调理痰湿体质应以健脾护脾为先。饮食方面,痰湿体质的人喜欢吃甜食,喜欢肥腻的食物,但这类食物影响脾的运化,日常要少吃。不要吃冷食,要戒酒。可多吃健脾助运、祛湿化痰的食物,如生姜,蔬菜、水果可吃富含纤维、维生素的品种,保持大便通畅,如赤小豆、山楂、冬瓜、白萝卜、荠菜、紫菜、海带等,鱼类可多吃鲫鱼、鲤鱼、鲈鱼等。

用干荷叶和大米熬成的荷叶粥可祛湿降浊,适宜痰湿体质的人食用。用冬瓜、海带、薏米、少量猪排骨和生姜等熬成的冬瓜海带薏米排骨汤有健脾祛湿、化痰消浊的功效,适合痰湿体质腹部肥满的人食用。常用来调理痰湿的药物有白术、天麻、陈皮、半夏、茯苓、竹茹、厚朴和苍术等。

起居

日常起居,痰湿体质的人要注意防潮保暖,避免外邪湿气入侵。雨季潮湿时节,应减少外出活动,住处时常保持干燥。可穿棉、麻、丝等天然材质的衣服,透气散湿,衣服最好保持宽松,有利于汗液的蒸发。

动形

痰湿体质的人身体偏胖,不爱运动,不运动会加重痰湿问题,因此痰湿体质的人应克服贪恋床榻、只求安逸的状态,早睡早起,多做运动。可根据自身情况,循序渐进地进行锻炼,如快步走、练武术、打羽毛球等可让松弛的肌肉变紧实。运动地点应选择环境适宜的地方,每次运动以微微出汗为宜,达到助气血顺畅、化解体内湿气的目的。

调情

情志调理时,痰湿体质的人可多参加社会活动,培养广泛的兴趣爱好,让自己有机会经常出门走走。欣赏音乐可选择《赛马》这类令人振奋的乐曲,以鼓舞心志。

另外,痰湿体质的人可选择丰隆穴、足三里穴进行穴位保健。丰隆位于小腿前外侧,在外踝尖上 8 寸的条口外,距胫骨前缘 2 横指。足三里位于小腿前外侧,在犊鼻下 3 寸,距胫骨前缘 1 横指处。按摩可采用指揉法,用大拇指或中指指腹按压穴位,做轻柔缓和的环旋运动,按揉 2～3 分钟,以穴位感到酸胀为度,每天可操作 1～2 次。

湿 热 质

湿、热是致病因素,也是湿热体质的根本成因。湿热体质跟痰湿体质在成因上接近,在某些方面两者的表现十分接近。

体质特点

从性情方面来看,湿热体质的人性情急躁,容易心烦意乱,遇事易发怒。容易患疮疖、黄疸、热淋等病,他们往往耐受不了湿热环境,一般夏末秋初,或者潮湿季节湿气重时,湿热体质的人就会觉得不舒服。

症状体征

湿热体质的人一般体形中等或偏瘦,常见有面多油光、容易生口疮、经常口干口苦、身重困倦等表现。湿热体质的人小便短黄,是热的表现,大便则黏滞不畅,是湿的表现,或燥结便秘,是热的表现。湿热体质的人舌质偏红、苔黄腻,男性容易出现阴囊潮湿,女性则容易带下增多。

湿热体质的形成主要在湿,外因是气候湿热,如长久停留在气候湿热的地方,湿邪入侵,导致体内湿热。内因则因为脾虚不能运化津水,肺虚不能调通水道,肾阳虚不能蒸腾水液,导致体内湿气凝滞而成湿热体质,因此湿热体质的人的调理,要以脾为主,肺、肾为辅。

食疗

饮食方面,湿热体质的人可多吃甘寒或苦寒的清利化湿食物,多吃一些富含矿物质的食物,如薏苡仁、赤小豆、莲子、蚕豆、绿豆和茯苓等。肉食可选择富含蛋白质的食物,如兔肉、鸭肉、鲫鱼、鲤鱼、田螺和泥鳅等。蔬菜则多吃富含有机酸、微量元素的食物,如荠菜、卷心菜、白菜、芹菜、莴笋、丝瓜、冬瓜、苦瓜、黄瓜、莲藕、葫芦、豆角、绿豆芽、四季豆、萝卜、苋菜、竹笋、紫菜、海带、空心菜等。水果可多吃哈密瓜、橙子、梨、枇杷和马蹄等。湿热体质的人可多喝苦丁茶,苦丁茶对面部等身体上部的湿热有很好的调理功效。湿热体质日常可用老黄瓜赤小豆煲猪肉汤或绿豆薏米粥调养身体。老黄瓜赤小豆煲猪肉汤是用老黄瓜、赤小豆、少量瘦猪肉和陈皮、生姜一起熬成的,具有清热利湿、理气和中的作用,很适合湿热体质的人食用。绿豆薏米粥是用薏苡仁和绿豆共同熬成的,具有清热利湿解毒的功效,湿热体质长疮疖可用来做食疗。

湿热体质的人忌食肥甘厚腻、大热大补的食物,如奶油、动物内脏等都不宜吃,辛辣燥烈的食物也要忌口,如辣椒、生姜、大蒜、大葱等,还有牛肉和羊肉等肉类,温热性水果,如菠萝、荔枝和芒果等都不能多吃。湿热体质的人不宜用燕窝、银耳等温热补品来补身体,容易越补越严重。甜食、咸食和酒、碳酸类饮料也要少吃,以免助湿生热。吃饭不能过饱,要控制食量。

起居

日常起居方面,湿热体质的人宜住在干燥、通风良好的环境里,避免住处过于潮热。如果居住环境比较潮热,可在家里安装除湿器或空调,改善室内湿、热的小环境。衣着方面,应选择样式宽松,透气性好的天然材质服装,以便体内湿气外散。湿热体质的人容易长痤疮,要注意个人卫生,预防皮肤病变。还要留意二便的通畅,防止湿热内聚。要保证充足的睡眠,避免喝让人兴奋的饮料,如咖啡、浓茶,也不要吸烟饮酒。

动形

湿热体质的人可选择中长跑、游泳,或者各种球类运动等强度较大的锻炼。夏季不要在烈日下长时间活动,以免受热,秋高气爽的季节,适宜爬山登高。湿热体质的人,也可练习八段锦,每天练习1遍,在进行完整套动作后,可将"双手托天理三焦"和"调理脾胃须单举"加做1~3遍。

调情

湿热体质的人容易烦躁,情志调理时应注意控制,保持稳定的情绪,可选择一些修身养性的兴趣爱好,排解心中的烦躁。睡前半小时最好不要思考问题、看书或看情节紧张的电视节目，以免情绪起伏，影响睡眠质量。

　　另外，湿热体质按摩调理可选择支沟穴和阴陵泉穴。支沟位于前臂背侧，在阳池穴与肘尖的连线上，腕背横纹上 3 寸处，尺骨与桡骨之间。阴陵泉位于小腿内侧，在胫股内侧踝后下凹处。按摩可采用指揉法，用大拇指或中指指腹按压穴位，做轻柔缓和的环旋运动，按揉 2～3 分钟，以穴位感到酸胀为度，每天可操作 1～2 次。阴陵泉还可做刮痧理疗，先涂上刮痧油，用刮痧板在穴位区域从上往下刮，刮到皮肤潮红或出痧点为宜。

特 禀 质

　　特禀体质就是我们常说的过敏体质，这种体质的人不多，约占人群总数的 5％，但现在有上升趋势，需要引起注意。特禀体质主要是遗传导致，在形体和性格方面没有特殊的表现，但会对某些物品产生过敏反应，严重的话会影响生活。

体质特点

　　特禀体质的人，适应能力特别差，往往会因环境稍微改变就出现反应，有的不敢吸凉气，有的不敢晒太阳，总之身体对外界的刺激反应比一般人敏感。

症状体征

　　特禀体质也有后天形成的，一些原本没有特殊反应的人会因为体质变差而变成特禀体质。特禀体质常见的表现有鼻塞、流鼻涕、打喷嚏，容易哮喘，对药物、特殊食物、某些气味或花粉出现过敏反应，过敏反应最常见的表现是皮肤起荨麻疹，出现紫红色瘀点、瘀斑等，皮肤一抓就红。出现特禀体质特征，从根本上来讲是抵抗力、免疫力过低造成的，身体对外界的刺激变得敏感，一旦出现不适应，身体就会呈现种种变态反应，也就是过敏。特禀体质的调理养护，要提防过敏原，减少过敏原对身体的刺激。但是很多过敏原很难防范，要完全杜绝不大可能，比如对紫外线过敏，想完全不晒太阳，就不大可能。还有花粉过敏、螨虫过敏，清空花粉和螨虫都不大可能。因此，调理特禀体质，最重要的方法就是提高抵抗力和免疫力。

食疗

　　饮食调理特禀体质一方面要杜绝过敏食物原，另一方面要少吃荞麦、蚕豆、白扁豆等谷物，至于牛肉、鹅肉、鲤鱼、虾蟹等腥膻发物也不能多吃，还有茄子、辣椒、酒、浓茶、咖啡等辛辣之物及含致敏物质的食物都要少吃。在饮食上，特禀体质的人要以清淡为主，注意粗细搭配，荤素配伍合理，保证营养均衡。特禀体质的人可多吃益气固表的食物，熬固表粥喝。固表粥由乌梅、黄芪、当归和粳米熬成，有益气养血脱敏的功效，十分适合特禀体质易发皮肤过敏的人。另外黄芪首乌炖猪瘦肉，有益气养血、祛风脱敏的功效很适合过敏体质的人食用。

药物调理特秉体质可服用玉屏风散,这个方的主要成分为黄芪、防风、白术,有益气、固表、止汗的功效,可增强人体的免疫力,增强人体抵抗外邪入侵的能力。这三味药中黄芪有补气固表的作用;白术可健脾,能巩固脾胃之气,使卫表之气有了生化之源,增强人体抵抗外界病邪的能力;防风有祛风散风的作用,可提高人体免疫力。玉屏风散对预防感冒及过敏性疾病有很好的改善作用,适合过敏性鼻炎、荨麻疹以及容易伤风感冒的人服用,也适合常常自汗、流虚汗的人。

起居

日常起居上,特秉体质的人起居一定要有规律,保持充足的睡眠,减少一些有损免疫功能的行为,如熬夜、过度劳累等都要杜绝。要保持室内清洁,被褥、床单应经常洗晒,减少致敏原。刚刚装修的房子不能立即住进去,以免装修材料中大量的有害化学物质损害人体的免疫力,加重过敏。花粉过敏的人春季应减少室外活动的时间,对紫外线比较敏感的人,夏天不要暴晒太阳,日常也应减少直接晒太阳的可能。特秉体质的人最好不要养宠物,因为宠物的毛发也很容易引发过敏。

动形

特秉体质的人应积极参加体育锻炼,增强体质,缓解对外界刺激的敏感性。可选择慢跑和散步等户外运动,也可选择八段锦、太极拳等室内活动。因为体质较差,特秉体质的人不宜选择大运动量的活动,如打球、跑步等。运动过程中要避风寒,如果出现哮喘或憋闷情况,应停止运动,进行休息。

调情

由于对外界刺激比较敏感,特秉体质的人很容易对环境产生紧张、焦虑的情绪。情志调理时,应学会放松,避免紧张情绪,以宽和心态对待环境和身体的不适。

另外,特秉体质的人可按摩神阙、曲池两个穴位进行调理。神阙位于腹中部,脐中央。曲池位于肘横纹的外侧端,取穴时可正坐侧腕,曲肘,在横纹尽处,即肱骨外上髁内缘凹陷处即是。神阙可采用温和灸,每次灸 10 分钟,温和灸的艾条点燃端要与皮肤保持 2~3 cm 的距离,不要烫伤皮肤,可每周操作 1 次。曲池采用指揉法,用大拇指或中指指腹按压穴位,做轻柔缓和的环旋运动,按揉 2~3 分钟,以穴位感到酸胀为度,每天可操作 1~2 次。

第八章
阶段养生

所有终极目标都是由一个个阶段目标达成。让身体始终健康就是全养生的终极目标，这需要阶段养生达成。生命是环环相扣的，我们早年的经历和生活会影响人生下一阶段的健康，最终影响寿命的长短。

养生是每一个人的终身事业。"全养生"强调养生要贯穿生命的始终。在人生的不同阶段，采取不同的养生方法，这也是"全养生"阶段养生的观点，是"全程性"的体现。

孔子在《论语》中提出君子有三戒，"少之时，血气未定，戒之在色；及其壮也，血气方刚，戒之在斗；及其老也，血气既衰，戒之在得"，这是关于阶段养生最早的论述。在孔子之后，有养生家提出"中年修理，以平为期"、老年养阳、防衰防病等观点，对阶段养生进行了补充。在孔子论点的基础上，"全养生"吸收了历代养生大家的理论及经验，结合现代养生理念，总结出全面的、成熟的阶段养生理论，即本章的主要内容。在这一章，将重点讲述人生各个阶段的生命特征和养生要点，从最早的胎孕阶段到最后的临终，都需要做好养生，人才能没有痛苦、没有遗憾地走完生命历程，拥有真正健康长寿的人生。

胎 孕 期

张景岳指出，"先天强厚者多寿，先天薄弱者多夭"，强调优生优育的重要性。中医认为肾藏精，主生殖，精血同源，父母必须养好精血，孕育健康胎儿，为下一代身体健康，奠定良好的基础。

生理特点

怀孕是人类繁衍后代的方式，是人生命的自然特性。我国古人认为天地万物的运行都是阴阳交互的结果,生命的产生也一样。《易经》里说"天地氤氲,万物化醇;男女媾精,万物化生",可见天地之间的阴阳相互作用可化生出万事万物,而万物阴阳之间的交媾演变,就有了天地万物生生不息的特性。作为人,男为阳,女为阴,男女结合才能产生新的生命。西医学也已经发现,男性的精子和女性的卵子结合,才能孕育出新的生命。不管是传统的观念,还是现代医学的科学解释,都说明了一个问题,那就是新生命的诞生,跟父母双方都有关系,双方缺一不可。

在《黄帝内经》里,古人讨论了人的出生,黄帝问:"何气筑为基?何立而为楯?"岐伯则回答:"以母为基,以父为楯。"这个问答用了一个比喻,意思是人的出生,什么作为地基,什么作为护栏,保护生命呢?回答就是母亲是生命的基础,而父亲是保护生命的栅栏。孩子的生命是母亲和父亲共同提供的精血与保护而诞生的。

在古人看来,胎儿是人的精气具有了有形实体才出现的。《黄帝内经》里说"人始生,先成精,精成而后脑髓生",意思就是胎儿要先具备先天之精气,然后才演化出形体,这个先天精气,是来自父母的精气。西医学是用生殖细胞来解释受孕的,母亲提供卵子,父亲提供精子。作为生殖细胞的卵子和精子都由人体的正常细胞演变而成,它们各自有正常细胞一半的染色体,结合后就会形成一个染色体完整的受精卵细胞,这个受精卵可在子宫内发育成胎儿。受精卵里的染色体包含了来自父母的所有基因,而这些基因会决定胎儿的身体状况,包括容貌、智力和健康等先天因素。可见,胎儿是否健康,跟父母有直接的关系。事实也证明,身体不健康的男性或女性,是无法进行生育的,只有在健康的范围内,男人和女人结合,才能生养健康的小孩。

既然父母的健康状况决定胎儿的健康,那么胎孕养生首先要考虑的就是健康备孕与怀孕,这是父母要完成的任务。那么,作为有生育想法的父母,在孕育阶段该怎么做呢?主要应注意以下几个方面。

首先要选择最佳的生育年龄,不管男女,都不要太早或者太晚要孩子。性生活是跟生命本质有关的活动,健旺的性能力是生命活力的体现,孕育孩子,最好选择在性能力完全成熟,而且身体健旺的时期。在中医看来,男子过早有性生活,会伤精气,女子过早有性生活会伤血脉,男子和女子都不宜太早发生性关系,否则会影响后期的正常生育能力。一般来讲,女性最佳的生育期在20~28岁之间,男子则在30~40岁之间。女子在20岁以后"肾气平均",身体达到一个相对平衡的状态,有利于孩子的孕育和顺利生产。男子在30岁以后,筋骨强健,肌肉饱满,肝、脾、肾的功能也达到顶点,这时生孩子就很容易为孩子提供一个很好的先天基础。

在备孕期间,夫妻双方还要把身体调整到最佳状态。古人说"男子以精为主,女子以血为用。阳精溢泻而不竭,阴血时下而不愆",意思是男子的精和女子的血是怀孕的必要条件,男子要精气充沛,精子源源不断,十分充足,女子则要经期准确、稳定,不提前不推后也不错乱,这样才能正常孕育生命。因此,备孕期间,夫妻双方一定要注意健康状况,保证充足睡眠,不醉酒,不服用药物,以最好的身体状况来创造新生命。

养生要点

怀上孩子以后,母亲就成了胎孕期养生的关键。女性正常的怀孕期是 9 个月,在这 9 个月里,胎儿在母亲的子宫内正常发育,每个月的变化和情况都不一样。新生命从一个小小的受精卵演变成一个手足齐备,心脑健全的胎儿,都是靠母亲提供源源不断的能量,如果母亲在此期间出现健康状况,很可能中断胎儿的成长,也可能给孩子造成健康方面的损害。因此,怀孕的母亲要保证身体精足血旺,按照胎儿成长的规律来逐月养胎,让孩子在腹中健康成长。

刚刚怀胎的女性很容易有妊娠反应,有医生认为这种反应属于人体排异反应,是因为新的受精卵跟母体相异的结果。怀孕第 1 个月时,很多女人有食欲减退,容易恶心呕吐,还有头晕身倦的现象。从中医角度来看,孕妇是用血来滋养胎儿的,肝藏血,血被用于胎儿成长,孕妇就容易出现肝阴不足的情况。很多孕妇怀孕初期喜欢吃酸味食物,就是因为酸入肝,酸味食物可养肝。孕妇的这种身体状况提醒我们,刚刚怀孕的孕妇在饮食上一定要注意。因为这时胃口不太好,饮食一定要精致可口,可略微偏酸,以保证孕妇有胃口吃东西。此时的饮食要易消化吸收,不给肠胃造成负担。孕妇要忌口,不要吃生冷的食物。

怀孕初期孕妇可服用叶酸,保证受精卵的正常发育,其实很多蔬菜和水果都富含叶酸,怀孕初期可适当多吃水果蔬菜,如小白菜、油菜、甘蓝、香蕉和橙子等。

怀孕初期的妊娠反应会让孕妇感到紧张,情绪易烦躁不安,这时要保证充分的休息,保持平和的心态,心要静,要有良好的情绪。

古人说"妊娠二月,名始膏",怀孕第 2 个月的时候,胎儿才像膏脂一样。这时的受精卵进一步发育,胎儿会出现脊索,它最终会发展成人的中枢神经系统。大脑也在第 2 个月开始发育,婴儿的五官会慢慢出现。怀孕的前 3 个月,是婴儿五官成型的关键期,孕妇可多吃水果和五谷杂粮,少吃肉,孩子就容易眉清目秀,五官端正。为了避免婴儿畸形,这时期孕妇应远离各种污染和电磁辐射,不要抽烟喝酒,要保证身心愉悦。

怀孕到第 3 个月,古人认为这时才"名始胎",肚子里的生命才算是真正的胎儿了。怀孕第 3 个月是胎儿最容易流产的阶段,一个不小心,胎儿都可能流掉。在这个阶段,孕妇行动要谨慎,不能奔跑蹦跳,不能吃一些活血的食物或药物,还要保证心情愉悦,不能过度思虑。饮食上要适当补充各种营养,避免吃药。

到第 4 个月的时候,胎儿的血脉基本贯通,五脏六腑也初具规模。胎儿在这个阶段会快速成长,孕妇养胎时要保持心情愉悦,保证三焦经畅通,饮食要有所节制,可多吃米和容易消化的食物,适当增加鱼和肉。

怀孕到第 5 个月,胎儿已经是个手脚齐全的小人,母亲腹部会隆起,显出孕相。怀孕到这个阶段,胎儿已经相当稳定,孕妇也会完成适应孕期,没有妊娠反应了。这一阶段,胎儿成长迅速,孕妇也会胃口大开,总觉得饿,想吃东西。这一阶段,孕妇做什么都不能过于劳累,要养足精神,维持良好的体力。胃口好了,在饮食方面可没有什么禁忌,但一定要节制,不要吃太多太饱。如果孕妇吃太多太饱,不但自身会迅速变胖,还可能影响胎儿体重,过大的胎儿会给生产带来麻烦,所以一定要有所节制。另外,这一阶段,孕妇千万不能为了身材而吃得过少,否则胎儿会营养不良,发育不全。

怀孕到第 6 个月时,胎儿的成长速度会减慢,从这个阶段开始,胎儿就开始发育各个脏腑了。中医认为第 6 个月是胎儿长筋的阶段,要靠孕妇的足阳明胃经供养。胎儿的气血养成关键在这个月,这时孕妇就不能总是静养,而需要一定量的运动了。怀孕到第 6 个月,孕妇需要"身欲微劳",也就是应该时常活动,让身体微微劳累一下。因此,怀孕 6 个月的时候孕妇可多出门散步,进行郊游,呼吸一些新鲜空气。对孕妇来说经常走路很有帮助,每天上午、下午可分别走 45 分钟左右。一些孕妇难产跟怀孕期运动不足有关,从第 6 个月开始,运动对孕妇来说是非常必要的。

怀孕到第 7 个月,是"妊娠七月,肺经主养",胎儿由孕妇的肺经主养。怀孕 7 个月时,胎儿会在母腹内活动,以运化血气。孕妇在这个月会明显感到胎动活跃,孩子在腹中屈伸踢打,是十分正常的。怀孕第 7 个月是肺经主养,孕妇在这个月要养肺,不能伤肺,不要大声说话,尽量保持情绪良好,不要哭泣或号啕大哭。怀孕第 7 个月的时候要尽量少洗浴,少吃寒凉的食物,以免伤气。如果是在夏天,孕妇还要少吃冷饮,不要吹空调,否则容易伤肺经,影响胎儿健康。

第 7 个月还是胎儿大脑发育的高峰期,孕妇可多吃一些健脑食品,比如核桃、花生和芝麻等。

怀孕到了第 8 个月,胎儿发育基本完备,体型也较大,孕妇的身体会变得更加笨拙。这个月是胎儿皮肤迅速生长的月份,要多吃有利于皮肤的食物。在饮食上,孕妇要有所忌口,不要多吃腥膻的食物,高盐高热食物也要少吃,可多吃谷物和纤维素丰富的蔬菜水果。身体笨拙,很多孕妇懒于行动,这是不可取的,在这一阶段,孕妇要继续大量运动,保证气血活跃,还要心情舒畅,要静心、耐心地等待孩子出生。

怀孕到第 9 个月的时候,胎儿的五脏六腑和四肢百骸基本发育完备,除了头骨还很柔软外,胎儿的大部分的骨骼会变结实。在这个月里,中医认为是由孕妇的足少阴肾经来养育胎儿的,因此胎儿的生殖系统逐渐成熟。《黄帝内经》说"肾者,主蛰,封藏之本,精之处也,其华在发,其充在骨",肾是藏精的所在,对头发和骨骼的生长发育起重要作用。因此,第 9 个月里,胎儿的骨骼和头发会快速生长,孕妇要吃得好一点,保证营养均衡和充足,让胎儿血气足,头发好。

到孕期最后,孕妇的体温会升高,总觉得热,不怕冷,中医认为这是因为孕妇肚子里的胎儿是纯阳之体,热量很足,会影响到母亲。在怀孕到第 9 个月的时候,孕妇可穿宽松舒服的衣服,不要穿太多,以免大量出汗身体发虚。

最后几周是胎儿迅速长肉的时期,如果不想胎儿长得太大,临产时不好生产,孕妇就要少吃多睡,足量运动,以保证顺利生产。

婴 幼 儿 期

刚出生的婴儿是非常脆弱的,但也是人一生中生命力最旺盛的时期。出生后,婴儿从母亲的体内来到外界环境中，他们需要一个适应过程，才能长成健康的儿童。一般人们把 1 岁以前的孩子叫婴儿，1 岁到 3 岁的孩子叫幼儿。婴幼儿阶段是人一生中病死率较高的阶段，这一阶段生命还相当脆弱，需要精心养育。

人在婴幼儿时期有共同的发展特点，这一时期父母的喂养会影响孩子以后的健康和心理状况，所以父母一定要承担起责任，注重科学养生，帮孩子迈出人生的第一步，打好人生的基础。

生理特点

人在婴幼儿时期免疫功能还没有健全，皮肤、眼睛以及五脏六腑的功能也都需要进一步的发展。这一阶段，孩子很容易得病，不管多么健康的小娃娃，每年都会得那么几次病。在医学上，儿科是独立的科室，因为婴幼儿时期的生理特点与成人不同，需要特殊对待和治疗。同理，婴幼儿阶段的养生，也需要根据婴幼儿的特点来进行。

俗话说"要想小儿安，三分饥与寒"，婴幼儿时期的孩子最容易出问题的就是保护过度，喂养太饱或者保暖太过。古代的医学家一直认为婴幼儿不宜富养，要"穷养"，孩子不妨饿一饿，凉一下。为什么呢？因为在中医看来，婴幼儿此时是纯阳之体，火最旺。医书《颅囟经》里就说"三岁以内，呼为纯阳"，宋代名医钱乙的《小儿药证直诀》也说"小儿纯阳，无烦益火"，到了清代，名医徐大椿的《医学源流论》，也提倡"小儿纯阳之体，最宜清凉"。

婴幼儿之所以是"纯阳之体"，因为他们秉承了父母的精元，是从先天的精气发展而来的，因此具有"纯阳"特质。婴幼儿时期，人以肝气为主，全身都充满生机勃勃的生命力，可谓生机益然，生命力强盛。

作为新生的生命体，具有旺盛的生命力，但毕竟还很脆弱，此时他们体内阴精不足，还不是一个阴阳平衡的健康生命。清代吴瑭《温病条辨》中指出，"古称小儿纯阳……非盛阳之谓，小儿稚阳未充、稚阴未长也"，也就是说婴幼儿之所以呈现纯阳，是因为他们的阴精未长，相对阳盛，而此时的阳气也还没有完全发展起来。吴瑭的观点被定义为"稚阴稚阳"说，从他的观点我们就能明白婴幼儿时期的人体特点了，那就是：生命力旺盛，生长迅速，但脏腑器官还很娇嫩脆弱，"形气未充"，需要精心呵护。

养生要点

婴幼儿时期，生命具有较为矛盾的特征，一是生命力很旺盛，二是生命本身十分脆弱，依据这样的特征，我们在婴幼儿阶段的养生就需要兼顾这两个方面，一是要静心照顾，二是不能过度呵护，阻碍生命力的发挥。可用四个字来概括这一时期的养生，就是"顺势养育"，要顺应婴幼儿的生理特点和生长规律来养育。

对婴幼儿来说，养成健康的脾胃最为关键，他们这一阶段的成长重点就是吃，就是长，身体迅速成长，五脏六腑的功能也逐渐正常发挥。因此，这一阶段的父母一定要注意孩子的饮食。

刚刚出生的婴儿需要用乳汁喂养，现在提倡母乳喂养，这是因为母乳有奶粉替代不了的成分,而且对母亲本身也有益处。简单来讲,母乳喂养的好处有这么几点:一是母亲如果身体健康,饮食均衡,那么母乳的营养成分就全面健康,婴儿吃母乳易消化吸收,也能汲取到足够的营养。二是天然母乳里含有丰富的免疫物质,能降低婴儿感染传染性疾病的概率,对增进母子的免疫力都有好处。三是母亲的体温是恒定的,母乳的温度是最天然、最适宜的,孩子可以随时吃到,不存在温度不合适或变质的问题。母乳喂养能增进亲子间的感情,这对孩子的心理健康也会有间接影响。另外母乳喂养可促进母亲子宫收缩,有利于母亲的康复,还能减少女性患乳腺肿瘤的概率。

在母乳喂养阶段,母亲的饮食应该做好搭配,以保证母乳充足营养。这一时期,母亲的饮食既要保证足够的热量,还要补充足够的蛋白质和脂肪等。哺乳期间,母亲吃得好,孩子也才会吃得好。当然,如果母乳不够,或者母亲不宜哺乳的,可选择奶粉或其他乳品喂养。吃奶粉的婴儿容易出现大便干结的便秘现象,在喂养过程中要给孩子适当喝水,减少便秘情况。

母乳喂养不宜太久,一般4～6个月最合适,4个月以后就可以适当添加辅食了。加辅食要循序渐进,给孩子的肠胃一段适应时间。婴幼儿的辅食要以"热、软、少"为原则,不要给孩子吃冷饮,吃过硬的食物,更不能一开始就给孩子吃不好消化的食物。辅食要温热,冷热不均的食物最容易伤脾胃,五脏六腑还很脆弱的婴儿最怕吃坏肚子,出现消化系统的疾病。辅食添加不宜太多,母亲们不要总想着孩子饿,要多吃一点。其实很多婴幼儿的问题不是饿出来的,而是吃太多,撑出来的。婴幼儿时期如果没有给孩子养成良好的饮食习惯,后期就会很麻烦。例如孩子挑食,每次吃饭要父母追着喂,这类孩子容易营养不均衡,造成健康问题。或者给孩子吃太多,把胃撑大,结果体重过重,引发肥胖症。婴幼儿时期形成的肥胖很难减下来,所以父母们适当控制孩子的饮食量十分必要。

孩子能够吃大人的饮食后,说明孩子的脾胃功能已经逐渐健全,这时就要给孩子养成良好的胃口,注意孩子健康饮食的培养。现在市场上有大量零食,糖果、膨化食品和各种饮料,这类食物的口感都比较好,深得孩子们的喜爱,可这类东西热量高,口味重,营养却单一,吃多了不利于孩子成长,还容易影响孩子正常的胃口,不好好吃饭。日常要按时给孩子吃饭,严格控制孩子的零食量。

从日常起居来讲,婴幼儿时期另一个要注意的是穿衣保养。中医提倡小孩子要"忍三分寒,穿七分暖",民俗说"小孩屁股三把火",不怕冷,给孩子穿衣服时忌太多太暖。婴幼儿阳气盛,容易生热,如果穿得太暖,筋骨反而会变柔弱,不利于生长发育。在材质上,适合选天然材质的衣物,少穿化纤类制品。

虽然婴幼儿是纯阳之体,但在"忍三分寒"的同时要注意,婴幼儿的几个特殊部位一定要保暖,特别是后背、小肚子还有小脚丫。天气再热,也可给孩子戴个小肚兜,保护腹部。小孩子天性不喜欢束缚,不喜欢穿鞋袜,家长们就尤其需要注意孩子脚的保暖,不能让他们光脚在冰冷的地上玩,以免寒气从脚底入侵。

总之,婴幼儿时期的保养既要保护到位,又要顺应天性,不能呵护过头,这样孩子才会健康地步入人生的第二阶段即儿童期。

儿 童 期

　　孩子长到三四岁的时候，身体和心智会发生很大的变化。古人说"三岁娃娃离母怀"，这个时期的孩子开始有独立意识，对父母的依赖也开始减弱。把3～7岁这个阶段，称为儿童期，这个阶段是孩子身、心、智稳步增长的阶段，也是孩子的心理和生理逐渐养成的阶段，是一个人真正接受社会化教育的开始。在这个阶段，孩子需要良好的教育和引导，养成良好的学习生活习惯，才能给少年、青年时期的发展打下基础。

生理特点

　　儿童期是人成长中相对稳定的一个时期，这时期孩子在身高、体力和智力等方面跟大人还相差很大，但在五脏六腑等生理功能或大脑发育方面，都已经有了相当的基础，如果这一阶段孩子能正常发育，到儿童期的末期，他们基本就接近成人的水平了。

　　儿童期是人一生中成长较快，变化非常明显的时期。经过儿童期的成长，他们会从一个懵懂无知的孩童变成一个有一定见识的少年，从行动稚拙变成一个身体灵活的小大人。总体而言，儿童期的生理特点就是精力旺盛，成长迅速。

　　儿童期是孩子锻炼身体和增长知识、接受文化教育的重要阶段，这一阶段的养生重点就在于培养孩子强健的体魄和聪慧的大脑。但在这一阶段，很多家长急于求成，不顾及孩子的成长规律，要么要求过高，揠苗助长，要么盲目呵护，一味迁就，这两种做法都会影响孩子的健康成长。

　　儿童阶段是人体骨骼迅速发育的阶段，这一时期人体里的软骨成分多，骨骼的韧性强，坚固性弱，不容易骨折，但容易弯曲变形。儿童期人的肌肉还很细嫩，收缩能力弱，耐力差，因此很容易疲劳。不过在儿童期，人体的修复能力要比成年期强很多，只要经过休息，孩子很容易就能从疲劳中恢复过来。

　　儿童期人的大脑会继续发展，这时人的神经系统还不能像大人那样成熟，神经的兴奋和抑制发展不均衡，造成儿童表情善变、情绪不稳定的特点。儿童的神经系统兴奋过程占优势，所以大多数孩子表现出活泼好动、注意力不容易集中的特点。他们会因为简单的事就很开心，很兴奋，一旦兴奋起来，又很难平静。因为大脑比较活跃，孩子们学东西很快、很容易，但也容易疲劳。

　　孩子进入儿童期后应该开始学习，但不能要求过高，学习太多东西。学习是大脑活动过程，也是一个耗费精神的过程。中医讲思伤脾，大人学习任务过重，或者思虑过多都会伤及脾脏，更何况小孩的大脑和脏腑功能都还没有发育成熟，如果一味强迫孩子学习大量知识，加重心理负担，很容易伤及孩子的脾。脾主水谷运化，脾弱，人的消化吸收功能就弱，如果孩子脾虚，就容易营养不良，身体虚弱，不够强壮。如今的小孩子在课余还要学奥数、钢琴、围棋等，过度的脑力学习造成现在的孩子体质普遍偏弱，大多数都长得又高又瘦，很少有强壮的体魄。

养生要点

儿童期的生理特点是生命力稳步增长，生理、心理迅速发育，儿童期是养成良好生活习惯和学习习惯的最佳时期，因此，儿童期的养生可从下面三个方面入手。

一是早期教育应开启智慧。人的大脑是非常奇特的，你如果不用它，不刺激它，大脑就会变懒，甚至退化。儿童期的孩子大脑正处在迅速发育的时期，掌握新东西的能力十分强，这个时期一定要开启孩子的智慧，养成孩子多动脑筋、认真学习的良好习惯，如果错失儿童期的智慧教育，后期要开发孩子的智力就会难很多。

家长们在开启孩子智慧的同时，也要照顾孩子的生长规律，不能强迫或填鸭式教育，要观察孩子的特点，根据孩子的性格爱好和特性进行培育。在发展孩子特长的同时，家长也可以考虑通过训练和练习，弥补孩子的不足，促进孩子身体和心智的均衡发展。比如孩子先天身体状况不好，可选择适当的体育运动，增强他们的体质；如果孩子的逻辑思维能力较差，则可选择数学、围棋等学习班，改进孩子的思维能力。不管给孩子选择哪种课程，家长都应该把重点放在孩子良好习惯的培养方面，而不能逼着孩子追逐成绩和名誉。

二是锻炼学习要合理安排，不能偏颇。进入学校学习是儿童的主要生活内容，现在学校教育提倡德、智、体、美、劳全面发展，也就是品德、身体和智力等要全面发展。这个提法是很必要的，因为儿童期的一切教育都是为后面的人生阶段打基础，家长一定要配合学校安排好孩子的锻炼和学习时间。此外，家长在孩子养生方面最重要的就是培养孩子良好的生活习惯和学习习惯，保证孩子作息规律，有充足的睡眠和足够的锻炼。

儿童期的孩子会出现近视、龋齿等问题，大都是不良生活习惯的结果，应注意避免。要让孩子少吃甜食和糖果，养成良好的刷牙、护牙习惯。看书学习时，也要保持正确的姿势，不在日光强烈或光线昏暗的地方看书写字。用眼时间不能过长，另外应减少孩子使用手机和电脑的时间，看电视也不能太久。教会孩子合理安排学习和玩耍的时间，多做户外运动。

儿童期人的骨骼比较柔软，还没有定型，如果长时间站姿、坐姿不正，很容易造成骨骼扭曲变形，如果得不到及时矫正，成年后很可能弯腰驼背或肩膀倾斜不美观。正确的姿势和良好的体型也是在儿童期打下基础的，家长和教师要提醒孩子站有站相，坐有坐相，保持正确的行走姿势，这样才能拥有端正良好的体态。

三是合理饮食，防止儿童营养不良或营养过剩。婴幼儿时期孩子不能吃太多，要注意营养均衡，儿童期的孩子脾胃强壮了，但一样需要注意饮食均衡，不能吃得太多。儿童饮食要注重蛋白质和微量元素的摄入，不要吃太多肉食和零食。肉食不好消化，容易积食，造成中焦脾胃不畅。脾胃属土，土生金，肺在五行属金，因此脾胃不好的人，呼吸系统就容易受影响。很多小孩患上哮喘等呼吸系统的疾病，就跟饮食有很大关系。

小孩子容易挑食、偏食，父母一定要留意这个情况。偏食、挑食严重的孩子大都营养不均衡，身材弱小或者身体不健壮。在日常饮食上，要以五谷为主，瓜果蔬菜可多一些，适当补充鸡鸭鱼肉等。少给孩子吃高脂肪含量的食物，以免造成肥胖。

此外,要少给孩子喝饮料,少吃冷饮,特别是夏天,一定不能让孩子贪嘴多吃。冷饮性寒,寒气进入脾胃,容易导致脾胃虚寒,而脾胃虚寒容易造成孩子虚胖。

古人说儿童时期,人体阳气在下,孩子天生好动,喜欢蹦跳,这是孩子锻炼身体功能的本能,家长一定要鼓励孩子多运动,不要让孩子长久静止不动。带孩子散步、打球,或者让他们自己玩耍都有利于骨骼强壮和成长。

儿童期的孩子在心智方面还不成熟,家长要随时留意孩子的情绪变化和行为变化,避免孩子精神紧张或出现心理障碍。及时帮助孩子排解烦恼,多鼓励,对儿童的健康成长十分有利。

少 年 期

一般认为8～17岁为少年,从儿童期进入到少年时期后,孩子会发生很大的变化。很多家长会有明显的感觉,那就是孩子以前爱吵吵闹闹,现在变安静了;以前有什么话都说,现在什么都不肯说;以前有什么想法,高不高兴,脸上都会表现出来,现在却学会了掩饰,让人猜不透;原先傻乎乎不知忧愁,现在却莫名其妙地多愁善感。除了心理方面的变化,家长会发现孩子猛然窜高,而且性别特征也越来越明显。这一切都说明孩子更接近成人阶段了。

少年时期是人一生中成长发育最旺盛的时期,这一时期几乎不会得重病,身体状态良好。但是,少年时期仍然是人体心智和身体向上走的阶段,仍需要恰当保养,才会"形充精固",身体越来越好。

生理特点

少年期的生理特点可从生理和心理两个大的方面来讲。人在这一阶段身体的变化非常明显,主要变化包括四个方面。

一是身高的变化。少年期的孩子身高变化很大,长得非常快,男孩平均每年可长高 7～9 cm,最多的甚至能长 12 cm,女孩每年平均可长高 5～7 cm,最快的能长 10 cm。过了青春期后,身高已经跟成人差别不大,有些甚至会超过父母的身高。

二是体重迅速增长。少年期的孩子迅速长高,跟身体里的骨骼发育较快有关。伴随着骨骼的迅速生长,人体的肌肉和脂肪也会增长,这些都让少年期的孩子体重也迅速增长。

三是人体内部各器官的功能逐渐完善。进入少年期后,人体的各脏腑器官和组织都会进一步发育成熟,到少年期结束时,基本可达到成年人的标准。这一时期,人的脑容积变化不大,但大脑的内部构造和各区域的功能会分化、发展,更加成熟。经过适当的教育,少年期孩子的分析能力、理解能力和判断能力会远高于儿童时期,这都是大脑深入发展的结果。

四是第二性征出现,性功能逐渐成熟。人在出生前会因为基因而确定性别,在出生后就具备了区别性别的第一性征,即生殖器官。但生殖器官的发育成熟要到少年时期。这个时期也被称为青春期,就是生殖器官发育成熟的时期。在这个时期里,人体内的激素水平开始变化,促使男孩、女孩出现明显的第二性征。男孩子的肩膀变宽,肌肉逐渐发达,喉结也开始显现,说话嗓音变粗,变得低沉,脸上开始长胡须。女孩子则乳房发育,胸围增大,盆骨和臀围也开始增大,声音变高细。等到青春期结束,男孩子们会呈现出男性特征,而女孩子们大都会变成体态柔和的大姑娘。进入少年期的孩子容易发育不均衡,有的快一点,有的慢一点,家长们要留意孩子的各种变化。

第二性征的出现跟人体内分泌有关,这时人体内的脑垂体、甲状腺和肾上腺等分泌腺分泌活跃,调节着少年性功能的成熟。这一时期的孩子容易兴奋,对新鲜事物有很强的接受能力,与儿童时期相比,他们对未知世界更好奇,更喜欢追求新知识。同时,这一时期的孩子容易激动,情绪不稳定,很容易出现认知扭曲或心理方面的问题,男孩子喜欢争吵、打架,就跟他们的身体状况有关。

少年期是人生的一个转折期,经过这个转折期后,人就走向成熟了,身体越来越强壮,心理逐渐独立,但这个过程却存在很多不确定因素。很多人会因为青春期身体发生的变化而引起不适或心理不适,变得敏感、紧张,因为有了独立思想、叛逆思想,他们跟大人的沟通变得艰难。很多孩子在这个阶段出现各种状况,甚至会影响一生。因此,在少年时期,家长要善于引导,培养孩子健康的养生习惯,注意他们的心理变化,懂得调节和安慰孩子,让孩子顺利度过青春期,成长为一个身心健康的年轻人。

养生要点

少年阶段仍然是人的成长阶段,这时人的身体和心理会迅速成长,但都不够成熟,少年缺乏足够的自控力和自制力,很容易受不良影响做出损害身体的事。在这一阶段,家长和学校要开始对孩子进行养生教育,同时从下面几个方面对孩子进行正确引导。

一是培养孩子健康而有规律的生活习惯,做到"起居有时,不妄劳作",要早睡早起,保证充沛的精力。在专心学习的同时,还要适当参加运动,学会一张一弛地安排生活,既保证学习效率,又能适当娱乐放松。少年时期,孩子的学业开始变得繁重,升高中,为高考准备,都在少年时期,这时人的身体素质虽然较强,不易得病,但这个时期如果保养不当,会给健康甚至外貌造成影响。少年时期,人的眼睛和骨骼都没有完全定型,家长和教师仍然要提醒孩子健康用眼,坚持做眼睛保健操,预防近视、散光等眼部疾病。不管是学习还是运动,都要保持正确的身体姿势,站立走路时抬头挺胸,坐下看书写字时身体要端正,不要经常歪斜扭曲身体,以免脊柱变形。

学业繁重,很多学生为了提高学习成绩,经常熬夜,这种做法其实是非常伤身体的。熬夜既损耗阴精又伤阳,会降低人体脏腑功能,减弱人体的免疫力,严重的话还可能导致内分泌失调。少年恢复快,疲劳状态很容易缓解,有些人熬夜后补觉,不会觉得对身体有什么伤害,但这种熬夜的习惯一旦养成,却可对身体造成持续性的伤害,促使身体加速衰老。

少年时期有些人会偷偷学抽烟、学喝酒,这是不利于健康的。烟雾会刺激咽喉,对正在变声的少年来说危害很大,香烟里有害的化学物质还会让人注意力涣散,记忆力减退,对学业造成影响。

二是多鼓励少年进行体育锻炼。少年时期是长身体的关键时期，人的运动功能会大大提高。经常锻炼的少年会提高身体和大脑的反应速度，提高身体的敏捷性，因此家长和老师要多鼓励孩子参加体育锻炼，发展身体的运动能力，提高身体素质。这一时期可选择兼顾力量和速度的运动方式，或者有针对性地锻炼某个方面。如练习长跑可锻炼耐力，打乒乓球可训练反应速度和灵敏度，练习举重可锻炼力量等。

三是少年期是人体性功能成熟的主要时期，可以说性发育贯穿了整个少年时期。在这一阶段，孩子开始具有了生育能力，他们的性意识开始萌发，对异性的兴趣变得浓厚。到这一阶段，家长和学校就要给孩子进行必要的性教育了。性教育可从性知识和性道德两个方面进行。性知识方面，要帮助青少年正确理解自身的生理变化，养成健康的生理卫生。比如要让女生懂得经期保健，让男生适应遗精现象，不要养成手淫习惯。要注意隔离和消除引发孩子性冲动的语言、书籍和影视作品，避免性行为，引导孩子把注意力和精力放在学习和健康的活动上。

在性道德方面，要让孩子懂得尊重异性，明白性行为可能产生的后果和带来的伤害。不能让孩子觉得这种行为很可耻，也不能让他们觉得无所谓，进而荒唐行事，损害健康。

少年期也是心理发展的"断奶期"，这个时期幼稚、依赖的心理和成熟、独立的渴望相互交错，表现在少年身上，让大人觉得他们情绪多变，难以理解。在这个阶段，家长和教师要密切关注孩子的心理变化，多采用交谈的方式沟通，减少斥责和批评。鼓励孩子独立思考，独立处理问题，引导他们正向思维，适当帮助孩子解决他们无法解决的难题。这个时期的孩子都有很强的逆反心理，十分敏感，自尊心也很强，家长要维护孩子的自尊心，正确处理孩子的逆反表现，不要盲目否定孩子，打击孩子的自尊和自信。

少年期的孩子对未知领域十分好奇，他们的眼界逐渐变得开阔，除了家人和同学外，他们也需要朋友和更广阔的天地。少年期孩子的思想不够成熟，容易混淆是非，家长和教师要尊重他们对朋友的选择，但要引导他们学会分辨是非，慎重交友，不要误入歧途。正常的社交活动是人类自然的心理需求，社交良好的人往往会有更好的心理和健康，因此家长不要对孩子正常的社交活动横加阻止，过分限制孩子的行动，这可能造成孩子性格的扭曲和孤僻。

少年时期是孩子品德养成的关键期，要让孩子学会换位思考，明白讲文明讲礼貌，遵守纪律的重要性。还要教会孩子控制情绪，不能逞强好斗，惹是生非。

少年期是人从孩童成长为成人的关键时期，如果这个时期养成了良好的生活习惯及健康的心理特性，那么他们以后的养生就变得简单容易，身心健康也更容易得到维护。

青 年 期

进入青年期，人就算走到生命的兴盛时期了。对于青年的定义，人们的分法很不相同，一般人认为18～34岁为青年期，这比较符合《黄帝内经》的分法。根据"十年"周期计算，人在30岁时身体才会达到一生中的最高峰，从脏腑功能到机体的运动能力，都十分强壮。女子五七、男子五八,人生四十岁开始盛极而衰,逐渐走下坡路。

根据现代人的生理和心理变化,以及人类寿命不断延长的趋势,世界卫生组织把人的年龄进行了新的划分,其中 44 岁以下的称为青年人,这无疑扩大了青年人的年龄范围。不过从 18 岁开始,到 44 岁,这个阶段的人的确"体壮神全",是一生中最为强壮和健康的阶段。在这个阶段,人们可以追求自己想要的生活,生育子女,人生也进入到最为繁忙的阶段。因为身体状况较好,很多人都容易忽略养生,觉得养生没必要,是老年人才需要的事情。可是,中年人出现的大量健康问题,都跟青年时期的生活方式和状态有关,这一阶段如果不能正视养生,好好保养身体,那么一旦进入中年,身体就会陷入极大的健康危机。

生理特点

青年时期是人生当中的夏季,这个季节阳光灿烂,万物繁茂,是生命最具活力的季节,在这个生命季节里,青年人的体力和智力都达到了一生当中最旺盛的时刻,身体的各项功能都呈现出最好的状态,不管是从形貌,还是内在体质以及智力水平,都呈现出最好的状态。

进入青年期,人的骨骼逐渐强健,身体的各个部分都进入稳定期,也就是中医所说的"五藏大定"。从外在体型看,男性一般骨骼强壮,肌肉坚实,女性则筋骨柔韧,体态丰腴。从内在来说,这时人体的五脏六腑功能健全,可以正常维持人体的种种功能。这一时期,人体气血充盈,精力旺盛,心、肺、肝、脾等内脏发育到最佳状态,呼吸功能增强,肺活量较大,心肌纤维增厚而富有弹性,人体血管壁的厚度和调节力都增强,心脏跳动有力,血液运输也很顺畅。

伴随着身体各器官发育到最佳时期,青年人的体力和耐力也达到了生命的最高峰。那些经常运动的年轻人,到了这一时期力量普遍很大,对身体的控制力也很好,不管进行哪种运动都能表现出最佳状态。

随着身体达到最高值,青年人的大脑也发育到最高峰。医学研究表明,人的大脑在 20 多岁发育到顶峰,此后大脑神经细胞开始减少,大脑开始衰老。不过,大脑虽然开始衰老,但青年时期大脑的内部结构和功能都十分稳定,大脑皮层的兴奋与抑制则达到平衡状态,智力水平也是一生中最高的。青年人思维敏捷,求知欲强,理解力和记忆力也很强,他们容易接受新事物、新思想,可在各个方面发挥出创造力。

夏季属"火",青年人也像火一样,活力四射,热情如火。青年人大都坐不住,喜欢探险,喜欢了解未知的世界,不喜欢静,总想找些事情做。这是青年人精力旺盛,需要宣泄的表现,青年人如果不把旺盛的精力宣泄出来,反而会伤害健康。因此,青年人要安排好自己的工作和娱乐,让生活充满活力和激情,保持生命的活力。

养生要点

青年时期,人的气血充盈,身体全面达到最佳状态,就是有些劳累也能迅速恢复活力。古人说"月盈则亏,水满则溢",当人的生命状态走向巅峰的时候,人的精气也就开始逐渐消耗,很难再像少年时期那样迅速补充了。因此,青年时期仍然是需要注意保养的时期,不能透支人体储藏的精气,要时时对身体进行保健,才能延缓衰老,延长最佳的生命状态。青年时期的保养,一方面要减少不必要的损耗,另一方面要适当补充能量和精力,保证身体的收支平衡。

青年时期的养生,首先要做到健体全形强本源。健体全形,就是要保持健康的形体状态,不要过胖,也不要太瘦。强本源是指要利用各种养生方法来提供后天之精,巩固人的原有精气。

大多数人在青年时期可保持匀称的身材,一到中年就发福,体型变胖。身材的胖瘦跟人体的内分泌有关,也跟生活习惯有关。进入青春期以后,人体分泌的生长激素逐渐减少,脂肪等高能量物质容易堆积,很难被消耗掉,这就是大多数人到了三十几岁以后,身体容易发胖的一个内在原因。另外,青年人吃东西不忌口,很可能暴饮暴食,经常喝酒等,时间一长,身材也容易发胖。很多女性为了保持身材苗条,刻意节食减肥,很可能造成体型偏瘦,营养不良,体内的能量供不上日常消耗,出现面色苍白、头晕等低血糖症状,这也是不利于健康的。不管是太胖还是太瘦,对青年来讲都不是健康状态,体型的变化反映着生活状况的变化,如果太胖或太瘦,都可能损害身体里的真气。

要健体全形强本源,青年人需要注意运动和健康饮食,从这两方面做好养生。

很多青年人觉得自己身体很好,不需要运动,而且日常工作比较忙,还要承担家庭责任,为事业奋斗,没有时间专门运动。况且忙碌的生活本身就很累,运动会不会加重身体负担呢? 其实劳累跟运动对身体产生的影响不一样,尤其现在的工作以脑力劳动为主,大多数青年人的疲劳源自用脑过度,而非身体的劳累。事实上,用脑过度,人的神经反而会长久处在紧张状态,人体会感觉很难修养恢复过来,而运动可抑制大脑兴奋,能有效改善精神紧张的状态。在紧张劳动一天后,适当跑步、散步或者做一些体能训练,让身体动一动,不但能改善身体状况,还能促进睡眠,保证充足的休息,迅速恢复体力。

中医讲人的生命活力源于气血通畅,当气血正常地游走全身时,人的身体功能就会保持健康,而久坐不动会影响气血循环,一旦气血不畅,气虚、血瘀、痰湿等症状就可能显现。选择运动时,可注重全身,锻炼力量、耐力,也可针对常见的颈椎病、腰椎病而锻炼肩颈。锻炼时要有度,不能太过。锻炼之后还要注意不能受凉,使寒气侵袭体内。在运动类型和项目上,青年人没有什么特定的要求,只要是不损害机体的正常功能,不会对身体造成伤害的运动都可尝试。

饮食上,青年人一定要营养均衡,多吃有营养的食物,少吃垃圾食品,以保持充足的体力,维护脾胃功能。吃饭要有规律,不能饥一顿、饱一顿,否则不但伤胃,还可能营养不良,损耗精气。从事脑力劳动的青年人还可多吃健脑益智的食物,如核桃、芝麻等,适当补充钙、镁等微量元素。

对青年人最有害的生活习惯是熬夜,或通宵做事,这个习惯非常不好,应该改掉。中医认为熬夜损阴又耗阳,会伤及人体的精气,是所有不良生活习惯中对身体损害最严重的一个。

经常熬夜的人会损耗肾阴,肾为水,肾水不足就不能制火,人就容易上火,出现阴阳不调的问题。熬夜不但伤肾也伤肝,肝脏主管人体的解毒和消除疲劳,它工作一天之后,也要休息调养,才能继续正常工作。按照中医学的"子午流注"理论,凌晨 1～3 点,正是肝脏工作和自我调养的时段,如果这时不睡觉,会加重肝脏的负担。肝脏受损害,人体的消化功能和排毒功能都会受影响,体内毒素累积,健康隐患就十分严重了。

有些人可能会发现自己越熬夜越精神,熬夜之后大脑反而会异常兴奋,这其实是很不正常的表现。一旦出现这种情况,就说明人体阴虚严重不足,不觉得疲惫是因为身体开始耗损先天元阳,一旦到了阴阳两虚的地步,那生命健康和质量就危险了。中医讲阴阳两虚,人容易血气枯竭,血气虚亏则肝火过旺,人越难入睡,越无法休息,身体就此陷入恶性循环,不断耗损先天精气,时间一长,癌症、中风等恶性疾病就会爆发。现在时常有青年人猝死的新闻,很多恶性肿瘤发病年轻化,都跟年轻人不注意健康有关。因此,青年人千万不要仗着自己精气足,就经常熬夜或者透支健康。

现代生活十分便利,空调、暖气设备的普及让冬天的寒冷和夏天的酷热都不再影响生活,然而这种违背自然规律的人为调节可能损害健康,特别是空调的使用,让很多人都出现了体寒或阳虚的情况。当一年四季更替时,人体会根据气候的变化进行调节。夏天潮热,人体毛孔便时常张开,通过流汗来降低体温,同时也把体内的废物排除出去。夏天最怕风湿邪气入侵,如果夏天酷热的时候突然猛吹风扇或空调,就极容易造成风寒入侵,出现手足麻痹,甚至面瘫问题。就算一直待在空调房间内,保持毛孔收缩状态,这也对健康不利。人体内的湿气可通过流汗排出体外,因此夏天适当出汗,对人体是有益的。

青年时期是人一生当中健康状况最好的时期,但也是应该重视养生的时期。在这个阶段,如果能坚持良好的生活习惯,保证身体收支平衡,那么进入中年以后,就很少疾病缠身。有了好的身体,才能创造辉煌的事业,因此青年人一定要杜绝一切损害健康的行为,而要坚持健康的生活方式。

中 年 期

在青春期的巅峰时期,人体就开始走下坡路。当我们步入 40 岁,就算进入到中年时期了。刚开始很多人都意识不到自身在变老,直到有一天发现自己跑步或提举重物再力不从心,才猛然意识到衰老来临。从 45～59 岁,人体进入中年时期。中年时期是人生的另一个转折期,是我们的身体由盛转衰的时期。古代养生家一直认为 40 是个分水岭,青年时期的种种经历和生活情况,在中年时期逐渐显现出结果。如果中年时期还是不注意养生,不开始保健,那么很容易就疾病缠身,想长寿也难。

生理特点

一过 40 岁,人的五脏六腑和身体各项功能就进入衰退加速时期,过了 45 岁,衰老的迹象就越加明显。中医认为,人的五脏六腑不是同步衰老的,它有一个先后次序。人最先变衰弱的是肝气,然后是心气、脾气、肺气、肾气。也就是说人体脏腑的衰老,是从消化系统和心脏开始的。从西医学的角度看，人进入中年以后，胃黏膜变薄，胃肌纤维的弹性也会减弱，胃酸以及消化酶的分泌量都相应减少，这造成人的消化吸收能力大大减弱。

尽管消化吸收功能减弱，但中年人的体态大都发福变胖，这是因为人到了中年以后，生长发育基本停止，摄入的能量很少被用于机体的发育，大量的营养物质就转化成脂肪，堆积起来。《黄帝内经》说40岁"五脏六腑，十二经脉，皆大盛已平定"，可见这时人体对能量的消耗开始减弱，只用于维持生命就足够。从现代医学来看，人到中年基本不分泌促进成长的生长激素了，而且新陈代谢的速度大为减缓，每天需要的营养物质相对减少，但这时人因为生活习惯的问题，还保持良好的胃口，经常吃一些高热量、高脂肪的食物，能量消耗不掉，就堆积成脂肪。

发胖的身体很容易加重心脏负担，加上心脏的衰老也比较早，大约从30岁开始，心脏输出的血液量就开始呈下降趋势，到中年时期，心脏就很容易出问题。心脏输出的血液量减少，而年龄增长会使人的血管壁弹性降低，血管的运动功能和血压调节能力都减弱，心脏负荷反而加大。加上血液里胆固醇浓度增高，中年人特别容易出现心脏动脉和脑动脉的粥样硬化。心脏和血管的这些变化，很容易造成中年人心血管疾病的爆发，像冠心病、脑溢血等疾病都在中年以后多发，就是因为心脏和血管有了以上各种变化。

人体的外在容颜是由内在脏腑功能决定的，当人的五脏六腑开始衰退，皮肤、头发也会发生变化，呈现衰老状态。如肾气衰减，脸上会出现皱纹和各种皮肤斑点，头发也渐渐变白脱落。衰老的过程是缓慢的，但也是明显的，外在容颜的各种变化，都会提醒我们岁月的流逝。

在心智方面，中年人的大脑已经过了鼎盛时期，加上心脏血液输出量减少，供给大脑的血液也会变少，大脑和神经系统就开始衰退。经过多年的积累，中年人的知识可能更加丰富，理解力也非常强，但记忆力明显不如青年时期，记忆力和学习能力都较年轻时减弱很多。中年人的情绪相对平稳，不会有过激反应。相比年轻人，中年人的中枢神经抑制过程减弱，入睡变得困难，睡眠时间也缩短变短。很多中年人失眠，睡不安稳，都跟中枢神经功能的变化有关。

人到中年以后，体内各腺体的分泌功能也逐渐减弱，例如胰岛素的分泌量就减少很多，这增加了中年人患上糖尿病的概率。人自性成熟以后，女性体内的卵巢激素和男性体内的睾丸素分泌量都很高，这保持了两性旺盛的生育能力。但到了中年以后，这两种性激素的分泌量开始减少，引起人体内分泌失衡，出现各种身体不适，如女性的更年期综合征，就跟性激素分泌失衡有关。

中年时期是人不可避免的生命时期，这一阶段人开始走向衰老，但这一阶段也是一生中最重要的养生阶段，历代的养生家们都认为中年养生做好的话，延年益寿就不成问题。在养生上有个"中兴延寿"的提法，就是指中年应该积极保养，以延长寿命。

养生要点

中年人的身体开始走下坡路，但不是说就此健康会越来越糟。养生大家张景岳说："中年左右，当大为修理一番，然再振根基，尚余强半"，可见中年时期如果能调整好自己的心态和生活，那么健康和寿命都能得到良好的延续。结合中年人的人生状况和生理特点，中年养生要注重以下几个方面。

首先,要以积极的心态面对身体的衰老,要学会给自己减压,保持良好的情绪和精神状态。人到中年,难免会面对种种压力,从事业到家庭,中年人都是顶梁柱,要处理很多问题。这一时期,人的精神状态会对身体产生非常大的影响,很多人生病都跟精神因素有关。俗话说:笑一笑,十年少;愁一愁,白了头。心态乐观开朗的人总会衰老得慢一点,而经常发愁心情不好的人,身体的衰老反而会加速。

处在巨大压力之下的中年人要学会减压,学会调剂情绪。面对身体越来越力不从心,要保持平和态度,坦然接受自然规律,而不能整天哀叹,抑郁不乐。《灵枢·百病始生》里说"喜怒不节则伤脏,脏伤则病起于阴也",《素问·阴阳应象大论》也说"怒伤肝,喜伤心,思伤脾,忧伤肺,恐伤肾",过度的情绪起伏会严重影响健康,中年人一定要尽量避免。

中年人处在人生的一个高峰阶段,既要兼顾事业和家庭,又要承担各种责任,精神压力大,情绪难免不好。很多中年人脾气暴躁,容易生气,这就是不会调节自己的表现。怒伤肝,而肝是人体最早衰老的器官,如果不能控制自己的火爆脾气,任由不良情绪侵害身体,那么肝病自然而然就会找上门来。

面对巨大的精神压力,中年人要学会减压,学会释放自己的不良情绪,把体内积压的各种有害情绪尽早化解掉。中年人可向亲人或朋友倾吐烦心的事,经常进行静坐,放松神经,这都能调节情绪。适当参加运动,在运动中放松神经。有条件的话,经常出门旅游,放松身体和心灵。中年人有了烦恼和问题,最忌讳的是独自承担,用烟酒来麻醉自己,这种做法只会加重身体负担,对健康没有任何好处。

其次,人到中年,工作和生活都很忙碌,这是人一生当中最繁忙的阶段,这一时期一定不可过度劳累,可适当减少不必要的应酬,让身心得到放松。中年人身体的恢复能力开始减弱,稍一劳累就会感觉疲惫,原先睡一觉就能解决的问题,怎么休息都好像难以恢复。这是因为中年人的元气和精力开始损耗,而先天之精是无法弥补的,如果一直让身体处在疲惫状态,消耗先天之精,那么人体的衰老自然会加速,各种疾病的发生也就频繁。

对中年人来讲,熬夜已经比较困难,而熬夜对身体的伤害更是直接性的,不可弥补的。因此,中年时期一定要避免熬夜,保证充足、良好的睡眠。性生活也是损耗精气的行为,中年人的性生活要适当控制,切忌过度。中年时期是女性的绝经期,男性对性的需求也逐渐减弱。因为体内激素的问题,很多人会在中年出现更年期症状,做好更年期的保健,也是中年养生的一个重点。

在中医看来,更年期综合征是天癸衰竭,肾气不足导致的阴阳失衡。既然是肾气不足,肾虚造成的身体不适,那么中年人就应该滋补肾气,调整阴阳。肾虚可分为很多种,常见的有肾阴虚和肾阳虚,这两种肾虚的症状各不相同,要区别对待。肾阳虚的人四肢发冷、畏寒、容易腰酸,还可能有水肿现象,表现为"寒"的症状;肾阴虚的人燥热、盗汗、冒虚汗,有腰酸、头晕、耳鸣等"热"的症状。肾阳虚要补阳,肾阴虚要补阴。肾阳虚的人补肾可服用金匮肾气丸,肾阴虚的人则可用六味地黄丸来滋补。

在饮食上,中年人可适当多吃一些补肾食品,如枸杞子、黑豆、板栗等。女性还可多吃黄豆制品,如豆腐、豆浆等。中年女性更容易出现更年期综合征,有些人会浑身潮热、心悸、胸闷、气短,严重的还会失眠、情绪不稳、喜怒无常、记忆力严重衰退。如果女性出现较为严重的更年期综合征,最好去医院找医生诊断,根据个人身体状况进行调摄。

最后,中年人的工作和生活都比较忙碌,很难抽出专门时间进行健身养生。而且中年时期,我们的身体已经不大适合剧烈运动,可选择一些活动量较小的运动。此外,在日常生活的间隙,中年人可利用一些传统的按摩方法调理,也会起到健身的作用。下面就介绍几种简单易操作的按摩法,中年人可在日常进行锻炼。

一按摩头部,经常梳头。中医认为人体的经络在头部汇集,经常按摩头部或梳头,可刺激头部的穴位和经络,保证经络通畅,延缓衰老。经常按摩头部,还可促进头部的血液循环,能降低血压,预防脑溢血,对消除疲劳,延缓大脑衰退有独特功效。按摩头部或梳头要每天坚持,可选择早晨起床后进行,也可在工作的间隙,休息的时候进行。以手指当梳子,从额头发际线开始,经过头顶梳到脑袋后面,再从两侧经过耳朵上部,梳到后脑,每次反复多做几次,对延缓大脑衰老很有作用。

二按揉耳朵,干浴面部。耳朵也是人体经络汇集的地方,耳朵上的穴位与人体五脏六腑息息相关,因此,经常搓揉耳朵,可预防衰老。按揉耳朵时应从揉耳郭做起,两只手捏住耳郭,顺时针揉16次,再逆时针揉16次。然后用示指钻耳眼,示指轻轻插进两侧的外耳孔,像钻井一样来回转动,用力均匀,反复几次再拔出手指。这种保健法可保护听力,延缓听力衰老。最后捏耳垂,用拇指和示指轻轻捏住耳垂,反复搓揉,再向下拉几次,力度不要太大。经常搓揉耳朵可促进人体气血的运行,调节人体的免疫力和代谢力。搓揉耳朵还能缓解疲劳,改善睡眠,对头痛、眩晕和神经衰弱等症状有治疗作用。

干浴面部前最好洗净手和脸,然后手掌沿着脸颊向上推搓,像洗脸一样按摩面部。经常干浴面部,可减少脸上皱纹的出现,还能促进面部气色的改善。

三保健腿脚,延缓衰老。俗话说树枯根先竭,人老脚先衰,人的腿脚也是很容易衰老的部位,经常保健腿脚,可防病强身。保健腿脚,走路是最好的运动,每天坚持步行5 000～10 000步。也可日常用热水泡脚,每天晚上泡15～30分钟,身体微微出汗,然后擦干双脚,再按摩脚心涌泉穴。经常按摩脚心可降虚火,镇静安神,疏肝明目,有防治高血压、眩晕、耳鸣和失眠的作用。

四拍打健身,疏通经络。通过拍打一些身体部位,达到疏通经络,促进身体血液循环,实现保健身体的目的。可拍打头颈部,采用坐姿或站姿,身体挺直放松,双目平视,举起双臂,用手掌拍打头部和脖子。拍打时从后颈开始,逐渐拍到前额,再拍回去,每次可重复8次。

拍打胸背部,采用站立姿势,全身放松,自然站立,双手半握,先用左掌拍打右胸,再用右掌拍打左胸,由上向下,再由下往上,可拍打32次。拍完胸部再拍背部,仍然是手半握,左手伸到后面去拍打右背部,右手拍打左背部,每侧各拍打32次。

拍打腰腹部,采用站姿,身体站直放松,双手半握拳或手指平伸,腰部自然扭动,带动双臂自然甩动。当腰向右转动时,左手手掌向右腹部拍打,同时右手拍打左腰部,转向左侧时,手的拍打动作相反。这样每侧拍打 32 次,有助于防止腹胀、腰痛、腿酸、消化不良和便秘等疾病。

拍打肩部,采用坐姿,腰背挺直,然后用左手拍打右肩,右手拍打左肩,每侧拍打 32 次,可防治肩酸、肩痛、肩周炎和老年性关节炎等疾病。

人的衰老是生命的必然,而中年是衰退的转折期。我们每个人都要经历这样的时期,与其悲叹青春不再,不如拿出积极乐观的态度去面对它,主动应对,积极调整,让身体顺利度过这个转折时期,也为老年健康,为延缓寿命打下基础。

老　年　期

人的平均寿命是随着社会发展而延长的,1945 年,我国的平均寿命是 35 岁,但现在已经 76 岁了。平均寿命在延长,但个体生命的寿命限度古今变化不大,在古代,也有很多人活到七八十岁的。人究竟能活多久,到现在也没有准确的答案。但随着生活条件的改善,医疗水平的进步,现代人的寿命普遍延长,我国的老年人也越来越多,呈现出老龄社会的特征。

人生 60~89 岁为老年期,老年人的身体状况相比中年人,又进入到一个相对稳定的时期,特别是 70 岁以后,健康的老人很少出现大的疾病。老年养生,在我国古代就已经引起注意,宋代陈直的《养老奉亲书》就是一部老年养生的专著。老年阶段是一生中最需要好好养生的阶段,我们也应从了解老年人的生理特点开始。

生理特点

《黄帝内经》的《灵枢·天年》里叙述了人衰老的过程,从中年写起,一直叙述到百岁。篇内记述说人"五十岁,肝气始衰,肝叶始薄,胆汁始灭,目始不明。六十岁,心气始衰,善忧悲,血气懈堕,故好卧。七十岁,脾气虚,皮肤枯。八十岁,肺气衰,魄离,故言善误。九十岁,肾气焦,四脏经脉空虚。百岁,五脏皆虚,神气乃去,形骸独居而终矣"。从这段描述可看出,人的脏腑功能是逐渐衰退的,身体的衰老最终导致心智的昏聩,最后空留一副没有生气的形骸。如果我们假定人能活 100 岁,从 60 岁开始算进入老年,那么我们的老年时期才是人生最漫长的一个时期,有 40 年之久,比此前的任何生理时期都长。

整个老年时期,就是人体逐渐衰老的过程,不管是人体内的脏腑功能,还是人的体型外貌,都会呈现老化特征。从外貌来看,老年人身体逐渐萎缩,变得矮小干枯,有些人还会驼背。老年人的皮肤开始松弛,皱纹越来越多,也越来越深。老年人的脸上身上会出现斑点,头发逐渐脱落、花白,牙齿也开始松动脱落。随着年龄增长,老年人的精神状态越来越差,坐在哪里都打瞌睡,但是睡眠又很差。老年人会变得顽固、健忘,学习新东西的能力也弱,这跟老年时期神经系统和大脑萎缩有关,很多人年纪不是很大却容易犯糊涂,说明大脑衰退得太厉害。

从内在脏腑器官来看,首先是各脏腑器官逐渐萎缩,消化吸收功能衰退,新陈代谢的速度比中年人更慢。因为脏腑脾胃的虚弱，老年人的口味开始与年轻时不同，更喜欢吃口感松软，容易消化的食物。很多老人喜欢吃炖煮得很烂的食物，就因为这种食物不用费力咀嚼，而且易消化，脾胃能承受得住。老年人的身体复原能力也开始减弱，比如哪里磕破或划伤了，愈合的时间往往拖长，这也跟机体衰老，新陈代谢速度减缓有关。老年人的体力随年纪增长逐渐下降，抵抗力也会变差，最终给人"形赢气弱"的感觉。

不过，也有一些老年人年纪虽高，但身体状况和精神状况却不像我们描述的那样衰弱、委顿，反而精神矍铄，一把年纪了照样走路有劲儿，思维清晰，气色好得不像个老年人。宋代养生家陈直在《养老奉亲书》里说有的老人"年逾七十，面色红润，形气康强，饮食不退"，这类老人不是真的"真阳血海气壮也"，而是"老人延永之兆"。在他看来，老年人的真阳和血气虽已亏空，但这些身体健康，精神很好的老人是靠着一股"虚阳气"支撑的，体内只要有这股阳气在，老人就能延年长寿。陈直认为这样的老人在养生时，一定要好好保护阳气，"常得虚阳气存，自然饮食得进，此天假其寿也"，是老天给的延寿之气，这样的老人千万不能用泻火、泄阳气的药或饮食，否则就有损寿命。

明代的医学家张景岳也认为阳气可决定老人的寿命，他说"阳强则寿，阳衰则夭"，因此老年人养生要注意保护阳气。

养生要点

老年人养生的关键在一个"阳"字，老年人养生就要养阳护阳，保证体内的阳气充足。针对老年人养生的这个要点，养生时一定要注意以下几个方面。

首先，在饮食上，要吃温热熟软的食物，避免冷硬食物，要保护脾胃不受损害。随着年纪增大，老年人的牙齿开始松动脱落，咀嚼能力变弱，如果吃太硬的食物，咬起来就特别费劲，不容易嚼烂，吃下肚子后会影响消化。老年人的脾胃功能本来就变弱了，消化液和消化酶的分泌量减少，如果吃这些不容易消化的食物，不但营养无法满足，而且可能引起胃肠疾病。所以，老年人的饮食要熟烂，要软才行。

西医学认为人吃了冷食，因为胃部温度降低，胃壁血管收缩，减少供血，不利于消化。胃部的收缩还会反射性地引起其他内脏血循环量减少，影响其他脏器。中医学认为老年人阳气不足，不耐寒冷，吃冷食容易搁到肚里，不好消化，很容易引发消化不良的问题。因此，老年人也不要吃冷食，饮食应该以温热为主。

日常饮食，老年人可多吃温阳补虚的食物，少吃性寒的食物，如羊肉、茴香、韭菜、大枣等常见食物可增强人的阳气，老年人经常吃会有好处。

老年人的味觉和食欲都会减退，吃东西常会觉得没什么滋味，因此给老年人准备的饭菜可做得色香味美，引起老人吃饭的兴趣。在饮食量上，老年人吃到八九成饱就行，一定不能吃太撑。饭量不求多，但要有营养，还要做到蛋白质、维生素、微量元素等摄入足量。肉虽然不好消化，但老年人要适量吃一些，特别像鱼肉、鸡肉等，可补充蛋白质，还要多吃杂粮和蔬菜水果。吃得健康，吃得舒心，那么老年人的身体自然就好。

其次，在生活上，老年人要避风防冻，保护阳气。阳气不足，人就觉得身上冷、畏寒，老年人阳气不足，多数都不耐寒，要特别注意保暖防寒，保护阳气。

很多患有关节疾病的老年人一定要保护好关节，避免受寒，此外腹部和腰部是保暖的重点部位，一定不能着凉。腹部是胃、脾、肝等脏器集中的区域，如果受凉就会引起不适，影响饮食和消化。老年人脾胃本来就弱，一旦着凉必然是雪上加霜，脾胃功能更加受损。腰部是肾所在的区域，肾是藏精的地方，如果受寒湿邪气的侵袭，就容易损耗精气，减损寿命。老年人本就肾虚，如果腰部受凉，肯定会损害微弱的阳气和精气。

体温降低，人的免疫力就会变弱，老年人如果不注意保暖，引发感冒往往很难痊愈，很容易转换成肺炎等其他疾病，危及健康和寿命。因此，老年人要尽量避免寒湿侵袭，秋冬时节早早换上暖和衣服，戴上帽子，春天也不要急于换衣服。天气太冷的时候应尽量少出门，以免冷空气刺激呼吸道。如果必须出门就要穿暖和，戴上帽子和口罩。居家时应经常穿背心，保证前后胸、腹部和背部不受凉。晚上睡觉前先暖暖脚，暖暖胃，棉被要捂住脚，不要透风。睡觉的卧室也要温暖适宜，没有漏风的地方。

第三，是心理上，老年人要知足谦和，对生活充满信心，还要多参加一些有益身心的活动，避免孤独。

人到了老年时期，已经是到了生命的最后一个季节，一定要放开心胸，知足谦和，少计较，少算计。国学大师季羡林活了98岁，有人问他长寿的秘诀是什么，他说他有个"三不主义"，就是不锻炼、不挑食、不嘀咕，不锻炼属于个人喜好，不挑食、不嘀咕就是一种生活心态了，什么都吃，也不抱怨，不生气，坦然知足，心境平和，自然也就活得自在健康了。

老年人还要注意情绪，要保持乐观平和的情绪，对生活充满信心。中医讲七情六欲会影响健康，生气、忧郁这些消极情绪对人的身体伤害最大，而老年人因为身体的衰退，很容易陷入消极情绪，悲观失落、意志消沉，这都不是健康长寿的状态。事实上，大多数长寿的老人都有着积极的生活态度，对生活充满信心和乐趣。像著名作家冰心活了99岁，被称为世纪老人，她说死亡是"将历史的悲欢离合交还了世界，自己微笑着享受最后的安息"，态度非常平静。在生命的最后阶段，冰心种花、养猫，还坚持写作，把生活安排得非常充实，这些活动让她心情愉悦，心境开朗，促进了健康和寿命。因此，老人不要总觉得自己老了，什么都不能做，而要积极投入生活，多进行一些有意思的、健康的活动。

老人的吸收功能变差，可适当用一些补药防衰老。现在针对老年人的补品很多，花样繁多，补脑的、补肾的，还有补钙的、补蛋白质的。老人的精气不足，气血不足，适当用些补药是可以的，但一定不能盲目进补，而要根据身体情况来选择。吃太多补药可能影响消化，在服用补药时一定要少而精，而且要注意饮食，不能跟补药相冲突。

老年人要适量参加一些运动或劳动，强调的是有氧运动，程度较轻的活动，如全养生操、太极拳、八段锦等有助于老年人气血运行通畅，身心得到适量的调节，心情愉悦，身体健康，促进长寿。

善 终

不管怎么努力延长寿命，人都有临终离世的一天，这是生命的自然规律，也是人生的最终归宿。在经历了漫长的一生后，到生命的最后阶段，我们首先要坦然面对死亡，接受生命的必然结果。在人生的最后阶段，我们要做的是让死亡来临得更自然、更舒适一点。

现代医学的发展让我们拥有了更多延续生命的方法，很多人在病危时刻被切开气管，用呼吸器维持生命，就算已经无法饮食，也可用注射营养素的办法续命。这些方式在一定程度上能让人的生命体征得到延续，但从生命质量上来讲已经没有意义。同时，这样的做法也会给濒临死亡的人带来痛苦，让活着变成一件折磨人的事。作家巴金活了101岁，在生命的最后阶段就靠这些仪器维持，他感慨地说长寿是对人的一种惩罚，可能就源于这种活法的痛苦。鉴于这种情况，很多人在进入生命暮年的时候，表示不愿接受这种抢救方式，希望能以一种更平静的方式离开世界。在临终之前，家人要考虑到临终者的感受，尽量减少他们的痛苦，让他们能安然离世。

在照顾临终老人的时候，可通过下面这些方法做好临终关怀，尽量减少老人的痛苦。

首先，把老人安置在舒适的环境里，居室要清洁、安静，光线充足、温度湿度适宜，要经常保持空气新鲜，尽量避免各种噪声的骚扰。要让老人能安静地休息，免受精神刺激。

其次，日常要给老人进行卫生护理，擦洗身体，帮老人翻身、多拍背，预防褥疮、肺炎或其他并发症的发生。要多注意老人的身体动态，帮老人清理咳痰，或解除其他不适。

如果老人是在医院，那么要选择素质较好的专业护士或护工进行护理。在医院里，患病的老人可能会插上很多导管，如鼻导管、引流管、输液管、导尿管等，还可能连接各种监测仪器，所以需要较为专业的护士或护工照顾，这样才不至于出意外。

即使是在医院，也要尽量减少临终者的痛苦，如果已经没有抢救的意义，可定时注射止痛剂，减少老人的身体痛苦。在饮食方面，如果还能吃东西，要尽量满足老人的要求，并根据医生的建议准备食物。

在最后时刻，一定要多安慰老人，倾听老人的痛苦，尽量满足老人最后的诉求。家人要时常探望老人，让他们感到自己是被重视的，在心理上能安稳下来。对于老人的烦恼或遗憾，要适当劝解、开解，最好能让老人最终释然，没有遗憾地离开人世。

当死亡来临的时候，每个人都是无法抗争的。我们能做的只有让死亡来临得不那么突然，那么痛苦。子孙们一定要对老人有耐心，有爱心，让生命的最后一程走得温馨，走得宁静。